PRINCIPES DE THÉRAPEUTIQUE

RAISONNÉE ET PRATIQUE

PRINCIPES

DE

THÉRAPEUTIQUE

RAISONNÉE ET PRATIQUE

PAR

A. MANQUAT

Membre correspondant de l'Académie de Médecine
Médecin consultant à Nice

PARIS

A. MALOINE, Éditeur

25-27, Rue de l'École-de-Médecine, 25-27

1909

PRÉFACE

Je dédie ce livre aux jeunes médecins : en eux est l'espoir d'une Renaissance de la thérapeutique qui, commencée sous l'égide du nom de Pasteur, est destinée à devenir l'œuvre capitale de la médecine au xxe siècle.

Beaucoup de gens s'imaginent que la thérapeutique est une science très imparfaite et peu avancée. Il serait plus exact de dire que c'est une science *encombrée*, qu'on l'étudie fort peu et qu'on s'en sert sans une méthode suffisamment rigoureuse. Il en résulte que, souvent livrée à la fantaisie, elle est parsemée de beaucoup d'erreurs. Je me féliciterais si j'avais réussi à exposer des principes capables de guider au milieu de cet ensemble touffu, dans lequel le mauvais côtoie le bon et le médiocre.

Tel quel, cet essai représente une somme de travail plus considérable qu'il ne peut paraître au premier abord. Je souhaite qu'il évite, à ceux qui voudront bien m'accorder quelque crédit, les études, les critiques et les discussions auxquelles j'ai dû me livrer moi-même pour arriver à formuler cette conception de la thérapeutique.

Je fais encore pour ce livre un autre souhait, celui d'attirer l'attention sur la nécessité de *renforcer les études thérapeutiques* en France. Il est affligeant de voir que dans le pays des Bretonneau, des Laënnec, des Trousseau et Pidoux, des Chomel, des Dujardin-Beaumetz (pour ne citer que quelques noms parmi ceux des thérapeutes disparus), l'enseignement de la thérapeutique soit réduit au minimum des préoccupations de l'Université. La thérapeutique de l'École française, dégagée de la polypharmacie étrangère, est pourtant restée la plus claire, la plus précise et la plus scientifique de toutes, grâce à l'initiative individuelle ; mais on chercherait en vain l'organisation indispensable à en diffuser, avec l'ampleur suffisante, l'enseignement qui crée des praticiens.

Les principes exposés dans ce volume sont très nombreux ; je n'en citerai ici que les plus importants.

Je me suis efforcé, avant tout, de démontrer que la thérapeutique pouvait et devait toujours être *scientifique*, c'est-à-dire ennemie des théories imaginatives, des vues de l'esprit, des déductions hypothétiques hasardées et des observations superficielles ou incomplètes.

Puis, j'ai tâché de préciser ce que sont les *actions thérapeutiques*, fort différentes des *actions* dites *physiologiques*, lesquelles seraient souvent mieux dénommées *toxiques*.

Cette manière de voir m'a amené à combattre, en maints endroits, les principes de la *thérapeutique physiologique* qui a été une grave erreur. Celle-ci n'aboutissait à rien moins qu'à accumuler dans le même organisme, parfois sur le même organe ou le même tissu, des poisons médicamenteux et des poisons d'origine morbide. Comment faire œuvre utile avec une aussi paradoxale doctrine? Il y a, dans la rencontre des médicaments et des poisons morbides sur le même sujet, une *synergie* et un *antagonisme pharmaco-toxiniques*, comme il y a une synergie et un antagonisme *médicamenteux* et *toxiques*.

Un chapitre entier a été consacré à différencier les divers buts que le thérapeute peut se proposer d'atteindre.

Dans un autre chapitre, j'ai développé les conditions de l'*opportunité médicamenteuse*, en y comprenant tout ce qui se rattache à l'administration des médicaments, notamment à la durée, au renouvellement, au fractionnement de la dose et à l'alternance.

Par opposition, il était nécessaire d'étudier les différentes manières de *nuire* par une thérapeutique mal comprise, Il était impossible de ne pas étayer ce chapitre sur la connaissance des erreurs auxquelles on peut être entraîné. Il se trouvera peut-être des gens pour juger qu'il aurait mieux valu ne pas parler de ces erreurs, dans la crainte que quelque esprit malveillant ne s'en emparât pour détracter les médecins. Il m'a semblé, au contraire, que le corps médical était assez instruit et rendait assez de services pour ne pas être discrédité par quelques faiblesses possibles. Si les médecins ajoutent à leur supériorité d'instruction générale et spéciale, celle de savoir regarder en face les défectuosités de leur pratique, dans le but de les éviter à l'avenir, qui donc aurait la malignité de les en blâmer? Toute activité humaine ne comporte-t-elle pas une part d'erreur? Qui se flatterait d'échapper à cette loi?

La nécessité d'*individualiser la thérapeutique* m'a fait insister longuement sur toutes les causes qui peuvent faire varier l'activité médicamenteuse.

Il importait aussi de montrer les ressources considérables de la thérapeutique non médicamenteuse, de l'*hygiène* surtout, des *eaux minérales*, de la *climatothérapie*, de la *psychothérapie*, des *agents physiques* et des *moyens mécaniques*.

Ailleurs j'ai fait une tentative ardue pour formuler les principes d'une *méthode* dans l'étude de la thérapeutique. Je ne me flatte point d'avoir réalisé plus qu'un *essai*, qu'il conviendra de perfectionner.

Enfin j'ai établi, d'après cet ensemble de principes, une *division* nouvelle des agents thérapeutiques; elle me paraît jeter de la clarté sur la conception d'une thérapeutique rationnelle.

Cet ensemble de matériaux aurait pu constituer, par les sujets traités, un Précis de *Thérapeutique générale*. J'ai craint que ce titre ne fît supposer qu'il s'agissait d'une œuvre spéculative, alors que, à chaque ligne, je me suis attaché à éclairer la *pratique*, dans le double but *d'être utile* et de *ne pas nuire*.

A. MANQUAT.

Eybens (Isère), 1er juillet 1908.

PRINCIPES

DE

THÉRAPEUTIQUE

RAISONNÉE ET PRATIQUE

INTRODUCTION

Évolution de la thérapeutique.

Origine ancienne de la thérapeutique ; — Caractéristique de l'évolution moderne ; — Période primitive et période scientifique ; — Phase intermédiaire de scepticisme ; — Obstacles aux progrès de la thérapeutique ; — Insuffisance de l'enseignement de cette science ; — Exclusivisme de l'esprit analytique ; — Influence de l'industrie des médicaments.

Il serait aussi injuste que faux de croire que les anciens ignoraient tout de la médecine. A toutes les époques, au contraire, il s'est trouvé des thérapeutes de grande valeur : sans parler des obscurs praticiens dont les services ont, de tout temps, maintenu à un niveau honorable le prestige de la médecine, les noms restés célèbres, entre tant d'autres, d'Hippocrate, d'Asclépiade, de Dioscoride, de Galien, de Fernel, de Paracelse, de Glisson, de Stahl, de Hoffmann, de Sydenham, de Boerhaave, de Haller, de Cullen, de

Brown, de Laënnec, de Barthez, de Récamier, de Bretonneau, démontrent qu'une observation patiente, méthodique et clairvoyante, est de nature à faire des médecins de talent, voire de génie. Le faisceau des connaissances qui constituent la thérapeutique actuelle est formé d'acquisitions accumulées par nos devanciers depuis l'origine de la médecine ; un certain nombre d'entre elles sont sans doute vieilles de plus de vingt-trois siècles.

Il y a toutefois une différence capitale entre les notions anciennes et les modernes : les premières restaient indéfiniment l'objet de discussions, souvent passionnées, faute de démonstration précise, et subissaient des fluctuations incessantes, tandis que les secondes, scientifiquement établies, sont définitivement acceptées de tous, à l'exception près de celles qui exigent un complément d'étude.

Quelle qu'ait été la valeur des anciens médecins dont nous venons de rappeler quelques noms, cette valeur restait personnelle ; elle représentait avant tout un art qui ne pouvait guère se transmettre intégralement à ceux qui suivaient, ni surtout être diffusé à l'aide de raisons suffisantes. Les plus remarquables observations restaient exposées aux attaques des Écoles rivales sans pouvoir s'imposer. C'est ainsi qu'un Bretonneau arrivait, par un prodige d'observation, à concevoir la spécificité morbide, mais les preuves en étaient si peu solides que, plus de cinquante ans après, on trouvait encore des médecins pour la mettre en doute. Actuellement la spécificité morbide n'est plus simplement le résultat des réflexions d'un observateur de génie, elle est un fait scientifiquement démontré et si irréfutable qu'aucun homme doué de raison ne voudrait la nier. On ne verra plus un Broussais démolir les fondements mêmes de la médecine, parce que la solidité de ces fondements résulte aujourd'hui, dans les grandes lignes, de la certitude scientifique.

Ce passage s'est effectué de nos jours et pour ainsi dire sous nos yeux. La thérapeutique, en effet, n'a conquis une place importante, comme science, que dans ces trente dernières années, en sorte que la longue évolution de son histoire pourrait être divisée en deux périodes fort inégales : l'une *primitive* qui s'étend de la naissance de la médecine jusque vers le premier tiers du XIXe siècle ; l'autre *scientifique* qui commence avec les premières études de physiologie expérimentale, et qui suit les destinées actuelles du progrès scientifique.

La période primitive [1] est souvent remplie de discussions scolastiques, de théories d'imagination, d'un empirisme parfois grossier, mais aussi, avons-nous déjà fait remarquer, d'observations exactes qui ont enrichi la matière médicale de médicaments précieux tels que le mercure, le fer, l'opium, le quinquina, la digitale, la belladone, la noix vomique, le colchique, les meilleurs purgatifs, etc., et de vues remarquables, parfois géniales, sur la guérison des maladies par la

1. Il va sans dire que cette longue période est divisible en un grand nombre de phases que je n'ai pas à exposer dans ce travail. Ceux de mes lecteurs, que cette question intéresserait, trouveront un historique étendu de la thérapeutique dans l'*Histoire des sciences médicales* de Ch. Daremberg, et dans l'article que MM. Gilbert et Boinet ont consacré à cette question dans le VIe volume du *Traité de pathologie générale* publié sous la direction de M. Bouchard.

nature médicatrice (Hippocrate), sur la *réaction spontanée* de l'organisme (Sydenham), sur l'*expectation* (Stahl), sur l'*irritabilité* (Haller), sur la *spécificité morbide* (Bretonneau[1]), sur la valeur thérapeutique des *petites doses* (Hahnemann).

Depuis l'avènement de la période scientifique, on procède par l'acquisition successive de faits aussi rigoureusement observés et démontrés que possible ; on dédaigne les discussions théoriques, et l'on accorde une plus large place, dans les méthodes de recherches, à l'expérimentation qu'à l'observation, trop contingente. Aussi a-t-on pu substituer peu à peu aux oscillations de l'ancienne médecine une stabilité de plus en plus assurée ; les rivalités d'École se restreignent, et, au fond, les divergences, entre bons esprits, sont moins accentuées qu'on ne se plaît à le dire. Toutefois les débuts de cette période (encore contestée par certains hommes de parti pris) furent si mal accueillis, qu'en réalité on devrait décrire une période intermédiaire qui a duré un grand demi-siècle et n'a pris fin que dans ces dernières années. Venue après le discrédit jeté sur la thérapeutique médicamenteuse par les attaques de Broussais, et avant les résultats décisifs de la période scientifique, cette phase a pour caractéristique le *scepticisme* en thérapeutique.

1. On peut être étonné de trouver, dans la phase primitive, le nom de Bretonneau dont les idées étaient si semblables à celles d'aujourd'hui ; mais ses travaux sur la *dothiénentérite* datent de 1818 et ceux sur la *diphtérite* de 1821. Né en 1778, Bretonneau mourut en 1862. Ce fut un admirable précurseur des idées modernes ; il a devancé son époque. S'il tient à la période primitive par la date de sa naissance, il appartient à la période scientifique par l'exactitude de ses observations.

Pendant toute sa durée, l'anatomie pathologique, la physiologie et l'histologie tiennent la première place dans les recherches des savants. Les études de Cl. Bernard et de Vulpian sur la pharmacodynamie restent dans le domaine de l'expérimentation ; Rabuteau ne dépasse pas la notoriété d'un irrégulier dédaigné ; dans beaucoup d'Ecoles, l'enseignement de la thérapeutique est abandonné à des professeurs qui ne pratiquent pas la médecine, ou confié, comme début, à des médecins dont le désir avoué est de changer de chaire au plus tôt ; la plupart des auteurs de livres ou d'articles de pathologie se débarrassent de la question du traitement des maladies en quelques lignes, et encore celles-ci ne paraissent-elles avoir été écrites que par concession à la forme. Toute la thérapeutique semble résumée dans l'art de bien formuler, qui cache une pauvreté scientifique explicable par l'insuffisance de la nouvelle médecine.

Et cependant la thérapeutique avait, depuis longtemps déjà, adopté des méthodes de précision : à l'hôpital, Trousseau et Pidoux, faisant table rase des théories stériles de leurs prédécesseurs, et bénéficiant des progrès réalisés dans la nosologie, reprenaient « en sous-œuvre », suivant leur expression, tous les agents de la matière médicale, pour les *mettre en contact avec les maladies observées selon l'esprit moderne*, et chercher à fixer par l'observation le parti qu'on en pouvait espérer. Au laboratoire, les expérimentateurs, à la suite de Magendie et de Cl. Bernard, créaient la pharmacodynamie. Si la pratique médicale n'a retiré pendant longtemps, de ces progrès, que des services restreints, c'est que, ignorant tout de la pathogénie, on confondait encore la maladie et le symptôme et qu'on ne savait pas limiter les enseignements de la pharmacodynamie à l'utilisation fonctionnelle ou symptomatique des remèdes. On demandait à l'action dite physiologique des médicaments le pouvoir de guérir, alors qu'elle en était incapable. De là le découragement de beaucoup de médecins instruits qui se trouvaient, par l'insuffisance de la science, dans l'impossibilité de comprendre la différence entre une modification physiologique et une action curative.

Il faut arriver au dernier quart du XIXe siècle pour voir la préoccupation de guérir prendre une place importante, puis de plus en plus prépondérante, dans les aspirations des chercheurs. On doit attribuer la plus grande part de cette évolution à l'*École pastorienne* qui, depuis son fondateur, s'est efforcée de pénétrer le mécanisme de la guérison spontanée des maladies infectieuses et de viser le remède en même temps que l'étude du mal. De là est née la *sérumthérapie*.

En outre la connaissance des procédés par lesquels s'opèrent l'immunisation et la guérison spontanée des maladies infectieuses permit à la fois de distinguer la cause morbide, l'évolution de la maladie, le symptôme et le trouble fonctionnel, de songer à une thérapeutique spécifique, et, par contre-coup, de préciser et de limiter les services qu'on est en droit d'attendre de la pharmacodynamie.

Parallèlement les chimistes enrichissaient la thérapeutique de matériaux d'un autre ordre : en s'appuyant sur certaines raisons chimiques de l'action des médicaments, ils créaient de nouveaux remèdes d'après le meilleur parti à tirer des groupements moléculaires.

Les physiologistes, de leur côté, ayant épuisé en partie l'étude des principales fonctions, pénétraient plus avant dans l'étude du fonctionnement des glandes et découvraient un lien entre certains troubles fonctionnels et l'altération de ces glandes : de là naissait l'*opothérapie*.

Enfin l'étude des modificateurs physiques et naturels entrait dans une voie vraiment scientifique et dotait la thérapeutique de forces nouvelles dont l'ensemble constitue la *physiothérapie*.

Ainsi la matière thérapeutique s'enrichissait de tous les côtés à la fois. En même temps les esprits s'élargissaient et s'habituaient à accepter la vérité d'où qu'elle vînt. Le vieux précepte d'Hippocrate, *nihil contemnendum*, resté lettre morte jusqu'à nos jours, est enfin accepté de tous et il ne nous répugne plus de nous trouver d'accord, même avec l'homœopathie, si nous jugeons qu'elle nous apporte quelque chose d'utile et d'exact.

A y regarder d'un peu près, l'évolution de la thérapeutique, telle que nous venons de l'esquisser, correspond à trois tendances bien caractérisées. Pendant toute la période primitive, on se borne au *traitement empirique* des maladies. Les préoccupations analytiques sont forcément très bornées par l'insuffisance des moyens d'exploration et par l'absence de précision dans la nosologie. L'individualisation des prescriptions n'a de base possible que dans la notion, fort incomplète, des tempéraments, en dehors desquels tout est systématique. Aussi, la période primitive ne peut-elle que nous léguer des remèdes dont nos ancêtres se servaient empiriquement, parfois fort mal.

Pendant la période scientifique, il est facile de reconnaître deux phases : l'une correspond à l'essor de l'expérimentation et à la conception de la thérapeutique physiologique; l'autre aux progrès de la microbie. A la première nous devons la connaissance de l'action des médicaments sur les grandes fonctions, et la notion des corrections symptomatiques et fonctionnelles. Concurremment les cliniciens, mieux armés que par le passé pour l'observation, et habitués à plus de précision, révisent les résultats de la thérapeutique empirique.

Mais bientôt la microbie intervient. Avec elle, on cherche à pénétrer les procédés, longtemps mystérieux, à l'aide desquels s'opère la guérison spontanée des maladies infectieuses, et l'on s'efforce de réaliser ces procédés. Cette dernière phase, dont le début est d'hier, n'a pas encore donné la mesure de la puissance thérapeutique que sa tendance renferme. Néanmoins l'analyse expérimentale de l'évolution spontanée des maladies infectieuses a déjà fait réaliser des progrès notables. Outre qu'elle a conduit à la découverte de remèdes curateurs (sérums thérapeutiques), je montrerai plus loin que, grâce à elle, on peut concevoir aujourd'hui une idée, plus exacte et plus féconde qu'on ne l'avait fait jusqu'ici, de l'intervention thérapeutique, et fixer les limites de la puissance des médicaments anciens plus aptes, pour la plupart, à modifier des fonctions ou à corriger des symptômes, qu'à guérir des maladies.

On ne peut prévoir encore les conséquences thérapeutiques des découvertes de la bactériologie : la connaissance des corps d'origine cellulaire, qui interviennent directement (partie active des sucs viscéraux, ferments naturels de l'organisme), ou qui prennent naissance dans le conflit des germes pathogènes avec l'organisme, semble devoir étendre l'utilisation des défenses de l'organisme bien au delà des limites des maladies infectieuses.

L'évolution de la thérapeutique à travers les âges pourrait, d'après cette manière de voir, être schématisée d'une façon très succincte.

Période primitive : *Développement lent, irrégulier et incertain de la thérapeutique empirique. Le but principal est le traitement* de la maladie.

Période scientifique.	Phase physiologique.	*Intervention de l'*expérimentation *qui crée la pharmacodynamie, et conduit à la notion des corrections fonctionnelles et symptomatiques. Révision de la thérapeutique empirique sur les bases de la nouvelle nosologie et d'une observation plus rigoureuse.*
	Phase bactériologique et opologique.	*Intervention des procédés antimicrobiens et de ceux par lesquels s'opère la* guérison spontanée *des maladies. Antisepsie et asepsie. Sérumthérapie. Opothérapie. Possibilité d'analyser les formes de l'action thérapeutique qui s'adresse, suivant le cas, à la* maladie, *à l'*organe *et à la* fonction, *au* symptôme, *à la* lésion *ou à l'*adultération chimique.

Il s'en faut de beaucoup que l'édifice thérapeutique soit achevé ; mais c'est déjà un immense progrès que de l'avoir commencé et, en si peu de temps, de lui avoir donné une forme. J'entends par là que, dégagée des formules scolastiques anciennes, de l'empirisme étroit des siècles derniers, des théories purement imaginatives de nos devanciers, et des préoccupations d'Ecole, l'analyse scientifique a élaboré des faits précis en physiologie, en bactériologie, en chimie, en physique et en pathologie, et que, dès aujourd'hui, il est permis à la synthèse d'intervenir utilement pour réunir ces acquisitions isolées, en un faisceau qui constitue la thérapeutique scientifique [1].

Il s'en faut de beaucoup surtout que la pratique médicale courante ait bénéficié, dans toute la mesure possible, des acquisitions modernes. Il y a à cela plusieurs obstacles qu'il n'est point inutile de signaler.

Tout d'abord l'enseignement officiel de la thérapeutique est, pour ne pas être plus sévère, absolument *insuffisant*. Il n'y a en France qu'une chaire de pharmacodynamie et, lacune plus extraordinaire encore, qu'une chaire de thérapeutique clinique. Les Écoles préparatoires de médecine ne comportent plus de professeur de thérapeutique. Chose singulière, ces Écoles comptent chacune un professeur de médecine opératoire. Combien forment-elles de chirurgiens ? Est-il exagéré de dire qu'elles préparent surtout à la méde-

1. Nous définirons plus loin ce que nous entendons par le mot *science*, auquel nous ne donnons point la signification de représentation de l'absolu, mais que nous opposons simplement à la fantaisie, au hasard et à l'ignorance.

cine pure, c'est-à-dire à l'application de la thérapeutique médicale, qui est la seule à ne pas y être enseignée. L'enseignement de la thérapeutique, qui est l'aboutissant de toute la médecine, est réservé aux Facultés et aux Écoles de plein exercice, lesquelles possèdent chacune (Paris excepté) *un seul* professeur de thérapeutique. Le total atteint onze pour toute la France. C'est aussi peu que possible pour l'enseignement, et moins encore pour le développement de la science. Tandis que, pour les chirurgiens, la thérapeutique est tout, par suite de quelle anomalie semble-t-elle n'être qu'un accessoire pour les médecins? Conçoit-on qu'elle soit à peine enseignée officiellement et que la connaissance n'en soit transmise en réalité que par les médecins des hôpitaux, au hasard de leurs goûts personnels, de leur compétence et de leur pratique individuelle?

Il n'est point douteux que, si l'enseignement de la thérapeutique est aussi rudimentaire, cela tient à ce que les professeurs qui l'ont organisé appartiennent, pour la plupart, à cette période de scepticisme que nous rappelions plus haut, mais qui n'a plus de raison d'être. Une grande réforme s'impose dans l'enseignement de la médecine; on y travaille; songera-t-on à la thérapeutique [1] ?

Ce système, ou plutôt cette absence de système, n'a pas empêché la France, grâce à l'initiative individuelle

1. Depuis que ces lignes ont été écrites, le rapport relatif à la réforme de l'enseignement de la médecine a paru; la réforme reste malheureusement à peu près nulle au point de vue de la thérapeutique, c'est-à-dire de la pratique.

de quelques hommes spécialisés, de pouvoir présenter des résultats scientifiques remarquables ; mais une nation ne doit pas compter sur cet apport aléatoire ; elle ne peut assurer la diffusion des connaissances utiles à tous que par une organisation rationnelle. Tous les siècles ne produisent pas des Laënnec, des Bretonneau, des Trousseau ou des Pasteur ; tous ont besoin des services du modeste praticien qu'il faut instruire en vue de la pratique, c'est-à-dire de la thérapeutique appliquée.

On ne manquera pas de prétendre que la thérapeutique va avec la clinique et qu'en enseignant celle-ci on enseigne aussi celle-là. Il serait facile de montrer, par l'exemple des services de clinique, que la thérapeutique y reste toujours une préoccupation accessoire et de second plan. Elle n'y est enseignée ni régulièrement ni méthodiquement. J'oserai dire qu'elle y est forcément enseignée d'une façon défectueuse, car autre chose est d'avoir une pratique thérapeutique pour son propre compte, si bonne soit-elle, et autre chose est d'enseigner une science avec méthode et avec la connaissance complète et précise de tous les termes de chaque question. Seul un spécialiste de la thérapeutique peut, après de longues études, remplir cette tâche. C'est toute une organisation à créer.

Un enseignement vraiment éducatif de la thérapeutique suppose : l'enseignement de la pharmacodynamie, celui de la thérapeutique au lit du malade ou clinique thérapeutique, enfin celui des apports fournis par toutes les sciences (clinique, physiologie, pharmacodynamie, bactériologie, hygiène, climats, chimie, physique, etc.) à la pratique de la médecine. Ce vaste programme suppose le concours d'au moins deux séries de professeurs (titulaires ou adjoints) par Faculté, et la restitution d'un professeur de thérapeutique aux Écoles secondaires, en transportant toutefois, pendant un semestre son enseignement à l'hôpital où il pourrait exercer les élèves à l'étude de la physiologie pathologique et du pronostic, à l'observation des effets des remèdes, enfin à la technique des observations thérapeutiques, complètement négligée jusqu'ici. L'autre semestre serait réservé à l'étude de la pharmacodynamie et des applications des autres sciences à la thérapeutique.

Ce n'est pas seulement l'enseignement de la thérapeutique qui est sacrifié, mais encore celui des sciences qui lui fournissent les plus précieux apports ; nous avons dit qu'il n'existait en France qu'une chaire de pharmacodynamie ; croirait-on que, dans le pays de Pasteur, la microbiologie n'est enseignée par un professeur spécial qu'à Montpellier, Nantes et Grenoble [1] ? Il faut ajouter qu'à Lille la personnalité du professeur d'hygiène a fait réunir, dans la même chaire, l'hygiène et la bactériologie. *La Faculté de médecine de Paris n'a pas de professeur titulaire de bactériologie !* L'enseignement de cette science, dans les Écoles où il existe, est un enseignement annexe, donné par un agrégé, un suppléant ou un préparateur !

Une seconde raison des lenteurs de l'évolution thérapeutique est que la tendance médicale moderne est

1. La bactériologie est encore enseignée régulièrement à l'Institut Pasteur et au Val-de-Grâce ; mais mon texte ne vise que les Facultés et Écoles de médecine.

essentiellement analytique. Nos meilleurs esprits scientifiques se cantonnent trop étroitement dans l'observation des faits isolés, dédaigneux des essais de synthèse qu'ils condamnent systématiquement du reproche, rédhibitoire à leurs yeux, de « littérature ». Cependant la thérapeutique, qui n'est pas une science spécialisée et à moyens limités, mais qui vit d'emprunts faits à toutes les sciences, ne peut être édifiée, dans son ensemble, que par synthèse. Les faits scientifiques ne constituent que les matériaux dont elle se compose. Sans eux, elle ne peut rien ; mais ceux-ci isolés et épars ne peuvent guère plus, s'il ne se trouve un esprit synthétique pour les réunir et en édifier un ensemble homogène. Compter sur l'analyse scientifique et attendre qu'elle soit achevée pour dresser le bilan utilisable, serait méconnaître que le sort des malades ne peut être différé. Tout malade qui fait appel au médecin est en droit d'exiger d'être traité immédiatement avec les ressources existantes et avec celles qu'une déduction raisonnable permet de croire les meilleures, en dépit des incertitudes qui peuvent encore régner à leur sujet. Cette nécessité justifie, à toutes les époques, les tentatives de synthèse, et nécessite même l'effort de généralisations, parfois hâtives, mais dont on ne peut guère se passer.

Certes c'est là pour la thérapeutique scientifique un point faible que ne manquent pas d'exploiter les gens qui prétendent suppléer à ses services par leur propre initiative. Nous aurons maintes fois l'occasion de combattre cette prétention, exclusive pour les choses de la médecine, et qui a cours aussi bien parmi quelques médecins que parmi les gens du monde, qu'on peut savoir ce qu'on n'a pas appris. S'il est exact que la thérapeutique soit encore imparfaite, est-ce une raison pour dédaigner ce qu'elle est capable de donner de précis et de bien établi ?

Enfin l'esprit thérapeutique est encore trop souvent faussé, depuis quelques années, par les tendances commerciales. Les médicaments nouveaux, bons, médiocres ou mauvais, et les spécialités sont souvent *lancés* par l'effort d'une publicité qui se substitue aux raisons scientifiques. Cette publicité repose quelquefois, il est vrai, sur l'exposé de travaux consciencieusement étudiés (encore pourrait-on lui reprocher de ne guère tenir compte des travaux contradictoires) ; mais trop souvent elle se borne, sous le nom de références, à présenter une compilation, sans valeur, d'appréciations ou d'impressions plus ou moins autorisées, qui ne reposent sur aucun fait précis.

Une observation thérapeutique n'est pas la relation d'une guérison après l'emploi d'un remède ; une telle relation ne compte guère, puisqu'elle peut simplement témoigner de l'évolution spontanée de la maladie. Pour faire la preuve, dans la mesure du possible, de l'action thérapeutique, une observation doit être accompagnée de l'exposé des symptômes ; d'un diagnostic rigoureux, appuyé au besoin de toutes les précisions du laboratoire ; du diagnostic des troubles fonctionnels, accompagné d'une description clinique minutieuse et, quand il y a lieu, de l'étude microscopique et chimique appropriée, conditions qui seules permettront la critique de l'observation. Ce n'est pas tout : une observation thérapeutique doit comprendre le pronostic probable de l'évolution morbide. Seulement alors on peut se rendre compte, par une description précise des résultats, de l'influence thérapeutique soit sur les symptômes, soit sur les troubles fonctionnels, soit sur le pronostic, prochain ou éloigné, suivant le cas, de la maladie. Encore les déviations heureuses qu'on attribue à la thérapeutique sont-elles si difficiles à apprécier, qu'il faudra en outre avoir pu vérifier, un assez grand nombre de fois, l'exactitude de l'interprétation qu'on en donne, si l'on veut éviter le plus possible les chances d'erreur.

La publicité ne tient compte le plus souvent que du *post hoc ergo propter hoc* dont elle entretient l'erreur.

Tout en ayant toujours présent à l'esprit le précepte *nihil contemnendum,* le thérapeute doit se défier de tout médicament qui n'a pas sa patente scientifique, de toute spécialité qui n'est pas justifiée par des raisons suffisantes, de tout remède *lancé* par des mains suspectes.

Malgré ces imperfections, la thérapeutique s'est constituée scientifique, et il est possible, dès aujourd'hui, d'en établir une doctrine raisonnée ainsi que ses conséquences au point de vue d'une bonne pratique. C'est ce que nous allons nous efforcer de démontrer.

CHAPITRE PREMIER

Vues sur les différentes manières de concevoir la thérapeutique

Définition de la thérapeutique. — Thérapeutique raisonnée ; — Réponse à quelques objections ; — L'empirisme et ses dangers ; — Thérapeutique d'imagination ; — De la valeur de l'instinct en thérapeutique. — Définition des mots : médicament, remède, pharmacologie, pharmacodynamie, pharmacothérapie.

Qu'est-ce que la thérapeutique ? Au sens étymologique du mot (θεραπεύειν, *servir, soigner*), la thérapeutique est exactement la *connaissance des soins à donner aux malades*. Cette définition, très compréhensive et très correcte, peut-être la meilleure de toutes, a cependant un défaut : celui d'être un peu vague. Aussi chaque auteur de thérapeutique a-t-il cherché à préciser, suivant ses tendances et ses opinions personnelles, comment il comprenait l'intervention du thérapeute. De là le nombre considérable des définitions qui ont été proposées.

Tout d'abord on a discuté la question de savoir si la thérapeutique est une *science* ou un *art*. De telles discussions devraient être bannies, comme oiseuses et stériles ; elles ne servent à rien, car elles ne parviennent pas à convaincre les partis en présence et n'empêchent pas les connaissances solides de s'accumuler. Je ne m'y arrêterais pas si le mot science n'avait été, dans ces derniers temps, l'objet de discussions générales, et si les gens, qui dénient à la thérapeutique le caractère d'une science, n'avaient la prétention de soutenir que, pour traiter un malade, il suffit du bon sens, d'une sorte d'instinct divinatoire auquel ils donnent le nom d'art, d'une pratique personnelle (combien souvent étroite !) qui a tout appris.

De ce que l'on s'est aperçu, dans ces dernières années, que les lois établies par les savants n'étaient ni absolues ni complètes, de ce que l'on a trop largement abusé de notions insuffisantes pour faire dire à une prétendue science ce qu'elle était incapable d'enseigner, on en est arrivé, par une réaction exagérée, à une défiance excessive de la science véritable, et à craindre même de se servir de ce mot, sous peine de soulever des railleries ou des colères. Pour nous, la discussion est sans intérêt : nous savons fort bien que la thérapeutique n'a aucune prétention à l'absolu ; quand nous disons qu'elle est une science, nous prenons ce mot dans son sens pratique et usuel, tel qu'on le trouve défini, par exemple, dans le *Dictionnaire de Littré* : « ensemble, système de connaissances sur une matière ».

Le mot de science ainsi défini, la thérapeutique est une science ; elle est science à la façon de la biologie tout entière dont elle est une branche. Comme la biologie, elle se rattache au principe du *déterminisme* tel que l'entendait Cl. Bernard ; elle suppose que la production d'un phénomène est déterminée par une condition ou un ensemble de conditions sans lesquelles le phénomène ne se produirait pas et avec lesquelles il se produit nécessairement. Si « la cause déterminante ou la cause prochaine, c'est-à-dire la circonstance qui détermine l'apparition du phénomène et constitue sa condition ou l'une de ses conditions d'existence », nous échappe souvent, il faut en conclure simplement que nous ne savons pas tout, et que nous devons nous efforcer d'apprendre toujours plus, avec la conviction que les progrès du temps réduiront peu à peu notre ignorance passagère. En disant que la thérapeutique est une *science*, nous affirmons donc simplement qu'elle se compose d'un grand nombre de vérités pratiquement et humainement exactes, et que le principe directeur qui trompe le moins est le déterminisme[1].

En outre la thérapeutique est une science par opposition à la pratique de ceux qui prétendent que la médecine relève avant tout du bon sens, de l'instinct, de l'observation personnelle indépendante de celle des

1. Ces lignes étaient écrites quand a paru l'importante étude de M. le Dr Rénon (*Société de thérapeutique*, séance du 24 juin 1908) sur le *pragmatisme* en médecine et la *thérapeutique pragmatique*. Le mot pragmatique (de πραγμα, *fait, acte, action*) s'applique aux sciences qui, sans souci des doctrines, s'intéressent, avant tout, aux résultats. Le *pragmatisme* est opposé au *rationalisme* qui fait tout dériver de la raison plutôt que de l'expérience. Le pragmatisme médical serait l'*empirisme scientifique* (Rénon) ; c'est la science de l'observation agissante (*id.*); la *médecine est souvent pragmatique sans le savoir* (*id.*). Nous croyons en effet que le pragmatisme ne diffère pas beaucoup, dans son principe, du positivisme et que la médecine actuelle ne peut être autre que pragmatique. Si elle est opposée à la médecine *rationaliste*, elle n'est point contraire à la médecine raisonnée, à la condition que le raisonnement soit correct et qu'on puisse l'opposer à la fantaisie, à l'ignorance et aux théories d'imagination.

autres, légitimant ainsi la critique adressée naguère à la médecine d'être la seule profession qu'on exerce parfois sans la connaître. Nous aurons, à maintes reprises, l'occasion de combattre cette prétention.

Toutefois la thérapeutique n'est point une science simple et indépendante comme les différentes parties des mathématiques, comme la physique et la chimie; elle est à la fois une science composée et complexe. Comme l'hygiène, elle est composée et forme son bilan, sans distinction d'origine, de tout ce qu'elle peut emprunter d'utile aux autres branches des connaissances humaines. Son indépendance n'existe que lorsqu'il s'agit d'établir les propriétés biologiques des moyens dont elle se sert, et surtout d'adapter ces propriétés aux besoins de l'organisme malade. Plus que les autres sciences elle est complexe, puisqu'elle s'adresse à des organismes compliqués de maladie, c'est-à-dire qui offrent la plus haute complexité qu'on puisse imaginer en biologie.

Cependant, afin de satisfaire la logique, on ajoutera que, dans l'application, la thérapeutique est un *art*, parce que, arrivée à ce point, le médecin lui ajoute la valeur de sa propre personnalité : l'exactitude et le développement de ses perceptions sensorielles, sa finesse de pénétration pour le diagnostic, son ingéniosité à saisir la physiologie pathologique et enfin l'expérience acquise par lui-même. Mais c'est un art *scientifique* ou une *science appliquée*. En tant que science, la thérapeutique peut être apprise facilement par tous ; en tant qu'art, elle exige une éducation spéciale, capable d'exalter les aptitudes du médecin au point de vue de l'exactitude de l'observation et du raisonnement. Science sans art serait une arme sans destination ; pratique sans science équivaudrait à mettre une arme dangereuse entre les mains d'un aveugle ou d'un dément.

Afin de faire intervenir ces deux éléments, je modifierai légèrement la définition que j'ai donnée autrefois de la thérapeutique [1]. On remarquera en outre que la science thérapeutique comporte deux éléments : 1° d'une part la connaissance aussi exacte que possible de toutes les forces que l'organisme peut utiliser pour lutter contre un état morbide, soit qu'elles s'adressent à cet organisme même, soit qu'elles atteignent la cause de la maladie, soit qu'elles puissent impressionner à la fois l'un et l'autre ; 2° d'autre part la connaissance des besoins de l'organisme malade. Adapter les modificateurs de l'organisme ou des causes morbides aux besoins des malades, constitue la thérapeutique raisonnée ou scientifique par excellence, celle qu'il faut rechercher dans la mesure du possible.

Mais, dans l'état actuel de nos connaissances, cette thérapeutique n'est pas toujours réalisable avec une rigueur absolue : tantôt ce sont les besoins de l'organisme qui nous sont insuffisamment connus, tantôt c'est le mode d'action des moyens que nous opposons à l'état de maladie, qui est obscur; il arrive même que nous ignorons à la fois l'essence de la maladie et le mode d'action du remède, par exemple lorsqu'il

1. « La thérapeutique est la science de l'adaptation des forces modificatrices de l'organisme et des causes morbides, à la réalisation des indications tirées de l'examen des malades et de la pathogénie » (*Traité élémentaire de thérapeutique*, 5e édition, 1903, t. I, p. 6).

s'agit de la goutte et de son remède spécifique, le colchique. Dans ces cas on n'hésite pas à faire intervenir des remèdes dont l'expérience a démontré l'utilité dans des cas analogues, sans préoccupation possible ni de la cause morbide, ni du mode d'action du remède. C'est pourquoi une définition complète doit faire intervenir le traitement empirique de la maladie, acceptable lorsque son efficacité est rendue certaine par une longue suite d'observations favorables.

En tenant compte de ces différents facteurs, je définirai la thérapeutique : « *La science des modificateurs utilisables de l'organisme, des causes morbides et des maladies, et l'art d'appliquer leurs propriétés à la correction profitable des troubles de la santé.* »

Cette définition est aussi large que possible; elle demande simplement au médecin de ne pas modifier l'organisme sans avoir la connaissance exacte du modificateur, et de se rendre compte de l'action qu'il exerce soit sur l'organisme, soit sur la cause morbide ; elle admet que cette distinction puisse n'être pas toujours établie, et qu'on agisse alors empiriquement sur la maladie ; elle suppose que, dans l'application, la personnalité du médecin interviendra pour tirer un parti plus ou moins heureux de la science ; mais, en même temps, elle exige que la correction des troubles de la santé soit utile et désirable.

Est-elle cependant de nature à satisfaire tous les esprits ? Nous ne le pensons pas, et les objections à ces principes se trouvent couramment dans la bouche de nombreux médecins.

C'est d'abord l'*empirisme* qu'on oppose volontiers à la thérapeutique raisonnée, bien à tort comme nous le montrerons plus loin. Il est le rendez-vous auquel se rencontrent les déçus, les sceptiques et ceux qui, par abus de langage, l'assimilent à l'observation.

Au triple point de vue de l'histoire, de la méthode et du langage, le mot empirisme a toujours eu deux significations : l'une bonne, l'autre mauvaise.

A ses débuts, l'empirisme (ἐμπειρία, expérience), avait la prétention de représenter la science par l'observation et l'expérience, opposées au *rationalisme* ou *dogmatisme* de l'École d'Alexandrie, qui se livrait à des discussions théoriques dont on peut imaginer la fantaisie si l'on songe que l'empirisme remonte à environ trois siècles avant Jésus-Christ. Mais l'exactitude dans l'observation est probablement une chose bien difficile car, moins de deux siècles plus tard, l'empirisme avait dévié de ses origines, et son nom impliquait une critique dédaigneuse pour ses adeptes, qui représentaient les déclassés de l'art de guérir. Même évolution s'est produite de nos jours : après les luttes doctrinales stériles et encombrantes de la fin du XVIIIe et du commencement du XIXe siècle, Trousseau tentait de réhabiliter l'empirisme en revenant à l'observation clinique dégagée du fatras des théories de ses devanciers. Mais *l'observation ne vaut que si elle est exacte ;* la bonne observation resta l'apanage de quelques privilégiés et les erreurs des mauvais observateurs ne manquèrent pas de susciter des critiques parfois acerbes, toujours dédaigneuses contre la méthode.

Le mot empirisme représente donc deux manières:

l'une, celle de l'observation exacte, au moins dans les intentions, n'est qu'une des méthodes employées dans les sciences, acceptée de tous; l'autre, celle de l'impression superficielle, de l'observation insuffisante, inexacte ou intéressée, est un obstacle encombrant aux progrès de la thérapeutique. C'est pourquoi la première trouve des défenseurs qui proclament les bienfaits de l'empirisme, tandis que la seconde entache le procédé d'un mépris mérité. Ainsi s'explique que le mot « empirique » ait servi, depuis des siècles, à désigner les charlatans, les médicastres et tous les guérisseurs de mauvais acabit.

Mais si l'on est obligé de faire une distinction entre l'empirisme « idiot » (Fonssagrives), « brutal » (Stokvis), « dissolu » (*id.*), que personne ne peut soutenir, et l'empirisme de bon aloi qui consiste dans l'observation scrupuleuse et la constatation pure et simple, mais exacte, des faits dont l'interprétation est impossible, pourquoi persister à donner le même nom à deux procédés de valeur aussi différente? Ce que l'empirisme a de défendable, c'est-à-dire l'observation, n'est point un privilège; c'est un procédé scientifique qui appartient à toutes les sciences et dont nous revendiquons hautement la place parmi les méthodes de la thérapeutique rationnelle. L'empirisme devient alors le pragmatisme (voir la note p. 19) que M. Rénon appelle justement *l'empirisme scientifique* ; mais qu'est-ce que l'empirisme scientifique sinon la science ?

Même ainsi compris dans son sens le plus favorable, l'empirisme ne représente qu'un des moyens employés par la thérapeutique rationnelle ; et ce moyen n'est pas le meilleur. On doit et souvent on peut aller plus loin : dans beaucoup de cas il est possible de raisonner l'intervention pour laquelle on se décide, et de savoir s'il est légitime d'en attendre la guérison, une correction fonctionnelle, le soulagement d'un symptôme ou la réparation de troubles dans la structure ou dans la constitution chimique. Tout en conservant pour le bon empirisme l'admiration un peu craintive qu'on a quelquefois en présence des armes anciennes qui ont beaucoup servi, il faut donc convenir que c'est une méthode à n'employer qu'exceptionnellement. Elle conduit facilement à la thérapeutique symptomatique exclusive qui se borne à boucher, sans trêve, chaque symptôme à l'aide d'un petit remède, suivant l'expression de Henle ; elle engendre l'illusion, en négligeant d'interpréter ce qui appartient à l'évolution spontanée de la maladie, et ce qui dérive de la thérapeutique ; elle éloigne enfin de la rigueur scientifique, en n'étudiant jamais que des faits complexes qui ne comportent que rarement des conclusions précises.

Quant au mauvais empirisme, il reste l'excuse de ceux qui ne veulent pas se donner la peine d'étudier la thérapeutique. Sous prétexte d'observation et d'expérience personnelles, l'empirique prétend tout juger par lui-même ; il ne s'embarrasse point des notions acquises. Sa perspicacité et son expérience ne suffisent-elles pas à lui apprendre ce qu'il ignore ? Il ne s'aperçoit point, dans son inconscience, que son dédain, parfois arrogant, ne fait que cacher la pire misère, qu'il se meut sans cesse au milieu des écarts les plus stupéfiants, des erreurs les plus extravagantes, voire (malgré son mépris de la thérapeutique raisonnée) des théories les plus funestes. Voilà pourquoi il faut toujours tenir l'empirisme en défiance, et le maintenir dans la défaveur qu'il a méritée.

A l'égal du plus mauvais empirisme, la thérapeutique raisonnée répudie les *théories d'imagination*. C'est sous leur couvert, prétendu savant, que tant d'inventeurs de remèdes éphémères débitent sérums, produits opothérapiques bizarres, sucs végétaux, alcaloïdes, antiseptiques bons à tout faire, dépuratifs, panacées de toute espèce, qui encombrent la thérapeutique sans profit pour les malades. On reconnaît bien vite la valeur de ces produits : ils sont présentés le plus souvent comme simple déduction d'une idée théorique générale qui n'offre aucune garantie d'exactitude ou qui ne résiste pas à la plus élémentaire critique ; on les propose sans étude préalable ou après une ébauche d'étude, grossière et sans valeur.

La thérapeutique raisonnée exige de la *rigueur* en tout. *Quand elle ignore, elle le sait et le dit; quand elle affirme, elle prouve; quand elle hasarde une hypothèse, elle se réserve.*

De tout temps il s'est trouvé encore une catégorie de médecins, qu'on ne peut s'empêcher de rapprocher des empiriques, et qui ont la prétention de ne voir dans la thérapeutique que le côté art. Le point de vue scientifique, suivant eux, serait superflu, ou même, affirment quelques-uns, nuisible. Puisque chaque organisme, disent-ils, se comporte d'une façon qui lui est propre, ce que personne ne conteste, on ne peut savoir d'avance comment celui auquel on s'adresse va se comporter et réagir. A quoi sert dès lors la science, résultat de l'observation passée, et qui va se trouver peut-être démentie par le cas de demain ? A celui-ci conviennent le flair du médecin, son intuition, son instinct, son bon sens. La science est la constatation d'un passé qui ne prouve rien pour l'avenir dont l'art seul permet d'espérer la prescience.

Ce raisonnement est un pur paradoxe de nature à excuser toutes les ignorances et toutes les paresses, ainsi qu'à légitimer toutes les illégalités au nom d'une divination individuelle devant laquelle il n'y aurait aucune raison de ne pas s'incliner, si elle était possible, qu'elle vienne d'un rebouteur, d'un charlatan, d'un empirique quelconque, aussi bien que d'un médecin patenté. De tout temps les bons esprits ont répudié cette prétention à un instinct médical capable de suppléer au savoir. Comme Chomel l'écrivait déjà en 1856 : nous ne pouvons voir « dans cette prétendue faculté occulte, que le résultat de l'observation insuffisante des faits et d'une paresse d'esprit qui ne s'attache pas assez à en scruter la valeur. »

Il est absolument inexact qu'on ne puisse juger un cas donné, à l'aide de connaissances acquises par l'observation et par l'étude d'autres cas. S'il est vrai que chaque organisme réagit à sa manière sous l'influence d'une cause perturbatrice quelconque, cette manière rentre cependant dans un type qui a une caractéristique suffisante. Lorsqu'un organisme est infecté par un germe pathogène, par exemple, il réagit par des symptômes qui reviennent avec assez de constance pour qu'au milieu des variations individuelles on reconnaisse, dans la grande majorité des cas, la nature de l'infection. De même l'impression médicamenteuse se traduit par une réaction et des électivités qui seront presque toujours de même ordre. Les susceptibilités individuelles capables de modifier cette réaction ne sont même généralement pas difficiles à prévoir, si l'on a soin d'étudier cliniquement la valeur et le mode de réaction habituelle des organes. C'est ainsi que nous pouvons prévoir avec une probabilité, suffisante pour la pratique, l'action de la digitale dans l'asystolie pure, celle de la morphine sur la douleur, celle des hypnotiques. Nous pourrons même prévoir souvent que tel sujet se comportera vis-à-vis de la morphine différemment de ce que l'on observe d'habitude, que tel autre supportera mal certains hypnotiques. En thérapeutique spécifique, quand nous aurons vu vingt fois la fièvre palustre céder à la quinine, nous saurons très bien que la vingt et unième fois elle cédera encore, au point que le jour où nous observerons un échec (ce qui peut arriver), nous nous prendrons à douter de l'exactitude du diagnostic.

Ne savons-nous pas également d'avance, de par l'observation passée, que nous risquons d'empoisonner un malade avec telle dose et que nous pouvons avoir pratiquement toute sécurité avec telle autre ? La tolérance excessive et les susceptibilités idiosyncrasiques n'infirment point la règle générale ; elles ne surprennent pas le clinicien consciencieux qui s'est enquis du fonctionnement et de la réaction habituelle de tous les organes. Tout en ayant l'esprit préparé à toutes les individualités, nous possédons de telles probabilités de l'effet que nous allons exercer que pratiquement nous évoluons avec une certitude suffisante. Il ne faut donc point se laisser détourner de l'utilisation des notions établies, au nom de sophismes et de paradoxes qui voudraient en atténuer la valeur pour éviter la peine de les acquérir. La vérité est que mieux on connaîtra le malade, résultat de la connaissance approfondie de la pathologie, de la physiologie pathologique et de la clinique, mieux on possédera la pharmacodynamie et les notions thérapeutiques dérivant d'observations précises, plus il sera facile de prévoir l'action qu'on pourra exercer sur un malade donné.

Enfin il faut réfuter encore le paradoxe de ceux qui arguent des variations de la thérapeutique pour nier l'exactitude des résultats acquis. N'avons-nous pas vu, disent sans réflexion les sceptiques, tel médicament en faveur à une époque être dédaigné quelques années plus tard, telle méthode de traitement jugée excellente au premier abord être délaissée peu après, et quelquefois par ceux-là mêmes qui l'avaient vantée? Ces variations ne sont point niables ; mais que prouvent-elles ? Qu'on analyse les variations invoquées, et l'on verra qu'elles ne font que confirmer la nécessité de fortes études thérapeutiques. Les unes sont dues aux progrès incessants de la thérapeutique. Voici par exemple un médicament merveilleux dans le rhumatisme articulaire aigu, l'acide salicylique, mais qui ne guérit pas sans quelques inconvénients ; devra-t-on se plaindre si l'on parvient à le modifier de façon à atténuer ces inconvénients ? Aura-t-on le droit de critiquer l'engouement pour l'acide salicylique, abandonné aujourd'hui qu'on a trouvé mieux? Pendant de longues années on a prescrit le quinquina pour guérir le paludisme; a-t-on fait preuve d'erreur lorsqu'on a renoncé à cet excellent remède pour adopter les sels de quinine encore meilleurs? La substitution des injections mercurielles à l'ingestion de pilules et de solutions, celle des phosphates organiques aux phosphates minéraux, celle de l'asepsie à l'antisepsie, et tant d'autres analogues témoignent de progrès, non de caprices thérapeutiques.

D'autres variations (et ce sont les plus nombreuses) tiennent à ce que des médicaments ou des procédés thérapeutiques nouveaux, insuffisamment étudiés, usurpent, grâce à une habile publicité, ou au patronage de personnalités influentes, une notoriété imméritée. Quel esprit sérieux a jamais pris pour des raisons scientifiques les efforts de la publicité ou la parole du Maître? Tant pis pour les naïfs qui s'y laissent prendre. Le médecin qui ne se contentera pas d'affirmations gratuites pour prescrire un remède, mais qui exigera, au contraire, des faits précis et suffisants pour en apprécier la valeur, n'aura pas le regret d'être obligé de changer d'avis. Parfois, sans doute, il abandonnera quelques médicaments ou modifiera une technique parce que, entre temps, on aura trouvé mieux, ou parce qu'une expérience plus longue aura permis de reconnaître des inconvénients qui ne pouvaient être prévus d'abord; c'est la loi de toute évolution humaine. Mais, à y regarder de près, si l'on supprime des variations thérapeutiques, celles, légitimes, qui proviennent d'un progrès, celles qui dérivent d'un engouement irraisonné et d'études insuffisantes, on reconnaîtra à la thérapeutique raisonnée et véritablement scientifique une stabilité beaucoup plus grande que celle qui apparaît à un examen superficiel. Avec une méthode rigoureuse, ces variations seraient singulièrement limitées, et je ne vois en elles que la preuve de la nécessité de plus de rigueur et de patience dans les études thérapeutiques.

Ne nous laissons donc pas détourner de la thérapeutique scientifique par des paradoxes, des sophismes, des prétentions orgueilleuses, des déceptions ou un scepticisme irraisonné ; étudions consciencieusement et patiemment les notions précises qui offrent les caractères de la certitude, telle que nous pouvons l'espérer au point de vue humain, et formons-en la base de notre pratique. Quand cette base nous fera défaut, nous ferons de notre mieux pour soulager nos malades ; nous ne nous ferons pas faute d'écouter, sans trop d'illusion mais sans dédain, les promesses de l'empirisme, et il ne sera même point défendu de chercher à imaginer, par déduction de ce que nous savons, ce qui nous échappe encore. Nous aurons quelquefois la satisfaction du succès et toujours celle d'une pratique correcte.

La thérapeutique raisonnée a deux appuis : d'une part la clinique et la physiologie pathologique qui font connaître les besoins des malades, d'autre part les remèdes qui sont ses moyens d'action.

On donne le nom de *remède à tous les agents, quelle que soit leur nature, employés dans le but de corriger les troubles de la santé*. Les remèdes sont très nombreux : ils sont empruntés aux objets d'étude de la chimie, des sciences naturelles, de la physique, de la psychologie, de la morale, et aux milieux naturels. Les plus immédiatement puissants sont les médicaments.

Les *médicaments* sont des *substances employées dans le but de guérir, d'aider à la guérison, de soulager ou de concourir à la réparation de l'organisme malade.*

Il importe, dès le début de ces études, de faire ressortir qu'un médicament peut devenir poison, même s'il fait partie intégrante de notre organisme, dans certaines conditions de dose, de répétition, d'administration, ou de rétention ; tel est par exemple le chlorure de sodium. Il faut entendre par là que, dans certaines conditions déterminées, une substance médicamenteuse est capable de faire subir aux éléments cellulaires des modifications profondes et de nature à en troubler la vitalité soit par action chimique, soit par action physique ou même mécanique.

L'étude complète des médicaments porte le nom de *pharmacologie* (φάρμακον, *médicament* ; λογος, *étude*). Avant que M. Pouchet ne fût titulaire de la chaire de pharmacologie à la Faculté de médecine de Paris, ce mot ne servait à désigner que l'étude des formes sous esquelles se présentent les médicaments, de leur préparation et de leur mode d'administration. Depuis, le cours de pharmacologie est devenu en réalité un cours de pharmacodynamie, et l'on a pris l'habitude de donner au mot pharmacologie un sens beaucoup plus vaste ; on l'attribue à l'étude de tout ce qui concerne les médicaments, à savoir : la *matière médicale* ou *pharmacognosie*, la *pharmacie*, la *pharmacodynamie* et la *pharmacothérapie*. Il y a à cette extension du sens d'un mot deux inconvénients : le premier d'aller arbitrairement à l'encontre de l'usage ; le second de faire de la thérapeutique proprement dite une partie quelconque de la pharmacologie, alors qu'elle est hautement prépondérante, la pharmacodynamie, la pharmacologie, la pharmacognosie et la pharmacie n'ayant de raison d'être que si elles servent à la thérapeutique dont elles sont les moyens d'information et les moyens d'action.

La *pharmacodynamie* (ou force active des médicaments) est l'*étude des modifications exercées sur l'organisme par les médicaments.*

La *pharmacothérapie* est la thérapeutique médicamenteuse.

Mais la thérapeutique utilise beaucoup d'autres modificateurs, par exemple l'hygiène, les agents physiques et naturels, les actions psychiques, les actions chirurgicales. Nous nous proposons d'exposer comment ces différentes forces peuvent, par un emploi raisonné, guérir ou aider à la guérison, ou soulager, ou concourir à la réparation de l'organisme.

Telle quelle, et si étendue qu'elle soit, l'intervention du thérapeute serait encore incomplète. Au sens étymologique du mot, la thérapeutique ne comprend pas seulement la *prescription,* elle suppose encore l'*exécution.* A l'exemple des chirurgiens, dont l'esprit organisateur se révèle dans tous les détails relatifs au milieu et aux aides, le médecin doit organiser l'exécution minutieuse de ses prescriptions médicamenteuses et hygiéniques. A cet effet, il est indispensable d'englober dans la thérapeutique l'influence des pharmaciens, l'action des gardes-malades, et la réalisation de toutes les conditions de milieu capables d'assurer au malade l'*optimum* de fonctionnement, ainsi que l'éloignement de toutes les causes susceptibles d'engendrer des complications ou un nouvel état morbide, ou d'entraver les effets de l'intervention thérapeutique. Il ne pouvait échapper au génie d'Hippocrate que le *malade*, les *assistants* et les *choses extérieures* doivent concourir, avec le *médecin*, à combattre la maladie. Le précepte est toujours vrai.

CHAPITRE II

Les formes de l'action thérapeutique

Les différents buts de la thérapeutique et les moyens de les réaliser; — Leur division en quatre groupes qui sont : 1° la thérapeutique de la maladie (nosocratique, étiocratique, étiologique de quelques auteurs) ; — 2° La thérapeutique organique et fonctionnelle; — 3° La thérapeutique symptomatique; — 4° La thérapeutique réparatrice. — Interprétation des expressions : thérapeutique empirique, expectante, naturiste, pathogénique, etc.; — Y a-t-il une thérapeutique nosopoïétique ?

On a ergoté pour savoir si la thérapeutique devait partir du malade ou du remède. En réalité le point de départ de toute bonne thérapeutique est double; il est constitué *simultanément* par la connaissance du *malade* et par celle du *remède*.

Le malade, analysé complètement avec le concours de tous les sens (aidés au besoin des ressources du laboratoire) de telle façon que rien n'ait pu échapper, depuis la forme des doigts, la couleur de la peau y compris celle de la paume de la main, et la couleur des muqueuses accessibles, jusqu'au fonctionnement de la totalité des organes, le thérapeute établit deux parts dans les constatations qu'il a faites : une première part de tout ce qui est régulier, une deuxième de tout ce qui est anormal.

La première concourra à la détermination du diagnostic, du pronostic et de l'agression thérapeutique que le malade pourra supporter. L'analyse des anomalies permettra souvent d'affirmer le *diagnostic ;* à son défaut et dans tous les cas, elle fera connaître les *défectuosités organiques* et *fonctionnelles,* leur degré et leur importance, les *symptômes* dont la nature, l'exagération ou la durée peuvent être dangereuses, parfois enfin des *lésions* ou des *altérations histologiques,* ou des *adultérations chimiques.* De ces divers éléments les uns sont accessibles à la thérapeutique, les autres sont justiciables des défenses naturelles de l'organisme, d'autres restent au-dessus de tout moyen d'action.

Les besoins de l'organisme nettement établis, il faut les mettre en face des ressources de la thérapeutique. Celles-ci peuvent être groupées en quatre catégories suivant qu'elles ont une prise sur la *maladie, sur les organes,* sur les *symptômes,* ou sur les *lésions* ou *adultérations.* De là quatre buts différents et quatre ordres de moyens qui constituent autant de façons différentes d'intervenir chez un malade.

I. — THÉRAPEUTIQUE DE LA MALADIE OU NOSOCRATIQUE. — Cette thérapeutique a été qualifiée de plusieurs manières : le qualificatif le plus rationnel est celui de *nosocratique* (de νόσος, *maladie* ; κρατίζειν, *triompher*) créé par Requin pour désigner les médicaments qui s'adressent à la cause même de la maladie. Cette expression est très heureuse en ce qu'elle ne préjuge pas du mode d'action des remèdes ; elle indique simplement ce fait d'observation, que ceux-ci guérissent la maladie. Toutefois, afin d'exprimer le mode d'action le plus vraisemblable de cette catégorie de remèdes, Fonssagrives a proposé le mot d'*étiocratique* (de αἰτία, *cause*, et κρατίζειν) qui spécifie une classe de médicaments dirigés contre les causes morbides.

Je préférerais cette expression, quoique peu usitée, à celle de thérapeutique *étiologique* que les auteurs modernes (Arnozan, Gilbert et Boinet, Roger) ont adoptée. En effet le mot étiologie désigne l'ensemble des causes morbides et non simplement la cause directe : ainsi l'on dit, à propos de l'étiologie de la pneumonie, qu'une des causes de cette maladie est le froid (pneumonie *a frigore*) ; à propos du saturnisme on étudie, dans l'étiologie, l'influence des professions et celle des conduites d'eau... La thérapeutique peut-elle atteindre ces causes ? Si non, pourquoi parler de thérapeutique étiologique, lorsque celle-ci ne peut se préoccuper que de l'une des causes morbides, la cause immédiate, constituée par l'agent pathogène ? Si du moins on était bien sûr que les médicaments dits étiologiques exercent toujours leur action sur cette cause, on pourrait passer sur le manque de précision d'un mot qui, après tout, exprimerait une idée exacte ; mais cette certitude n'existe que pour quelques-uns d'entre eux.

Si l'on ne veut pas outrepasser ce que l'on sait, il faut se borner à exprimer qu'il est des médicaments qui guérissent certaines maladies. L'expression de *nosocratique* peut donc leur être appliquée d'une façon très exacte ; elle serait irréprochable s'il n'était encore plus simple de se servir des mots existants, et de désigner la thérapeutique qui vise la maladie, sous l'expression française de *thérapeutique de la maladie*, par opposition à celle qui ne s'adresse qu'à un organe, à une fonction, à un symptôme, à une lésion ou une adultération chimique.

La thérapeutique de la maladie est celle qui tient plus de compte de la maladie que du malade. On a dit, enseigné et répété qu'il n'y avait pas de traitement des maladies et qu'il n'existait que des traitements de malades. Dans son absolutisme, cette formule est inexacte ; il est plus simple et plus vrai de dire qu'il faut *individualiser la thérapeutique*. C'est là un principe dominant, dont les applications vont se retrouver pour ainsi dire dans chacune des pages qui suivront, et qui doit remplacer celui que nous énoncions auparavant. En effet, quand on prescrit le soufre contre la gale, la quinine contre la malaria, le mercure contre la syphilis, le sérum antidiphtéritique contre la diphtérie, c'est bien en réalité pour *traiter la maladie ;* il y a donc des traitements de maladie. Mais si l'on appliquait indistinctement le même traitement, celui de la gale par exemple, à des adultes hommes et à des enfants ou à des femmes à peau fine, ou à des malades atteints de dermite grave, on s'exposerait à provoquer des accidents sérieux chez ces derniers. L'individualité intervient donc en toutes circonstances thérapeutiques. Elle intervient pour modifier le choix et la dose du remède, sa répartition et son mode d'administration.

Nous devons conclure qu'*à la nuance près de l'individualisation thérapeutique, il y a un traitement de certaines maladies*, dont le nombre, il est vrai, est assez limité. Cette thérapeutique de la maladie constituera une première manière de se comporter vis-à-vis d'un malade. Elle intervient toutes les fois qu'on peut agir sur la maladie elle-même ; nous lui attribuerons cinq groupes de médicaments:

1° Médicaments spécifiques proprement dits ;

2° Anti-infectieux indifférents (non spécifiques) ;

3° Antiseptiques ;

4° Antiparasitaires ;

5° Antidotes ou neutralisants chimiques, et éliminateurs.

1° On donne le nom de *spécifiques* aux traitements dont les effets favorables sont si frappants, si immédiats et si constants, qu'on est conduit à admettre une action sur la cause même de la maladie ou des désordres qui la constituent. Comme cette cause caractérise l'*espèce* morbide, il est naturel d'attribuer le nom de spécifique à l'action thérapeutique dirigée contre elle. Mais nous ne savons pas exactement si cette action attaque directement la cause morbide ou si elle emprunte l'intermédiaire de l'organisme qui agirait en vertu d'une exaltation spécifique de ses moyens de défense, ou si ces deux moyens sont utilisés tantôt isolément, tantôt concurremment.

Quelle que soit l'explication, ce qui frappe dans les traitements spécifiques c'est la certitude de leurs effets favorables. Leur intervention est la plus heureuse, la plus facile et la plus simple, mais aussi la moins fréquente. Il y a quelques années on ne connaissait que trois maladies à traitement spécifique : le paludisme et la syphilis, auxquels il convient de joindre la goutte qui a un traitement vraiment spécifique dans l'emploi du colchique. Depuis on a découvert un traitement semblable pour le rhumatisme articulaire aigu, la diphtérie, la morsure des serpents venimeux, la peste, plus récemment pour la dysenterie, la sporotrichose, les tripanosomiases ; enfin, le traitement de la syphilis s'est enrichi de nouveaux spécifiques: l'atoxyl et l'arsacétine. Dans d'autres maladies, l'action spécifique utilisable n'est que préventive (tétanos) ou partielle (fièvre typhoïde, actynomycose), et ne peut se dispenser du concours des méthodes d'une action plus générale. La thérapeutique spécifique a donc fait d'immenses progrès dans ces derniers temps, et l'on conçoit l'espérance qu'elle en fera plus encore, si l'on mesure le chemin parcouru en vingt ans dans cette voie.

Les agents de la thérapeutique spécifique sont : les uns médicamenteux (mercure, quinine, salicylate de soude, etc.), les autres biologiques, c'est-à-dire constitués par le sérum d'animaux immunisés (sérum anti-diphtéritique, sérum anti-dysentérique, sérum anti-venimeux). Rentrent encore dans les procédés de la thérapeutique spécifique, les vaccins ou agents doués de propriétés préventives. Leur origine est diverse : les uns sont constitués par des sérums (sérum antitétanique), les autres par des produits bactériens (vaccins de Haffkine contre la peste et contre le choléra), d'autres sont empruntés à l'organisme d'animaux infectés (traitement de la rage après morsure).

Mais la voie des traitements spécifiques est simplement ouverte ; un certain nombre d'entre eux sont encore à l'étude. Bien qu'ils ne répondent pas tous à la définition des médicaments spécifiques, d'amener la guérison avec une constance à peu près certaine, ils n'en doivent pas moins retenir l'attention à titre de spécifiques, parce qu'ils visent aussi la spécificité. De ce nombre se trouvent les tuberculines et divers sérums dont on cherche encore à renforcer l'activité.

A côté des modes de traitement véritablement spécifiques, il en est d'autres qui semblent s'en rapprocher par l'analogie de quelques-uns de leurs effets avec ceux qu'on observe dans l'immunisation contre les maladies infectieuses. Ce ne sont pas des procédés spécifiques à proprement parler, puisque le mot spécifique évoque l'idée d'une efficacité certaine, ou tout au moins probable, en face d'une maladie déterminée. Leur efficacité est loin d'être aussi décisive ; néanmoins leur étude impose un tel rapprochement entre certaines de leurs actions et les procédés connus de défense contre les maladies infectieuses qu'on peut, au moins provisoirement, leur assigner une place rationnelle après les médicaments spécifiques, sous le nom d'*anti-infectieux indifférents* ou *généraux*, c'est-à-dire sans action déterminée ou différenciée sur tel ou tel germe infectieux particulier.

La différence entre les actions spécifiques et les actions anti-infectieuses indifférentes ressort bien de l'exemple que nous fournit la leucocytose provoquée. Si la provocation résulte d'un agent microbien ou toxique, la leucocytose sera véritablement spécifique contre cet agent, mais contre cet agent *seul* ou à peu près ; elle sera alors toute-puissante. La provocation de la leucocytose par un agent indépendant de celui qui cause la maladie (nucléinate de soude par exemple) sera beaucoup moins efficace et n'aura qu'une chance limitée de triompher de ce dernier. Néanmoins l'analogie des procédés permet d'en espérer une certaine utilisation, moins sûre et moins constante, mais qu'on n'ose pas négliger. On peut considérer les procédés de la thérapeutique anti-infectieuse indifférente comme actionnant des agents de défense *bons à tout faire*, tandis que les spécifiques actionnent de véritables *spécialistes*.

Cette catégorie comprend, du moins provisoirement, tous les procédés de leucocytose provoquée, la révulsion, l'emploi des métaux ferments, le nucléinate de soude, les injections d'eau physiologique et même tous les sérums inorganiques.

Le troisième groupe de remèdes capables de lutter contre la maladie est constitué par les *antiseptiques*, c'est-à-dire par tous les *agents capables de mettre les microbes hors d'état de nuire*.

Ces agents sont mécaniques, physiques (chaleur), chimiques (antiseptiques proprement dits), ou biologiques. Ces derniers ont été compris dans le groupe des spécifiques, en raison de la constance et de l'efficacité de leur action (sérums anti-microbiens).

Les antiseptiques chimiques, désignés habituellement, à peu près seuls, sous le nom d'antiseptiques, donnent lieu à une remarque qu'il importe de rappeler sans cesse : *si ces substances exercent une action destructive sur les microbes, elles exercent généralement une action destructive simultanée sur les éléments anatomiques avec lesquels elles sont mises en contact*, ce qui limite leur valeur au point de vue de l'antisepsie locale. De même les antiseptiques vrais se sont tous montrés jusqu'ici des *poisons* énergiques : cette condition s'oppose à une antisepsie interne intensive, car, pour la réaliser, on serait obligé d'imprégner l'organisme entier d'un agent toxique à l'action duquel la vitalité de la matière vivante ne résisterait pas. C'est pourquoi les antiseptiques internes n'ont de chance d'être efficaces que lorsqu'ils sont spécifiques, c'est-à-dire lorsque le germe pathogène sur lequel ils agissent est tellement sensible à leur action, qu'il en est impressionné sans que les éléments de l'organisme le soient fâcheusement. Mais pour l'antisepsie non spécifique, que j'ai appelée *indifférente* (c'est-à-dire non différenciée vis-à-vis de tel ou tel micro-organisme), il ne faut guère compter sur une action tres énergique avec les médicaments dont nous disposons actuellement.

L'antisepsie s'exerce surtout énergiquement sur les objets et sur les surfaces résistantes comme la peau ; ailleurs elle est forcément assez limitée, ce qui ne veut pas dire inutilisable.

Les *antiparasitaires* agissent de deux façons : les uns tuent les parasites pathogènes (parasiticides) ; les autres les paralysent ou les modifient plus ou moins et en facilitent ainsi l'expulsion (parasitifuges). Ce sont, non-seulement des médicaments nosocratiques, mais encore des étiocratiques proprement dits (*voir :* chapitre XII).

On donne communément le nom d'*antidotes* à toutes les substances qui mettent obstacle à l'action des poisons, soit en formant avec eux des composés inoffensifs (antidotes chimiques, antidotes vrais, contre-poisons), soit en produisant des effets physiologiques opposés utilisables, quel qu'en soit le mécanisme (antidotisme physiologique). Toutefois les auteurs ne sont pas d'accord sur le sens qu'il convient d'attribuer au mot antidote, que beaucoup réservent aux neutralisants chimiques. Si l'on fait intervenir la notion de thérapeutique nosocratique, cette distinction s'impose, car l'*antidotisme chimique* est le seul qui mérite le nom de nosocratique. Lorsqu'on aborde l'antidotisme physiologique, on s'adresse beaucoup plus au malade, à ses organes et à ses fonctions qu'au poison lui-même. On utilise alors l'antagonisme, de préférence l'antagonisme apparent, qui est essentiellement fonctionnel. Nous exposerons ultérieurement que l'antidotisme physiologique, ou antagonisme, est limité par plusieurs conditions, mais surtout par l'intensité de l'action des poisons sur les éléments anatomiques. Lorsque l'atteinte de ces derniers est profonde, l'antidotisme reste à peu près fatalement impuissant.

Les éliminateurs des produits microbiens ou des poisons organiques qui résultent de l'auto-intoxication, constituent des agents dirigés à la fois contre des substances toxiques et, dans une certaine mesure, contre la maladie. S'ils ne constituent pas des agents nosocratiques, cependant ils sont assez nécessairement indiqués pour légitimer, dans une certaine mesure, leur emploi systématique dans le traitement des maladies qui comportent une intoxication. Toutefois le système doit être adapté aux besoins et aux organes des malades, en sorte que l'individualisation thérapeutique intervient ici pour une très large part.

A cette catégorie de procédés appartiennent la diète hydrique et le bain froid dans la fièvre typhoïde, lesquels agissent surtout comme éliminateurs de toxines solubles diffusibles ; citons aussi la saignée et les diurétiques dans l'urémie. Ce mode d'intervention est limité par la nature et les propriétés des toxines, qui ne sont pas toutes susceptibles d'être éliminées, les plus redoutables agissant à la façon des ferments et étant inaccessibles aux éliminateurs.

On remarquera encore que ces moyens thérapeutiques appartiennent, dans une certaine mesure, au groupe des stimulants fonctionnels, sur lequel ils chevauchent en réalité, en même temps qu'ils pourraient figurer dans celui de la thérapeutique réparatrice.

Bien que la thérapeutique dirigée contre la maladie offre ainsi un cadre très élargi, elle laisse encore hors de son action un très grand nombre d'états morbides pour lesquels une thérapeutique beaucoup plus difficile et plus compliquée, exigeant les efforts combinés de la clinique et de la pharmacodynamie, devra intervenir ; c'est celle qu'on sera obligé de diriger contre des *troubles organiques*, des *anomalies fonctionnelles* ou des *symptômes ;* la maladie n'en sera pas d'ailleurs directement influencée et continuera son évolution malgré l'intervention ; mais elle bénéficiera d'un pronostic amélioré, parfois considérablement, par les corrections organiques, fonctionnelles ou symptomatiques heureuses qui auront donné à l'organisme son maximum de résistance ou de défense. De là deux autres modes d'action thérapeutique : la thérapeutique que j'appellerai organique et fonctionnelle, et la thérapeutique symptomatique.

II. — Thérapeutique organique et fonctionnelle. — La thérapeutique organique et fonctionnelle est celle qui s'efforce de corriger, par une action sur un ou plusieurs organes, des troubles fonctionnels dangereux par leur intensité, leur importance ou leur durée, au cours de l'évolution d'un état morbide. Cette définition implique que des troubles fonctionnels peuvent être négligeables s'ils ne sont ni très marqués, ni importants, ni durables, ou s'ils surviennent, en état de santé, sous des influences transitoires : tels sont souvent les vomissements de la grossesse, les palpitations et les arythmies provoquées par une secousse nerveuse, etc..

La thérapeutique que j'appelle fonctionnelle est souvent désignée sous les noms de *physiologique* ou de *pathogénique*. Mais le mot de physiologique a eu en thérapeutique des acceptions diverses (doctrine physiologique de Broussais, thérapeutique physiologique de Rabuteau, celle de G. Sée qui allait jusqu'à nier la spécificité morbide) avec lesquelles il n'est point mauvais de rompre. Quant à la thérapeutique pathogénique, de par l'étymologie de son nom, elle ne désigne pas seulement celle qui « prend ses inspirations dans le mode d'action des causes », comme le voudrait M. Roger, mais aussi celle qui « s'attaque » à « la cause de la maladie », comme la définit M. Bouchard. La thérapeutique pathogénique, devant ainsi comprendre celle qui s'attaque aux causes morbides et celle qui s'inspire du mécanisme des troubles fonctionnels, serait très vaste et trop peu précise; elle devrait comprendre à la fois la *thérapeutique nosocratique* et la *thérapeutique fonctionnelle* dont les procédés sont trop différents pour ne pas être distingués. En outre elle offre le grave inconvénient d'être rendue souvent impossible par notre ignorance du mode de production des troubles morbides.

La thérapeutique fonctionnelle est celle à laquelle on fait le plus souvent appel ; elle intervient quelquefois par une action directe sur les organes souffrants dont dépendent les fonctions troublées ; elle s'efforce par là de leur rendre un fonctionnement plus régulier, ou plus efficace, ou plus conforme aux nécessités du moment. Ainsi agissent les diurétiques rénaux sur le rein, quelques toni-cardiaques sur le cœur. Cette action directe est toujours d'un maniement très délicat, parce que des organes intoxiqués ou lésés ne supportent pas toujours sans dommage une impression énergique. C'est pour ce motif qu'il faut se défier notamment de la digitale et des doses élevées de caféine lorsque la vitalité du myocarde est compromise par une influence toxique, et des diurétiques susceptibles d'irriter l'épithélium rénal dans les néphrites épithéliales. C'est pour le même motif qu'il est indiqué, lorsqu'on le peut, de chercher la correction des troubles fonctionnels dus à l'altération profonde d'un organe, par un procédé indirect, ou par une action sur le système nerveux de l'organe malade. Ainsi on soulagera indirectement l'élimination chlorurée d'un rein insuffisant par un régime déchloruré, ou bien on préférera la spartéine à la digitale lorsque le cœur sera compromis dans le cours d'une maladie infectieuse, parce que la première exerce sur le cœur une action dynamogénique indirecte, d'origine bulbo-myélitique, et ne paraît nullement influencer la contractilité myocardique. Parfois cependant on pourra utiliser concurremment les deux procédés, directs et indirects, par exemple associer la théobromine au régime déchloruré dans la maladie de Bright avec rétention chlorurée.

La thérapeutique organique s'efforce habituellement de modifier les organes en vue des corrections fonctionnelles nécessaires, car l'anomalie organique n'exige en général une intervention que si elle s'accompagne d'un trouble fonctionnel. Ainsi une lésion organique du cœur bien compensée ou bien tolérée, c'est-à-dire avec une fonction suffisante de l'organe, n'a besoin que de soins hygiéniques, dans le but de maintenir cet état le plus longtemps possible. La thérapeutique proprement dite n'a à intervenir que lorsque la fonction fléchit.

Il faut distinguer aussi le trouble fonctionnel fondamental du trouble fonctionnel accessoire : l'irrégularité ou la rapidité des contractions cardiaques, par exemple, peuvent exister avec une impulsion circulatoire très suffisante. Dans les cas de ce genre il n'y a généralement pas lieu d'intervenir. Cependant une anomalie fonctionnelle, même avec une bonne santé apparente, doit toujours inspirer des réserves. Ainsi il n'est point rare d'observer, surtout parmi les femmes, des sujets oliguriques qui conservent pendant très longtemps les apparences d'une santé parfaite. Un tel état doit toujours inspirer de la défiance, car j'ai constaté des accidents artériels précoces chez des personnes présentant cette anomalie. Il me paraît indiqué d'augmenter, même en l'absence de troubles morbides, la diurèse des oliguriques, comme il convient de rechercher les causes des irrégularités et des accélérations cardiaques persistantes afin de les réduire, si on le peut, par des soins hygiéniques. Ces cas, en effet, ne me paraissent pas justiciables de la thérapeutique médicamenteuse, dont l'action ne pourrait être suffisamment prolongée sans inconvénient.

Pratiquement la thérapeutique organique et la thérapeutique fonctionnelle se confondent, car elles s'exercent à l'aide des mêmes moyens. Toutefois ces moyens ne sont pas tous de même valeur : la fonction peut être modifiée, à l'aide de moyens indirects, comme nous l'avons déjà fait observer, sans que l'organe malade soit impressionné. On peut stimuler le cœur par l'intermédiaire de son système nerveux, sans agir sur le myocarde ; on peut faciliter la respiration, suivant la cause de la dyspnée, en excitant le centre respiratoire, en renforçant le cœur, en augmentant la diurèse, et en évitant l'apport ou la formation de toxines par l'alimentation ; on peut faciliter la diurèse, sans diurétiques, par le bain froid, par la diète hydrique, peut-être par la position, etc. Toutes ces distinctions doivent être établies si l'on veut proportionner l'effort d'un organe à ce qu'il peut donner, et obtenir le maximum de correction fonctionnelle sans surmenage d'organe.

La thérapeutique fonctionnelle ne se borne pas à intervenir pour modifier des organes et les fonctions qui en dépendent ; elle est encore utilisable dans le but de suppléer les *fonctions de certaines humeurs*. Mais ici l'action fonctionnelle se rapproche de l'action étiocratique. Elle se confond parfois même avec la défense de l'organisme, et il est fort probable que, dans un avenir prochain, le groupe, dont nous allons nous occuper, se trouverait plus régulièrement placé parmi les agents de la thérapeutique nosocratique.

Chaque cellule de l'organisme peut-être, et à coup sûr certaines cellules spéciales glandulaires (cellules du corps thyroïde, des capsules surrénales, de l'hypophyse, du testicule, de l'ovaire, du foie, du thymus) ont la propriété de sécréter des produits actifs qui, sur place, ou versés dans le sang, jouent un rôle physiologique considérable. La thérapeutique s'est efforcée, depuis une quinzaine d'années, de tirer parti de ces produits par l'administration d'extraits d'organes ou de tissus, qui sont censés les contenir. Ce mode de traitement porte le nom d'*opothérapie* (ὀπός, suc) que lui a donné M. Landouzy.

L'opothérapie est encore fort mal connue. Jusqu'ici on s'est borné à lui demander de remplacer des sécrétions internes, absentes ou insuffisantes, par des substances organiques remplissant le même but qu'elles, mais sans savoir exactement le but à remplir ni surtout au moyen de quelle substance précise on agissait.

L'action des sucs organiques totaux offre surtout des propriétés fonctionnelles. Les mieux connues paraissent être d'inciter les organes qui les produisent à sécréter plus activement ces mêmes produits, d'une part ; d'exercer, d'autre part, sur la nutrition (corps thyroïde) et sur la circulation (capsules surrénales, glande thyroïde, hypophyse) des actions très intenses.

L'opothérapie semble pouvoir prendre, dans l'avenir, la première place en thérapeutique, en dotant l'organisme des moyens humoraux de *résistance* et de *défense* qui parfois lui font défaut. Son insuffisance actuelle tient à diverses raisons : tout d'abord sa création récente; ensuite la difficulté d'obtenir des préparations actives; enfin le peu de valeur de beaucoup des observations cliniques servant de base à la méthode.

Tout récemment cependant (*Soc. de thérapeutique* du 24 juin 1908), M. Choay a montré que la concentration des pulpes d'organes, *dans le vide et à froid*, fournissait des extraits équivalents à ces pulpes. D'autre part la dialyse chloroformique de MM. Dastre et Permilleux donne un suc hépatique d'une grande activité. On peut espérer, par ces moyens, éviter l'émiettement des propriétés des organes, qui résulte si facilement de l'action des agents physiques et chimiques.

De nombreux travaux ont été entrepris dans ces derniers temps pour étudier les parties constitutives des sucs organiques (nucléo-protéides, albumines, globulines, lipoïdes). Cette étude promet d'être féconde.

L'opothérapie donne donc de grandes espérances au point de vue des fonctions de résistance et de défense de l'organisme. En attendant qu'elles se réalisent, nous continuerons à la considérer dans ses fonctions de suppléance d'organes, et nous classerons ses agents parmi ceux de la thérapeutique fonctionnelle, sous le nom de *suppléants*.

A côté des suppléants, il est probable qu'il faudra

bientôt faire une classe de remèdes analogues, auxquels on pourrait donner le nom de *protecteurs*. J'attribuerais ce nom aux substances qui, comme la cholestérine, sont capables de s'opposer efficacement à l'action destructive de certaines cytotoxines ou des substances susceptibles d'activer l'action de ces cytotoxines. Ainsi la cholestérine, que je prends comme exemple, est antihémolytique à l'égard d'un certain nombre de sérums toxiques (Iscovesco), à l'égard de l'hémolysine du venin de cobra (Kyes, Minz), de la saponine (Ramson). Son action protectrice s'exerce surtout par le pouvoir destructeur dont elle jouit sur ces poisons hémolytiques. Déjà Salkowski avait invoqué la même action protectrice sur les substances hémolytiques produites dans l'organisme ou introduites par les aliments. Les essais thérapeutiques d'Iscovesco sur les états anémiques confirment les espérances données par le laboratoire.

Cette action protectrice de la cholestérine ne s'exerce pas seulement sur les poisons d'origine animale ; elle peut s'exercer aussi sur les toxines microbiennes. Ainsi Vincent a démontré que cette substance avait le pouvoir de détruire le poison du tétanos. Gérard et Lemoine (de Lille) ont même affirmé qu'elle pouvait arrêter l'évolution des lésions tuberculeuses.

On ne peut encore prévoir le rôle futur des *suppléants* et des *protecteurs* dans la thérapeutique. On est amené à l'espérer considérable par la considération des guérisons spontanées, favorisées sans doute, au moins partiellement, par certaines conditions humorales que nous arriverons probablement un jour à réaliser à notre gré.

III. — Thérapeutique symptomatique. — Dans un très grand nombre de cas, en ramenant les fonctions troublées aussi près que possible de l'état normal, on corrige les symptômes par lesquels leur désordre se traduisait. L'inverse est bien plus rarement vrai : on peut atténuer ou faire disparaître un symptôme sans modifier la fonction troublée correspondante. Ainsi le symptôme *dyspnée* pourra être modifié aisément chez un asystolique, en renforçant les fonctions cardio-rénales au moyen de la digitale ; c'est un exemple de thérapeutique fonctionnelle. Mais si je me bornais à améliorer isolément l'état dyspnéique au moyen de l'héroïne, par exemple, les troubles fonctionnels de l'asystolie n'en persisteraient pas moins. Même remarque pour l'insomnie des cardiaques, qui s'atténue avec le traitement fonctionnel de l'asystolie, mais dont l'atténuation par un somnifère n'entraînerait pas un effet utile bien marqué sur le travail du cœur.

Le traitement fonctionnel prime le traitement symptomatique toutes les fois que le symptôme est lié à un trouble fonctionnel connu qu'il est possible de corriger.

Mais trop souvent la pathogénie du symptôme nous échappe, ou bien elle est connue, mais reste inaccessible à une thérapeutique rationnelle, telle la fièvre dans beaucoup d'infections. On a alors à se poser la question du traitement symptomatique pur.

La thérapeutique d'un symptôme pris isolément, c'est-à-dire sans préoccupation pathogénique, ne doit jamais être qu'un pis-aller. Il n'y a d'ailleurs avantage à combattre un symptôme que lorsqu'il est *dangereux* par lui-même (certaines hémorragies liées à un état organique), *trop pénible à supporter* (douleur, dyspnée), de *trop longue durée* (fièvre prolongée), ou lorsqu'il exerce une *influence fâcheuse* sur l'état morbide concomitant (douleur, insomnie, fièvre) ou sur une fonction. Encore faut-il, pour l'attaquer, qu'on soit en possession de moyens reconnus inoffensifs. Dans tous les autres cas, il ne faut se décider à un traitement symptomatique qu'avec réserve, en raison de ses dangers.

Le danger provient soit de l'action souvent fâcheuse du médicament (antipyrine, chloralose), soit de l'accoutumance possible (morphine, héroïne, cocaïne, chloral), soit de l'ignorance où l'on se trouve parfois de l'effet produit sur l'évolution de la maladie par la suppression d'un symptôme dont on ne connaît pas toujours la signification (la fièvre par exemple), soit de la sécurité trompeuse que peut donner la suppression d'un symptôme capable de servir de guide dans les déterminations à prendre (suppression de la douleur par la morphine dans l'appendicite), soit d'effets secondaires fâcheux (oligurie provoquée par la morphine, l'antipyrine, le vésicatoire, dépression consécutive à l'action excitante de la caféine), soit enfin de la possibilité de voir s'aggraver l'état morbide qui a engendré le symptôme, par suite de la négligence d'une thérapeutique plus rationnelle (aggravation d'une évolution tuberculeuse malgré les calmants de la toux). D'ailleurs la thérapeutique symptomatique ne donne généralement qu'un résultat momentané.

Si limités que soient les services que rend la correction des symptômes, on ne peut méconnaître cependant que, dans certains cas, ils ne soient précieux : on leur doit de pouvoir soulager les incurables, de faire franchir sans souffrances des moments difficiles (période post-opératoire par exemple), et même, parfois d'exercer une heureuse influence sur l'état général des malades et sur certaines fonctions. C'est ainsi que l'abaissement thermique obtenu à l'aide de la cryogénine dans quelques tuberculoses très toxiques, peut permettre le repos et l'alimentation, qui feraient défaut avec la persistance d'une température fébrile élevée. C'est ainsi encore que, chez certains tuberculeux, la sédation d'une toux émétisante est capable de favoriser le relèvement de l'état général en empêchant les vomissements ; un somnifère prescrit à propos évitera quelquefois aux neurasthéniques une série de longues nuits d'insomnie, susceptibles d'augmenter l'épuisement du système nerveux, etc.. Il peut même arriver, dans quelques cas, que la correction d'un symptôme entraîne l'amélioration d'une fonction troublée par le fait même de l'existence de ce symptôme : les spasmes provoqués par une douleur cessent ou s'atténuent avec la sédation de cette douleur, l'exemple en est fréquent ; l'insomnie douloureuse n'a plus de raison d'exister lorsque la douleur qui l'entretient disparaît ; les fonctions digestives bénéficient de l'abaissement thermique chez les tuberculeux fébricitants, etc.

IV. — Thérapeutique réparatrice. — L'examen du malade nous a ainsi fourni trois grandes indications à remplir : réduire la cause spécifique, corriger les troubles organiques et fonctionnels, réprimer les symptômes fâcheux par eux-mêmes ; il nous en impose une quatrième dans la réparation des lésions structurales et des altérations chimiques, et même dans le redressement des troubles dus à un dynamisme cellulaire défectueux. C'est à sa réalisation que j'appliquerai le nom de *thérapeutique réparatrice.* Parfois il s'agit d'une lésion accessible à l'action directe : c'est plutôt alors la thérapeutique chirurgicale qui intervient, par modification ou exclusion de cette lésion; mais quelquefois aussi la modification qui favorisera la guérison pourra être obtenue par l'emploi de topiques très simples tels que les émollients, les astringents, les antiseptiques faibles. L'agent modificateur n'est pas forcément médicamenteux : l'ulcère de l'estomac, les inflammations des voies digestives et de leurs annexes sont justiciables avant tout d'un régime approprié; le médicament passe au second plan. D'autres fois la lésion est inaccessible à l'action directe, mais elle est modifiable par l'intervention de médicaments qui agissent les uns spécifiquement (mercure), les autres par une action fonctionnelle (iode, alcalins), ou par un procédé plus obscur (arsenic), ou enfin indirectement par la réparation préalable d'altérations dans l'état général, comme dans les tuberculoses locales. Il arrive souvent que la réparation d'une lésion s'opère avec persistance d'une anomalie incurable et plus ou moins grave (lésion orificielle du cœur, rétrécissement de l'intestin, cicatrices vicieuses).

La thérapeutique réparatrice intervient aussi pour corriger les déficits dans la masse de l'organisme (régimes d'engraissement, huile de foie de morue, etc.), dans sa constitution chimique (phosphore), ou dans la composition du sang (fer).

C'est à elle encore qu'il faut demander de corriger les adultérations chimiques provenant d'échanges insuffisants. Elle y parvient quelquefois, soit par des procédés d'élimination (diaphorétiques, diurétiques, purgatifs, diète hydrique, eaux minérales lixiviantes), soit en stimulant les activités nutritives (alcalins, hygiène, climats), soit enfin en combinant ces deux procédés (massages généraux, eaux minérales alcalines).

Enfin la correction des déviations nerveuses par la *psychothérapie* et par la *suggestion* est aussi un mode de thérapeutique réparatrice.

La correction des troubles humoraux, par exemple la *viscosité du sang* dont l'importance commence à être précisée, ressortit elle aussi de la thérapeutique réparatrice (hygiène alimentaire, iodiques).

En pratique ces quatre procédés thérapeutiques (spécifique, organique et fonctionnel, symptomatique, réparateur) peuvent intervenir concurremment et se prêter un mutuel appui. Parfois même ils se pénètrent en quelque sorte, tant leurs limites sont indécises, et ce n'est que par l'analyse, qu'on attribue à chacun ce qui lui appartient. Ainsi on donne parfois l'exemple de l'hémostase comme un procédé de thérapeutique symptomatique : l'hémorragie est bien en effet un symptôme, et on fait de la thérapeutique symptomatique quand on l'arrête par une action coagulante directe sur le siège de l'hémorragie (action coagulante du perchlorure de fer, par exemple, abandonné avec raison aujourd'hui), ou par une ligature d'artère. Mais c'est là une exception : le plus souvent on emprunte l'intermédiaire d'une action fonctionnelle comme le resserrement des capillaires par l'ergot de seigle ou ses dérivés, ou même par l'impression du froid. On peut aussi agir en abaissant la pression sanguine (ipéca, nitrite d'amyle). L'hémostase n'est plus simplement symptomatique, puisqu'elle s'opère à l'aide de modificateurs *fonctionnels*. S'il s'agit d'une hémorragie traumatique, la ligature d'une artère est plutôt un procédé *réparateur*, ou même plus rigoureusement étiocratique, qu'un procédé symptomatique.

D'autres fois l'analyse est plus délicate encore : la leucothérapie, par exemple, est une transition entre la thérapeutique spécifique dont elle se rapproche par son but et ses moyens, et la thérapeutique fonctionnelle, dont elle fait partie, puisqu'elle exalte une fonction normale. Les éliminateurs sont à la fois des éléments de thérapeutique nosocratique, fonctionnelle, et réparatrice. On pourrait les étudier indistinctement dans l'une ou l'autre.

Un même agent thérapeutique peut être utile à plusieurs titres différents : ainsi le bain froid dans la fièvre typhoïde agira au titre fonctionnel en activant la diurèse, au titre réparateur en dépurant l'organisme, et au titre symptomatique en soustrayant du calorique au malade. Le mercure, dans le cas d'une lésion syphilitique, sera en même temps spécifique et réparateur ; il ne sera que spécifique s'il s'agit d'un traitement préventif. Nous avons déjà fait remarquer que beaucoup d'agents combattent les symptômes par l'intermédiaire d'une modification fonctionnelle. La diététique modifie d'abord la fonction, secondairement le symptôme, puis l'organe et finalement l'organisme. Elle est donc à la fois fonctionnelle, symptomatique et réparatrice.

Il est très essentiel en pratique de bien se rendre compte de ce que l'on fait. L'interprétation des actions qu'on exerce n'est point une visée théorique inutile ; elle seule permet d'être précis et de proportionner les moyens aux nécessités ; elle seule nous dégage de l'empirisme qui est un procédé inférieur autant qu'aveugle ; elle seule enfin permet de réaliser, dans la mesure du possible, ce principe que je demande la permission d'extraire de mon *Traité élémentaire de Thérapeutique*, et d'après lequel, *une « intervention thérapeutique doit être commandée par une nécessité d'origine morbide, et être exécutée à l'aide de moyens scientifiquement connus*[1]. »

Il est incontestable que les traitements spécifiques dominent de plus en plus la thérapeutique. Il n'est point inutile d'insister sur ce point parce que, pendant de longues années, on s'est fait une idée inexacte du mode d'action des médicaments. On était tellement pénétré de l'importance de l'anatomie pathologique, qu'on se préoccupait trop exclusivement des lésions et des troubles qui en dépendent. Par contre-coup, on ne voulait voir dans les actions thérapeutiques que des actions physiologiques. Aujourd'hui on sait que les effets spécifiques sont indépendants des effets physiologiques appréciables, et qu'il faut craindre plus encore les intoxications que les lésions, ce qui diminue l'im-

1. Dans mon *Traité de Thérapeutique* j'ai écrit, il y a dix-huit ans, peut-être encore trop imbu des leçons de l'École physiologique, *physiologiquement connus*.

portance de la thérapeutique fonctionnelle surtout dans les maladies infectieuses.

Quiconque a lutté avec passion contre la mort, pendant les dernières phases de la vie, a pu se rendre compte de l'insuffisance trop fréquente des modificateurs physiologiques. Si, confiant dans l'idée, longtemps prépondérante, de la nécessité d'une lésion anatomique ou d'un trouble fonctionnel pour mettre fin à la vie, on a dirigé tous ses efforts en vue du maintien des régularités fonctionnelles, on voit souvent, malgré un succès apparent, des malades succomber à un moment où le cœur est encore assez puissant pour suffire à sa fonction et où il n'existe dans l'organisme aucune lésion capable d'entraîner la mort. Mais on aura pu observer soudain un peu d'obnubilation intellectuelle ; en même temps la peau changeait de couleur et devenait blafarde ou plombée ; quelques gouttes de sueur perlaient au visage ; les yeux, excavés, prenaient l'aspect vitreux. Il y avait donc un trouble profond dans les échanges et, consécutivement, une altération des éléments cellulaires et des humeurs ou inversement, alors que le cœur battait encore avec une énergie suffisante pour entretenir la vie, et était susceptible de battre encore sans défaillir pendant plusieurs heures. Mais déjà la mort avait fait son œuvre en frappant les éléments cellulaires, et, en réalité, elle avait devancé le dernier souffle et le dernier battement du cœur.

La thérapeutique fonctionnelle a donc des limites, et il ne faut pas plus lui attribuer toutes les puissances, qu'il ne convient de toujours penser au trépied vital. En même temps qu'au cœur, aux poumons, aux reins, au foie, au système nerveux, il faut songer aux processus infectants et intoxiquants, et s'efforcer d'y mettre obstacle par des procédés spécifiques ou, à défaut, par ceux qui s'en rapprochent le plus et qui ont quelque chance de développer les moyens habituels de défense de l'organisme, c'est-à-dire le jeu des émonctoires (diurétiques et laxatifs), la multiplication leucocytaire, peut-être la mobilisation d'une masse importante de leucocytes (abcès provoqués, sétons), l'activité des échanges, le renouvellement des milieux adultérés (saignée), parfois enfin les réactions cellulaires (injections d'eau physiologique). Mais on échouera en présence de certaines inerties ou déchéances actuellement irrémédiables, comme il arrive chez les grands vieillards, ou dans le cas d'infections secondaires qui trouvent un terrain tout particulièrement préparé et évoluent sous des formes graves, comme si elles étaient favorisées par une véritable *anaphylaxie*, ou lorsque les principes intoxiquants se comportent comme s'ils étaient de la nature des ferments ou comme s'ils étaient très adhérents aux éléments cellulaires, et offraient peu de tendance à la diffusion et à l'élimination.

Plus tard on fera mieux : le principe de la thérapeutique des états de déchéance se trouvera probablement, non dans les médicaments (car il faudrait un médicament spécifique et le nombre en est limité), mais dans les glandes, les tissus ou les humeurs des animaux. Ayons toujours dans la pensée qu'*un sujet jeune et sans tare offre les plus grandes chances de guérir spontanément des maladies infectieuses curables. Il possède donc en lui-même les éléments, cellulaires ou humoraux, de la guérison.* Si le vieillard, le cachectique, l'infecté préalable ne guérissent pas, c'est que ces éléments lui font défaut ou sont en déficit. Un médicament est peut-être capable d'en stimuler les activités, mais non de les fournir. La médecine future saura découvrir les éléments de guérison, les extraire du corps des animaux, et les infuser au malade qui en accusera le déficit.

Si la thérapeutique spécifique a une importance prédominante dans le traitement des maladies aiguës, la thérapeutique réparatrice tient la première place dans celui des maladies chroniques. Quant à la thérapeutique symptomatique, elle est trop souvent l'ultime ressource dans les maladies incurables.

Nous n'avons point admis les expressions *de thérapeutique pathogénique, empirique, expectante, naturiste.* Nous nous sommes déjà expliqué sur la valeur du terme pathogénique. En fait, la thérapeutique empirique, telle qu'on l'entend d'ordinaire, jouit de peu de crédit (voir p. 23). Je ne veux pas dire par là qu'on n'emploie que des remèdes dont l'action soit strictement connue ; mais il n'en est pas un dont l'action soit inconnue ou obscure, qui ne soit prescrit en vertu d'une propriété réelle ou supposée, et qui par conséquent ne puisse rentrer, au moins provisoirement, dans l'une des quatre catégories que nous avons établies.

L'expectation pure n'existe pas et n'a peut-être jamais existé ; l'expectation savante est un mode de thérapeutique réparatrice qui met l'organisme dans son optimum de fonctionnement et de défense naturelle. C'est une thérapeutique de maître, expert en pronostic autant qu'en diagnostic, en physiologie pathologique autant qu'en physiologie et en hygiène. L'expectation pure et simple serait une négligence inexcusable.

La thérapeutique naturiste consisterait à exagérer les troubles fonctionnels qu'on suppose utiles à la guérison : purger un diarrhéique, constiper un malade atteint de péritonite, cautériser une plaie atonique seraient des applications de cette thérapeutique. Je ne crois pas que des procédés aussi disparates puissent être logiquement rapprochés les uns des autres pour former un groupe. Quand on purge un diarrhéique c'est pour favoriser la fonction éliminatrice de l'intestin, c'est donc une médication fonctionnelle. Si l'on constipe un malade atteint de péritonite, c'est pour immobiliser l'intestin, par là éviter la diffusion des microbes et l'extension de l'inflammation, et calmer les douleurs ; c'est plutôt de la thérapeutique réparatrice. Aucun des procédés de la thérapeutique naturiste ne me paraît répondre à une indication spéciale qui serait d'exagérer le trouble fonctionnel, car cette indication serait passible des objections qu'on peut adresser à tout un groupe de remèdes dont il me reste à parler et qui mérite d'être pris en très sérieuse considération.

On a admis de tout temps que certains médicaments guérissaient en provoquant une maladie. L'aphorisme d'Hippocrate, traduit en latin : « *duobus laboribus, simul, sed non in eodem loco obortis, vehementior obscurat alterum* », est resté à la base de cette doctrine. On n'a sans doute pas assez remarqué que le mot *vehementior* implique que, par définition, le remède devrait être pire que le mal, car, en fait, on se garde bien de provoquer une lésion qui mériterait cette qualification dans un cas de méningite, de tétanos, de pneumonie ou de péritonite. Mais si le précepte n'est point appliqué dans sa rigueur, la doctrine qu'il représente est énergiquement défendue par d'excellents esprits. Il n'y a pas plus de vingt-quatre ans que Fonssagrives, qui fut un thérapeute éminent, écrivait : « Le « médicament révèle son impression sur l'organisme par « une maladie spécifique (puisque sa cause, le médica- « ment, est spécifique), maladie qui ne se substitue pas « à la maladie réelle pour laquelle on l'emploie, comme « le pensent les homœopathes, mais dont les symptô- « mes constituent autant d'actes curatifs que l'écono- « mie peut mettre à profit pour sortir de l'état mor- « bide », et Fonssagrives établissait toute une classe de médicaments *nosopoïétiques* correspondant à cette conception et comprenant les rubéfiants, les révulsifs, les caustiques, les vomitifs, les purgatifs, les délirants, les convulsivants, les paralysants, les pyrétogénétiques, les emménagogues.

Cette conception de Fonssagrives contient une grande part de vérité : elle met en relief l'analogie de l'action médicamenteuse et de l'action morbide, sur laquelle nous reviendrons avec détails, et s'applique fort exactement à la thérapeutique organique et fonctionnelle ; mais ses conclusions, aboutissant à la formation d'une classe de médicaments nosopoïétiques, nous paraît inadmissible. Nous ne croyons pas, en effet, qu'il y ait, dans un seul de ces médicaments, l'exemple d'une action morbide *utilisable par ce fait qu'elle est morbide*, à moins qu'on ne veuille faire état de la mydriase atropinique et du myosis provoqué par l'ésérine. Dans la grande généralité des cas, il serait plus exact de dire que les effets utiles se produisent, *malgré les effets morbides,* et non par eux. Effets utiles et effets morbides provoqués sont concomitants et, toutes les fois qu'on peut éviter ceux-ci, c'est au bénéfice de ceux-là.

Les médicaments dits nosopoïétiques représentent le dernier effort de la thérapeutique physiologique, d'après laquelle l'efficacité d'un médicament dériverait toujours de son action physiologique. Nous discuterons ultérieurement cette doctrine ; pour l'instant nous allons tâcher de démontrer, par quelques exemples, l'indépendance des effets utiles et des effets morbides. Nous en conclurons que l'effet morbide est accessoire et ne doit pas être pris comme caractéristique du procédé thérapeutique; que par conséquent il n'y a pas plus de thérapeutique nosopoïétique qu'il n'y a de thérapeutique naturiste.

Prenons l'exemple du vomissement provoqué par l'émétique dans le but d'évacuer un poison. N'est-il pas certain que si l'on pouvait éviter le vomissement, effet morbide, et le remplacer par un simple lavage de l'estomac, action inoffensive et pour le moins aussi efficace, on bénéficierait de l'effet utile sans addition nécessaire d'un phénomène morbide ? Ce dernier est donc accessoire ; celui qui compte est le phénomène évacuateur, c'est-à-dire un procédé de thérapeutique étiocratique ou, si l'on préfère, réparatrice.

La révulsion a été de tout temps l'exemple classique d'un phénomène morbide provoqué, guérissant un autre phénomène morbide existant. Cette interprétation est-elle exacte? Peut-on dire que c'est par la lésion produite que l'utilité de la révulsion s'affirme? La révulsion produit des effets de deux ordres : les uns, fonctionnels, à distance, les autres, locaux. Les premiers semblent être de beaucoup les moins importants, comme je me suis efforcé de le démontrer ailleurs ; les seconds, vraisemblablement les seuls utiles, consistent dans une infiltration leucocytaire qui paraît activer la défense phagocytaire. Si cette interprétation est exacte, il est bien évident que ce n'est pas l'effet morbide qui est thérapeutique, mais plus simplement le phénomène phagocytaire engendré par lui. En sorte que, si l'on parvenait à exalter ce phénomène par un procédé qui n'aurait rien de morbide, on se passerait fort bien de ce dernier caractère. C'est peut-être ce que permettront de réaliser les injections de nucléinate de soude ou de métaux colloïdaux. La plaie révulsive serait ainsi dépouillée de son caractère de *lésion utile*.

Il est vrai que certains auteurs, M. Arnozan entre autres, ont invoqué pour la plaie révulsive un autre rôle utilitaire : celui de servir de voie d'expulsion aux phagocytes gorgés de microbes ou de toxines, et plus ou moins maltraités par leurs prisonniers. Cette manière de voir n'a rien d'illogique; mais, si elle était prouvée, elle établirait simplement que l'organisme profite d'une voie d'évacuation anormale pour se libérer de certains éléments usés ou dangereux ; elle ne démontrerait pas que le processus morbide par lequel il s'exonère est une nécessité, car on peut imaginer tel procédé thérapeutique plus parfait en vertu duquel les leucocytes ne succomberaient pas, arriveraient au contraire à détruire, par digestion, microbes et toxines englobés par eux, et par conséquent n'auraient pas besoin d'être expulsés.

Le processus morbide provoqué n'est donc pas nécessaire; il est subi, et lorsque nous utilisons la révulsion ce n'est point *parce qu'elle est morbide*, mais *malgré qu'elle soit morbide*. Là, comme dans l'exemple du vomissement évacuateur d'un poison, le fait de l'état morbide provoqué est accessoire et ne peut servir à différencier le procédé thérapeutique. Il est beaucoup plus rationnel de rechercher les éléments de cette différenciation dans le mode d'action du procédé thérapeutique, lorsqu'il est connu, que dans le fait apparent et grossier de la mise en œuvre. Dans l'espèce, il est légitime d'admettre que les procédés de révulsion rentrent dans la catégorie de ceux qu'il est possible de rapprocher des traitements spécifiques dont ils sont, sinon des diminutifs, du moins une copie.

Plus spécieux serait l'argument tiré des élévations thermiques provoquées par certains procédés thérapeutiques véritablement pyrétogéniques (telles que les injections d'eau physiologique ou d'électrargol), et suivies parfois d'une amélioration notable. Il n'est point déraisonnable d'admettre que cette élévation thermique puisse, par elle-même, être utile, ce qui légitimerait l'expression de nosopoïétique appliquée au procédé. Ce mode d'action n'est d'ailleurs ni le seul, ni le principal. Dans l'ensemble quelle est sa valeur? Il est toujours fort difficile de discuter sur des procédés thérapeutiques à actions multiples dont quelques-unes sont encore obscures. Les injections d'eau physiologique, par exemple, constituent-elles une médication purement fonctionnelle, se bornant à relever la tension sanguine, à provoquer la diurèse et à stimuler les centres nerveux, comme le pense M. Arnozan? ou ne faut-il pas leur accorder plutôt une valeur *paraspécifique*, c'est-à-dire étiocratique, due à des actions concomitantes sur l'élimination des poisons cellulaires ou autres, et sur l'activité leucocytaire, en même temps qu'une valeur réparatrice due à des actions sur les échanges et sur les réactions cellulaires? Il est bien probable que la réaction fébrile ne tient pas simplement à une action sur les centres thermiques, mais qu'elle résulte, pour une part, du réveil des activités cellulaires sous l'influence d'une stimulation directe qui favorise les échanges, provoque des éliminations et enfin active les combustions et les transformations chimiques.

Qu'est-ce au milieu de ces activités multiples que la réaction fébrile prise isolément? Elle les accompagne et *témoigne avant tout de leur intensité* ; mais est-on autorisé à dire que, par elle-même, elle joue un rôle assez important pour fournir la base de l'interprétation ? La réponse n'est point douteuse.

Il faut donc rompre avec l'idée d'une maladie provoquée dans le but de guérir une autre maladie existante, c'est-à-dire avec les thérapeutiques *naturistes* et *nosopoïétiques*. Nous n'abandonnerons point pour cela les procédés thérapeutiques qui en dérivent et qui auront été reconnus utiles par l'observation, mais nous les interpréterons autrement qu'on ne l'a fait ; nous ne rechercherons pas l'état morbide provoqué, pour lui-même ; nous nous efforcerons même, quand nous le pourrons, de l'atténuer autant que possible et même parfois de le remplacer par des moyens inoffensifs remplissant le même but. C'est ainsi qu'il n'est point nécessaire de provoquer la réaction à laquelle le collargol et l'électrargol donnent lieu à haute dose, pour obtenir les effets utiles de ces médicaments ; nous l'avons maintes fois constaté.

Ces discussions prouvent que la thérapeutique est loin d'être parfaite et qu'il faut se résigner à n'avoir que des notions incertaines ou discutables sur le mode d'action de certains remèdes. Mais il me semble que si l'on peut faire rentrer tous les agents thérapeutiques dont le mode d'action est connu, dans l'une des quatre catégories que nous avons établies, il n'y a aucun avantage à ouvrir pour les autres des catégories hypothétiques. Il est probable que le nombre des réactions naturelles n'est pas très multiplié ou du moins que ces réactions obéissent à des lois qui sont en petit nombre. Le risque n'est donc pas très grand de se contenter des catégories établies d'après des notions rigoureusement connues, avec des groupes provisoires y attenant, quitte à modifier ceux-ci au fur et à mesure des acquisitions nouvelles. L'important est d'avoir l'esprit ouvert et préparé à tous les progrès de la science, et d'accepter, sans résistance ni entêtement, la démonstration des vérités nouvelles, dussent celles-ci blesser les convictions ou les habitudes de toute une vie de labeur.

CHAPITRE III

De l'action des médicaments.

Action toxique. — Santé et maladie. — Action physiologique. — Action utilisable. — Action thérapeutique. — Synergie et antagonisme pharmacotoxiniques.

Nous n'avons pas le dessein d'exposer les notions classiques relatives à l'action médicamenteuse, notions qu'on trouve communément dans les *Traités de thérapeutique* ; nous nous bornerons à préciser la signification qu'on doit donner aux expressions : *action toxique*, *action physiologique*, *action thérapeutique*, et à étudier la question plus délicate des rapports de l'action thérapeutique avec la toxicité. Comme corollaire, nous devrons aborder, dans un chapitre spécial, celle des doses.

Qu'est-ce qu'une *action toxique?* Cette question peut paraître banale au premier abord, et cependant il n'est point rare de voir les auteurs attacher un sens assez différent à cette même expression. Pour quelques-uns d'entre eux, et non des moindres, l'idée de mort se confond avec celle de toxicité. On a même donné le nom d'*équivalent toxique* à la dose qui tue 1 kilogramme de matière vivante. Or le mot *toxique* est synonyme de *poison* et ce dernier, d'un commun accord, est applicable aux *substances qui, à petites doses*[1], *sont capables de produire des altérations structurales ou des troubles fonctionnels plus ou moins graves, ou de déterminer la mort.* La toxicité comporte ainsi une idée beaucoup plus étendue que celle qu'on lui donne habituellement ; elle embrasse tous les degrés de nocivité, depuis le premier désordre important jusqu'à la mort. L'expression *équivalent toxique*, pour désigner la dose qui tue, n'est donc pas absolument correcte. La dose qui tue doit être appelée simplement *dose mortelle*, qui se définit d'elle-même, et que l'on rapportera conventionnellement, si l'on veut, au kilogramme de matière vivante d'un animal *déterminé*. Il reste entendu qu'on désignera, par là, la dose mortelle *minima* et que celle-ci variera, non-seulement suivant l'animal sur lequel on expérimente, mais encore suivant le mode d'introduction du poison, suivant son degré de concentration, suivant la technique employée, et même quelquefois, paraît-il, suivant le fabricant qui aura livré la substance toxique.

A quelle dose une substance doit-elle être considérée comme toxique ? Le premier phénomène toxique est aussi difficile à saisir que le premier trouble dans la santé. La sagacité des médecins de tous les temps s'est exercée à définir la maladie, sans y parvenir d'une façon satisfaisante, parce que, pour définir la maladie,

1. Il n'est peut-être pas une substance qui, à dose suffisante, ne soit susceptible de produire des accidents toxiques : le chlorure de sodium est un exemple de cette vérité. Cependant je crois qu'il faut maintenir une distinction entre les substances facilement toxiques (c'est-à-dire toxiques à petites doses (poisons véritables), et celles qui exigent des quantités élevées pour le devenir.

il faudrait saisir exactement en quoi consiste la santé, etque celle-ci se confond avec la conception de la vie, dont l'essence nous échappe. Force nous est donc de renoncer à être précis.

Il est cependant nécessaire, pour comprendre la valeur des termes *toxique* et *physiologique*, comme aussi pour comprendre l'action des médicaments sur l'organisme, d'invoquer une conception aussi exacte que possible de la *maladie* et de la *santé*, dans l'état actuel de la science.

La vie obéit à des lois qui sont analogues chez l'homme sain et chez le malade. Les différences entre l'un et l'autre proviennent des changements que crée, dans le métabolisme et dans la réaction de la matière vivante, l'intervention d'une cause morbide. Dans l'organisme *sain*, il existe un état d'équilibre et de fixité des fonctions et des systèmes organiques, parce que la matière vivante est adaptée aux excitations, à peu près invariables, qu'elle reçoit au cours de la vie normale. Dans l'organisme *malade* au contraire, cet équilibre et cette fixité sont rompus, parce que la matière vivante subit l'influence de causes,endogènes ou exogènes à l'impression desquelles elle n'est pas et souvent ne peut être adaptée. Il en résulte que les réactions, par lesquelles elle y répond, se traduisent sous forme des manifestations nouvelles de la vie, dites morbides. Ce n'est pas tout: l'empreinte de ces causes sur la matière vivante peut dépasser le degré de résistance de celle-ci et lui infliger des altérations structurales, c'est-à-dire des *lésions*, lesquelles reconnaissent d'ailleurs quelquefois d'autres causes, en particulier l'intensité excessive des phénomènes réactionnels. D'autre part les fonctions qui s'accomplissaient, à l'état de santé, d'une manière déterminée par la structure et par la composition chimique de la matière vivante et de son milieu, seront troublées si cette structure est altérée ou si cette composition est adultérée. Il faut remarquer enfin que le trouble fonctionnel peut, à son tour, retentir sur la matière vivante et devenir une cause de lésion.

En résumé la *maladie* est constituée par trois sortes d'éléments : 1° des réactions anormales de la matière vivante, par exemple la fièvre, l'inflammation ; 2° des lésions structurales qui peuvent d'ailleurs faire défaut ou n'être pas appréciables et qui, lorsqu'elles existent, proviennent soit de l'intensité de l'impression de la cause morbide sur la matière vivante, soit de la vivacité de la réaction de celle-ci, soit du trouble apporté dans les fonctions ; 3° des troubles fonctionnels résultant des réactions anormales, de l'adultération dans la composition chimique des éléments cellulaires ou de leur milieu, enfin des lésions structurales de la matière vivante. L'insuffisance rénale, cardiaque, hépatique, les paralysies, etc. sont des exemples de ces troubles.

L'état de maladie durera tant que la matière vivante n'aura pas accompli un travail d'élimination ou de destruction de la cause morbide ou d'adaptation à son impression (lorsque cette adaptation est possible), travail suffisant pour rétablir l'équilibre et la fixité de son évolution, caractéristiques de la santé.

On pourrait donc définir la maladie : *la rupture de l'équilibre organique habituel, par le fait d'une impression anormale modificatrice qui s'exerce sur la matière vivante avec assez d'intensité pour modifier la fixité de ses réactions, le jeu habituel de ses fonctions et parfois sa structure et sa composition chimique, provoquant ainsi des désordres qui persisteront jusqu'à l'accomplissement, par cette matière vivante, d'un travail d'élimination ou de destruction de la cause modificatrice ou d'adaptation à sa présence.*

Cette conception de la maladie va nous permettre de définir l'action *toxique* qui, en réalité, n'est qu'une des causes capables d'exercer une impression anormale sur la matière vivante et d'en modifier les réactions les fonctions et parfois la structure histo-chimique. Et ici, la cause étant facilement saisissable, l'analyse de ses effets sera simplifiée. L'anesthésie chloroformique, par exemple, est une véritable intoxication qui produit des troubles réactionnels (période d'excitation), des troubles fonctionnels (disparition de la sensibilité et résolution musculaire) et même des lésions (lésion de certaines cellules des tubes contournés du rein). Elle se comporte donc comme une maladie, qui disparaît lorsque l'élimination du chloroforme est complète; de même l'ivresse alcoolique peut être considérée comme une maladie qui se traduit, dans ses degrés les plus légers, par des réactions exagérées et, dans ses degrés les plus élevés, par des troubles fonctionnels accompagnant les perturbations réactionnelles.

L'analogie se poursuit au delà des cas dans lesquels l'action toxique est le résultat d'une dose élevée, comme dans les exemples que nous venons de donner. De même qu'il y a une transition insensible, entre l'état de santé et l'état de maladie, constituée par des troubles légers qui ne compromettent ni les grandes fonctions ni la quiétude de l'individu, de même l'impression d'une substance toxique sur la matière vivante passe habituellement par des degrés aussi nombreux qu'il est possible de les imaginer et de les réaliser à l'aide de dilutions successives, depuis le premier effet appréciable à nos moyens d'investigation jusqu'à la mort. Où commence la maladie? où commence l'action toxique? Nous ne pouvons le préciser d'une façon rigoureuse.

Il est même des circonstances où l'atteinte portée à la matière vivante ne se révèle par aucune manifestation immédiate. Ce n'est qu'à la suite d'impressions souvent renouvelées ou prolongées qu'on arrive à reconnaître, à un moment donné, des altérations structurales ou chimiques qui se sont silencieusement établies. Là encore l'action toxique est comparable à l'action morbide: ainsi l'action lente de l'alcool pris en excès, accumulant insensiblement des altérations artérielles, ne diffère pas des influences endogènes qui produisent les mêmes altérations progressives. Dans les deux cas, il existe une période latente, pendant laquelle la santé ne paraît nullement compromise, alors que cependant des lésions sont en voie de formation lente, c'est-à-dire que la matière vivante subit une atteinte dans son équilibre et sa fixité.

Toutefois le mécanisme est beaucoup plus fréquent par action toxique que par action morbide vraie. Quoi de plus insidieux à ce point de vue que l'action de certains somnifères? Voici une femme qui prend depuis des mois, peut-être une année et plus, une dose quotidienne de sulfonal, sans qu'aucune modification ne trahisse une altération de la matière vivante ; et cependant on pourra voir éclater, presque subitement, des accidents graves susceptibles de se terminer par la mort.

L'installation de ces altérations latentes nous échappe et nous n'en sommes prévenus que par les effets tardifs. Elle s'explique par cette circonstance que l'état morbide ou toxique se traduit plus aisément par la réaction de la matière vivante ou par des troubles fonctionnels que par une lésion. Celle-ci peut d'ailleurs exister sans qu'il y ait maladie à proprement parler : ainsi une lésion orificielle du cœur, bien compensée, peut être parfaitement tolérée et ne donner lieu à aucun trouble morbide. On conçoit donc qu'à côté de l'action toxique plus ou moins bruyante, il en existe une autre qui exerce lentement et silencieusement ses ravages, sans réaction appréciable de la matière vivante et sans trouble fonctionnel marqué, pour aboutir à la production d'une lésion ou d'une altération qui ne manifestera son existence que lorsqu'elle aura pris un développement suffisant (alcoolisme, arsénicisme, etc.).

Parfois l'action toxique ne se développe qu'au cours d'un état morbide, et secondairement, après une phase qui aura pu paraître sans danger ou même euphorique. Cette action spéciale n'est point rare après l'administration de certains antithermiques, notamment après celle de l'antipyrine, à des fébricitants, surtout s'ils sont âgés, jeunes enfants, neurasthéniques, déprimés ou nerveux. Tout d'abord la température a baissé et le malade a pu en éprouver un bien-être momentané, mais bientôt se déclarent des frissons, des vertiges et un malaise général ; au lieu de la réascension habituelle de la température, on note de l'hypothermie accompagnée de sueurs froides, de collapsus ou même d'état comateux ; dans les cas extrêmes, l'état va s'aggravant, le malade se cyanose et meurt. Ici l'action est complexe : elle porte à la fois sur le système nerveux et le cœur ; mais le fait de l'état fébrile est capital puisqu'on n'observe guère des accidents de cette gravité sur des sujets apyrétiques.

Ces effets toxiques secondaires ne sont point rares : on observait souvent, à l'époque où l'on prescrivait l'émétique dans la pneumonie (parfois même après des effets en apparence favorables), un état de collapsus plus ou moins grave.

Au point de vue du travail que la matière vivante est capable de produire, lorsqu'elle est impressionnée par une substance toxique, rien n'est plus remarquable que l'exemple de la morphine : celle-ci est à la fois transformée (morphétine et oxydimorphine) et éliminée ; mais, si l'impression se renouvelle, la matière vivante s'y adapte peu à peu et finit par se créer un équilibre factice, dans lequel entre l'impression morphinique comme une nécessité. En sorte que si cette impression vient à manquer, l'équilibre est de nouveau rompu et la matière vivante accuse un état de souffrance [1].

Pour d'autres substances toxiques, il s'opère une destruction complète ; c'est le cas du sulfonal.

Il est donc exact qu'une substance toxique se comporte comme une cause morbide. Mais ici, comme nous

1. On a donné du besoin impérieux de la morphine, une explication basée sur la production d'une substance antitoxique ; nous y reviendrons à propos de l'intolérance.

sommes maîtres de l'action toxique, si nous avions une caractéristique de sa mesure, nous pourrions nous tenir en deçà des effets nuisibles ; malheureusement, nous avons vu qu'elle fait souvent défaut : la seule que nous ayons, plus intéressante au point de vue de la toxicologie qu'à celui de la thérapeutique, est celle des effets qui suivent les doses élevées ; mais l'action des doses relativement faibles peut être insidieuse, lente ou secondaire, et conduire à de fatales méprises. Aussi, en pratique, doit-on toujours penser à l'action toxique, surtout lorsque le médicament qu'on prescrit peut exercer une impression sur le cœur ou le système nerveux, lorsqu'il agit sur un sujet en état de dépression, de faiblesse naturelle (enfance, vieillesse), ou de grande susceptibilité (nerveux), lorsqu'il agit sur un organe déjà touché par la maladie (cœur intoxiqué ou atteint de myocardite), lorsque les voies d'élimination (rein, voies digestives) ou de transformation (foie) sont compromises, enfin lorsque la durée de la médication peut faire craindre des effets d'accumulation ou d'assuétude.

En résumé l'effet toxique est un état morbide qui ne se différencie des autres maladies que par la spécificité de sa cause. Comme la maladie, il est plus ou moins aigu, plus ou moins grave ; comme elle, il peut s'installer silencieusement ; comme elle enfin, il est difficile à discerner lorsqu'il évolue aux confins de la santé, et il est impossible de le caractériser autrement que par l'*intensité*, la *durée* ou la *gravité*. Nous définirons donc l'*action toxique : l'action sur l'organisme de toute substance qui, à dose relativement faible, est capable de déterminer des désordres réactionnels, matériels ou fonc-*

tionnels, remarquables par leur intensité, leur durée ou leur gravité, que ces désordres soient immédiatement appréciables, ou secondaires et plus ou moins lents à se développer.

On voit combien nous sommes loin de l'équation entre *toxicité* et *mort*.

Mais les médicaments peuvent modifier l'organisme dans des limites qui ne dépassent pas les réactions *physiologiques normales*, c'est-à-dire sans troubler l'équilibre et la fixité qui constituent l'état de santé. Les effets qu'ils produisent sont alors sans danger, aisément maniables et par conséquent d'un grand secours lorsqu'il s'agit de corriger un trouble morbide dont la persistance ou l'intensité peuvent paraître dangereuses.

Il serait fort important de différencier cette action de l'action toxique, moins intéressante au point de vue thérapeutique qu'au point de vue expérimental. Malheureusement les expérimentateurs se sont peu préoccupés des effets des faibles doses, pourtant les seules utilisables. Ils n'ont même pas songé à donner un nom spécial à l'action des médicaments lorsqu'elle n'atteint pas la toxicité ; ou plutôt ils l'ont englobée, avec l'action toxique, sous le terme générique d'*action physiologique ;* en sorte que tous les *Traités de thérapeutique* décrivent, dans le chapitre de l'action physiologique, et sous ce nom, les désordres toxiques causés par les médicaments.

Il y a en faveur de cette manière de procéder une excellente raison : les lois de la physiologie normale ne diffèrent pas de celles de la physiologie pathologique et la physiologie a étendu ses limites à tous les modes de fonctionnement, normaux ou anormaux, de l'organisme. Il existe cependant cette différence, entre la physiologie normale et la physiologie pathologique, que l'une étudie les propriétés des tissus et les fonctions des organes à l'état sain, tandis que l'autre se spécialise dans l'étude des réactions morbides provoquées par une cause pathogène. Il eût été, de même, à la fois correct et utile de différencier les doses médicamenteuses, dont les réactions ne dépassent pas les limites de la normale, de celles qui provoquent des réactions toxiques. Il eût suffi pour cela de réserver aux premières le nom de physiologiques et de donner à ces dernières le nom de toxiques. On aurait pu ainsi facilement différencier l'action toxique de l'action physiologique, les effets toxiques des effets physiologiques.

Mais l'usage en a décidé autrement : l'action physiologique des médicaments comprend l'action de toutes les doses, sur les tissus, les organes et les fonctions, quel que soit l'effet produit, et nous n'avons aucun mot pour exprimer qu'une substance modifie une fonction ou les propriétés des tissus dans les limites des réactions normales de la matière vivante. Nous proposons celui *d'action utilisable*, différente, nous le verrons, de l'action thérapeutique, qui ne dérive pas toujours d'une action physiologique.

Ces distinctions ne sont point des subtilités théoriques ; elles ont une importance pratique de premier ordre. On ne s'avisera guère de rechercher l'action toxique d'une substance, on en limitera même l'étude ; par contre, on s'intéressera sans réserve aux actions utilisables. Considérons, par exemple, les différents degrés d'action d'une même substance agissant à des doses de plus en plus fortes, mais avec un écart infime entre chacune d'elles: nous pourrons tout d'abord n'observer aucun effet appréciable; puis nous développerons des effets qui ne dépasseront pas les limites des écarts physiologiques normaux ; avec une dose de plus en plus élevée, nous verrons éclater des phénomènes toxiques, d'abord curables, puis fatalement suivis de mort.

Ainsi qu'un homme ingère un dixième de milligramme de strychnine : aucun effet ne se manifestera ; mais dès qu'on arrivera à un demi-milligramme et *a fortiori* à 1 ou 2 milligrammes, il se produira des effets qui ne sortiront pas des limites de l'équilibre normal (stimulation de l'appareil gastro-intestinal, augmentation de la sécrétion salivaire). Arrive-t-on aux doses de 3 à 5 ou 6 milligrammes, on se trouve sur la limite des effets utilisables et des effets toxiques : les réflexes exagérés, des tressautements musculaires, une sensation de tension musculaire gênant la déglutition et la respiration, d'où anxiété du patient, sont bien des réactions physiologiques mais qui ont dépassé les limites de celles qu'on observe à l'état de santé et qui, par conséquent, méritent le nom de toxiques. Atteint-on 10 à 15 milligrammes ? On observera le cortège du tétanisme ; une dose plus élevée pourra mettre la vie en péril ; celle de 3 centigrammes aura de grandes chances d'être mortelle.

Il y a donc dans l'action de la strychnine, comme de presque toutes les substances médicamenteuses agissant sur l'organisme, trois phases distinctes : 1° une exagération de phénomènes qui ne sortent pas de ceux dont l'ensemble constitue l'état normal; cette exagération est seule utilisable au point de vue fonctionnel ; c'est à cette action que je donne le nom d'*utilisable ;* 2° le développement de phénomènes qu'on peut considérer comme *toxiques* de par leur intensité et leur gravité, et qui ne sont que tout à fait exceptionnellement utilisables ; 3° la mort.

Tout le problème de l'intervention médicamenteuse favorable est dans ces distinctions. C'est à tort qu'on a cru si longtemps que l'expérimentation *toxicologique* rendrait les plus grands services à la thérapeutique. On se trouvait à une époque où l'on espérait guérir une maladie en en modifiant les symptômes par une action tantôt contraire, tantôt similaire ; mais on sait quelles déceptions ces méthodes ont données. Qui s'aviserait aujourd'hui d'imiter Trousseau prescrivant la strychnine dans la chorée jusqu'à dose tétanisante? Fonssagrives déclare avec raison qu'une des entraves les plus sérieuses aux progrès thérapeutiques est l'abus que l'on a fait des données de la toxicologie expérimentale à la pharmacologie. Comment a-t-on pu espérer, en effet, que l'addition à une action funeste d'origine morbide, d'une autre action funeste d'origine toxique, pourrait engendrer un effet heureux ? Il est temps, croyons-nous, de rompre avec ces confusions irraisonnables : à l'*action toxique* analogue à l'*action morbide*, d'une utilisation douteuse et en tous cas exceptionnelle, et chapitre de *physiologie pathologique*, nous devons opposer l'*action utilisable* ou *action phy-*

siologique normale, simplement modificatrice des actes physiologiques normaux sans écart dépassant les limites de la santé, d'une utilisation journalière et précieuse, et chapitre de *physiologie normale.*

Cette action utilisable est l'arme de la thérapeutique fonctionnelle, et sa connaissance est la sauvegarde de la thérapeutique symptomatique qui ne saurait, sans danger, être livrée aux contingences de l'observation clinique.

Action thérapeutique. — Action physiologique utilisable et exceptionnellement action physiologique toxique constituent des moyens qui concourent à la réalisation des fins de la médecine, à savoir de guérir ou de favoriser la guérison. Dans cette application, elles rentrent dans le cadre beaucoup plus vaste de l'action *thérapeutique* qui peut être médicamenteuse, hygiénique, chirurgicale, mécanique, physique ou même psychique.

Dans son acception la plus vaste on doit comprendre sous le nom d'action thérapeutique : *toute action capable de produire soit un effet curatif, soit une modification fonctionnelle désirable, soit une correction symptomatique heureuse, ou encore de favoriser la réparation d'une lésion ou d'une adultération chimique, ou d'un dynamisme défectueux.*

Il importe d'insister sur ce fait qu'une action thérapeutique, même exclusivement médicamenteuse, n'est pas forcément liée à une modification des grandes fonctions de l'organisme, comme on l'a enseigné pendant longtemps. Ainsi le mercure et la quinine, qui jouissent d'une action thérapeutique si puissante, peuvent l'exercer à son maximum sans déterminer le moindre effet physiologique jusqu'ici appréciable, et dans tous les cas, sans qu'il y ait un rapport entre cette action et les troubles plus ou moins légers qu'on observe parfois à la suite de leur emploi. Il ne vient plus à l'esprit de personne qu'il y ait un rapport entre l'action curative du mercure et la stomatite, entre la guérison du paludisme et les bourdonnements d'oreilles de la quinine. Il en est de même de tous les agents de la thérapeutique spécifique, des médicaments ferments, et quelquefois même des modificateurs symptomatiques : 0 gr. 50 d'antipyrine peuvent faire disparaître une migraine sans modification fonctionnelle notable. C'est par une simple correction chimique qu'un alcalin, venant neutraliser le contenu gastrique d'un hyperchlorhydrique, fera disparaître la douleur. C'est plus à titre d'aliment que de modificateur physiologique qu'un phosphate organique aidera à la réparation de l'organisme.

C'est pour ces motifs que je me suis attaché à différencier l'*action physiologique*, quelle qu'elle soit, de l'*action thérapeutique*. Celle-ci est très souvent indépendante de celle-là, contrairement à ce qu'ont cru les protagonistes de la thérapeutique scientifique, c'est-à-dire la plupart des premiers expérimentateurs de l'action des médicaments sur l'organisme, et leurs successeurs. Ce n'est vraiment qu'en vue de la thérapeutique fonctionnelle, et quelquefois de la thérapeutique symptomatique, qu'on utilise les modifications fonctionnelles produites par les remèdes ; encore ne sont-ce point les actions excessives, plus ou moins toxiques, qui offrent l'utilisation la plus importante, mais les actions les plus modérées, celles dont les effets ne sortent pas des limites des réactions normales de l'état de santé, le plus souvent les actions stimulantes (et encore à la condition que la stimulation ne soit pas suivie de dépression), ou les actions qui produisent des effets physiologiques normaux (somnifères).

L'action thérapeutique peut cependant mettre à profit, quoique rarement, une action toxique : c'est ainsi que l'anesthésie générale ou locale est une véritable intoxication. La mydriase atropinique et le myosis provoqué par l'ésérine rentrent dans la même catégorie. Peut-être pourrait-on interpréter, comme relevant de l'intoxication, la surdité quinique par laquelle on essaye de supprimer l'hyperexcitabilité du labyrinthe dans le vertige auriculaire. Encore convient-il de faire remarquer que ce mode de traitement, qui sacrifie parfois l'audition d'une façon définitive, ne doit être employé qu'après l'échec des autres médications (bromures, régime dirigé contre toutes les intoxications d'origine alimentaire). En dehors de ces quelques exemples, je ne sais si l'on trouverait une autre application bien démontrée de l'action toxique.

Il peut arriver qu'un médicament guérisse ou aide à la guérison, tout en provoquant des phénomènes touchant à la toxicité ; mais ce sont des phénomènes d'intolérance et c'est, malgré leur intervention et non avec leur secours, que l'effet utile est obtenu. L'effet toxique d'intolérance est secondaire ; il faut s'efforcer de l'éviter ; le malade n'en guérira que mieux. Au surplus, à l'exception des cas que nous venons d'énumérer, tout ce que nous avons dit plus haut de la thérapeutique naturiste et de la thérapeutique nosopoïétique est applicable à l'action toxique.

Le conflit des actions toxiques d'origine morbide et des actions médicamenteuses a donné lieu, sous d'autres noms, à beaucoup de discussions et à fort peu d'études rigoureuses ; c'est en partie à propos de ce conflit qu'ont tant discuté autrefois les partisans du *contraria contrariis* et ceux du *similia similibus*. De temps à autre l'écho de ces discussions renaît ; mais personne ne s'y intéresse plus, parce que tout système *à priori* est suspect : la science accepte aussi bien l'utilisation des contraires que celle des semblables, quand elle est efficace; le seul intérêt serait d'établir les conditions de cette utilisation, et, dans ce but, il faudrait exactement connaître l'action des remèdes sur les organes souffrants et en particulier sur ceux qui ont subi une action toxique d'origine morbide.

Quand un organe est simplement affaibli par épuisement de son dynamisme, il n'y a aucun doute qu'une action contraire soit utile; il semble même que tous les moyens soient bons, à condition de proportionner l'action aux besoins : ainsi un cœur simplement affaibli, sans être intoxiqué, réagira à tous les excitants (caféine, spartéine, etc...); il en sera de même du système nerveux qui bénéficie de l'action excitante du café, de la kola, de la quinine à très faible dose, de la strychnine, de l'alcool, aux variations près de l'électivité de chacune de ces substances. Mais la question devient beaucoup plus embarrassante, si l'élément anatomique de l'organe affaibli a reçu préalablement l'impression plus ou moins profonde d'un poison d'origine morbide.

Synergie et antagonisme pharmacotoxiniques. — En l'absence de données rigoureuses sur ce sujet, on est obligé, si l'on veut ne pas passer sous silence une question d'une aussi haute importance, de raisonner par analogie et de se contenter provisoirement de probabilités. On est amené ainsi à comparer l'action des médicaments sur des organes intoxiqués, action que j'appellerai *pharmacotoxinique*, à l'action des médicaments ou des poisons sur les organes impressionnés antérieurement ou simultanément par un autre médicament ou un autre poison.

Nous croyons qu'il existe une *synergie* pharmacotoxinique tout à fait comparable à la synergie médicamenteuse. Tout d'abord un médicament renforce l'action d'un poison d'origine morbide lorsqu'il en gêne l'élimination en fermant plus ou moins le rein : l'antipyrine, la morphine, la cantharide produisent souvent cet effet. D'autres fois la synergie pharmacotoxinique pourrait être plus directe, si l'on était tenté, par exemple, de donner de la strychnine à un tétanique ou du chloral à un comateux urémique. Enfin, pour compléter l'analogie, on trouverait des médicaments qui, comme la caféine, prédisposant à l'insomnie, pourraient favoriser l'action d'une toxine qui produirait le même effet, comme au début de la fièvre typhoïde par exemple. Il est évident que ces synergies doivent être évitées et fixent de nombreuses contre-indications [1].

1. Le Dr Fontoymont, professeur à l'École de médecine de Tananarive, invoque (*Presse Méd.* du 9 septembre 1908) une véritable

On trouverait également un *antagonisme* pharmacotoxinique très net : tout médicament capable de favoriser l'élimination d'un poison morbide, d'exercer une action opposée à celle d'un tel poison ou simplement de rendre un organe moins sensible à son action, mériterait le nom d'antagoniste pharmacotoxinique.

Mais les questions relatives à l'antagonisme thérapeutique se posent ici avec un intérêt tout spécial, car l'on doit se demander si une action médicamenteuse, en apparence antagonistique, ajoutée à une action toxique d'origine morbide, restera antagonistique ou si, au contraire, elle ne pourra pas renforcer cette dernière par *addition des toxicités*, ou si elle sera simplement impuissante.

Il n'est pas inutile de rappeler tout d'abord que les

synergie pharmacotoxinique pour expliquer certains cas de fièvre bilieuse hémoglobinurique. D'après cet observateur, le rapport constaté depuis longtemps par de nombreux médecins, en Grèce et en Italie, entre l'absorption de la quinine et la bilieuse hémoglobinurique est strictement exact. Dans ces cas, la quinine intervient en favorisant l'action hémolysante de l'hématozoaire de Laveran. Naturellement cette action hémolysante peut se produire sans l'intervention de la quinine; mais celle-ci, même à dose minime, la provoque et l'aggrave; d'où la règle de ne donner « à aucun prix » la quinine pendant l'accès hémoglobinurique. M. Fontoymont, à l'exemple des médecins malgaches, en particulier du Dr Rasamimanana, se borne à prescrire l'infusion de feuilles de voa-fotsy, et depuis, les cas lui ont paru tellement plus bénins, qu'il ne partage plus l'avis des auteurs classiques sur la gravité de la fièvre bilieuse hémoglobinurique, laquelle serait même, pour lui, une crise favorable, entraînant la destruction d'un grand nombre d'hématozoaires, à la condition toutefois que le malade puisse faire les frais de la crise. Cette interprétation est de la plus haute importance si elle se vérifie ; malheureusement elle n'est point absolument démontrée.

seules caractéristiques de la toxicité sont l'intensité, la durée et la gravité des phénomènes réactionnels provoqués par une substance; en sorte qu'il n'y a qu'une question de degré entre la réaction toxique et la réaction médicamenteuse. Cela est si vrai que l'addition de deux actions, même modérées, peut devenir toxique : ainsi des doses suffisantes de chloroforme et de morphine, mais pourtant incapables isolément d'abolir la sensibilité, détermineront l'anesthésie si elles sont administrées simultanément. Une dose d'ipéca et une dose d'émétique, l'une et l'autre insuffisantes pour déterminer le vomissement, feront vomir si elles sont associées. Une quantité de liqueur d'absinthe, susceptible de provoquer l'ivresse, est composée de divers éléments (alcool et essences diverses) qui, pris isolément par le même sujet, n'auraient en général aucune action semblable. L'addition à un poison morbide d'un médicament à dose inoffensive peut, elle aussi, être funeste, si les deux substances sont synergiques. C'est sans doute en partie pour ce motif que les typhoïdiques sont si fâcheusement impressionnés par les remèdes hyposthénisants et par la digitale.

Il faut ensuite se reporter à l'étude des antagonistes médicamenteux et toxiques, et voir ce qui se passe quand on cherche à les utiliser.

Il importe de distinguer l'antagonisme vrai de l'antagonisme faux ou apparent. L'antagonisme vrai s'entend de deux substances qui déterminent des effets opposés en exerçant une action opposée sur les mêmes éléments anatomiques ou sur les mêmes organes. L'étude de cet antagonisme a donné lieu aux assertions les plus contradictoires ; mais il est une conclusion qui ne peut guère être mise en doute : l'action antagonistique n'est pas une action simplement neutralisante ; l'impression exercée par les deux substances sur les éléments anatomiques laisse une résultante, en sorte que si l'on voulait forcer les doses on entraînerait fatalement la mort. L'antagonisme le plus pur et le plus vrai a donc des limites.

Ces limites ont plusieurs causes : la plus importante, au point de vue qui nous occupe, résulte de l'effet exercé par la première substance qui a impressionné l'élément anatomique. Si cet effet est assez intense pour entraîner la mort, il crée une inertie véritable à l'action de la substance antagoniste. C'est à lui que M. G. Pouchet donne les noms de *prise de possession de la cellule par la substance toxique* ou *d'affinité élective ou d'imprégnation* et que j'ai désigné autrefois sous celui *d'adhérence* du poison à la cellule. Cette adhérence modifie profondément la réaction de la cellule vis-à-vis de l'antagoniste : emploie-t-on des doses faibles ou moyennes de ce dernier ? La réaction sera nulle ou insuffisante. Emploie-t-on des doses élevées ? L'impression antagoniste surchargera simplement l'élément anatomique et s'ajoutera à l'impression toxique. Ce n'est que dans les cas où l'atteinte de la cellule n'est pas irrémédiable, qu'on pourra espérer, par une action antagonistique, donner au poison le temps de s'éliminer et à la cellule celui de reprendre une activité suffisante.

Lorsqu'un poison morbide a pris possession des éléments d'un organe, il m'a semblé, cliniquement, que les médicaments actifs qu'on lui opposait quelquefois se comportaient généralement aussi mal que les substances dites antagonistes : donnés à faible dose, ils ne déterminent plus leurs effets ; donnés à dose élevée, ils aggravent la situation, comme si l'impression médicamenteuse s'ajoutait à l'action toxique, ou si elle favorisait l'épuisement de la cellule. Cet épuisement, par action toxique, constitue en effet une nouvelle limite à l'action médicamenteuse. Il doit attirer d'autant plus l'attention que souvent une dose élevée d'un médicament produit une action contraire à celle des doses faibles ou moyennes qu'on a généralement en vue, et qu'alors la dose élevée devient facilement synergique de celle du poison morbide. La quinine et la digitale qui, à faibles doses, renforcent la contraction cardiaque, l'affaiblissent à doses très élevées ; qu'attendre de ces dernières dans un cas d'asthénie cardiaque? Cliniquement, la digitale et la quinine à doses même peu élevées produisent des effets dangereux sur le cœur des typhoïdiques et des broncho-pneumoniques, lorsque la prise de possession de cet organe par le poison morbide se traduit par le rythme embryocardique ou par la suppression de l'un des bruits du cœur.

L'antagonisme pharmacotoxinique n'est donc utilisable que dans les intoxications morbides, aiguës ou chroniques, peu accentuées, c'est-à-dire dans celles où il est peut-être inutile. Dans les formes graves, il est dangereux et n'est pas plus susceptible d'être efficace, au point de vue thérapeutique, semble-t-il, que l'antagonisme toxique vrai, dans les intoxications. Il n'empêche pas la *surcharge* pharmacotoxinique.

En est-il de même de l'antagonisme apparent ou indirect, c'est-à-dire de celui qui produit des effets opposés par un procédé ou un mécanisme quelconque ? Il est évident que, si les deux actions sont toxiques, elles ne peuvent que s'ajouter sur le même sujet. Pour que cet antagonisme indirect soit utile, il est nécessaire que l'action thérapeutique ne soit pas trop intense et qu'elle intervienne alors, soit comme celle d'un agent symptomatique pour empêcher le symptôme toxique de devenir dangereux par lui-même, soit pour entretenir la vie jusqu'à ce que l'organisme ait eu le temps de se débarrasser du poison. Cet antagonisme est beaucoup moins dangereux que l'antagonisme réel ; il suffit que l'action surajoutée ne soit pas dangereuse par elle-même, pour qu'elle ne puisse nuire et qu'il n'y ait pas d'action cumulative à craindre. Mais cet antagonisme a aussi ses limites, puisqu'il n'a aucune action directe sur la cause même de l'intoxication. Tel quel, l'antagonisme apparent ne peut être dédaigné ; grâce à lui on peut souvent empêcher la mort par asphyxie ou par syncope, et donner ainsi le temps à l'organisme de se débarrasser du poison par l'ensemble de ses moyens défensifs.

Au point de vue pharmacotoxinique, l'antagonisme apparent est très intéressant : il permet d'intervenir fonctionnellement, sans ajouter à l'impression toxinique celle d'un médicament sur les mêmes éléments ; c'est donc à lui qu'il faut s'adresser de préférence. Par exemple, lorsque le myocarde est amoindri par un poison morbide, si aucun médicament ne peut agir à titre d'antidote ou d'antitoxique vrai, il est bien préférable de soutenir le cœur par une action portant sur les nerfs de cet organe (telle celle de la spartéine) que par une action portant sur la fibre cardiaque même, comme le fait le poison. Nous avons donné et donnerons encore de nombreux exemples de cette action fonctionnelle indirecte.

Il faut reconnaître que ces considérations de nature à rendre très prudent dans l'emploi des médicaments actifs, surtout à haute dose, chez les malades dont les organes sont fortement impressionnés par des poisons morbides, seraient incomplètes si l'on n'ajoutait que leur caractère déductif en restreint la valeur. Leur but principal est d'attirer l'attention sur la possibilité de nuire par l'*addition de la toxicité médicamenteuse à la toxicité morbide*.

Pour être juste, il convient aussi d'ajouter qu'il n'est point impossible que certains médicaments jouent vis-à-vis de certains poisons morbides le rôle d'antidotes. Dans la pneumonie franche, par exemple, la digitale a une action heureuse qui n'est point contestée, et qu'elle possède à l'exclusion des autres toni-cardiaques. Aussi a-t-on pu (Landouzy) lui attribuer sans invraisemblance un rôle antitoxique contre les toxines pneumoniques. Les actions de ce genre sont probablement assez rares, et, dans tous les cas, aucune jusqu'ici n'est démontrée. Mais un médicament peut jouir d'une action fort différente d'une action purement fonctionnelle : il peut réveiller des processus de défense, agir à la manière des ferments (les feuilles récentes de digitale contiennent une oxydase), suppléer à des substances en déficit dans l'organisme, jouer le rôle de substance protectrice, ou enfin déterminer la production, par réaction, de ces substances. Ces processus commencent à peine à être connus et nul ne peut dire l'importance qu'ils prendront à l'avenir dans l'interprétation des actions thérapeutiques.

On pourrait supposer encore que l'introduction au sein de la matière vivante, d'un élément toxique étranger, aurait le pouvoir d'y déterminer une réaction telle que l'organisme en profiterait pour se débarrasser, par la même occasion, de l'élément morbide. Ce serait une forme de la thérapeutique substitutive des anciens. Telle serait peut-être le mode d'action de la tuberculine qui, amenant au sein des tissus infiltrés une réaction excessive, exagérerait la défense de la matière vivante. Mais il faut remarquer que nous serions dans un domaine purement hypothétique et que d'ailleurs, dans le cas de la tuberculine, la vitalité même de l'élément anatomique est engagée, au point que, si la réaction était exagérée, c'est par une nécrose qu'elle se traduirait. On ne peut donc dire que l'action doive être toxique pour être utile.

CHAPITRE IV

Des doses.

Bases de la détermination des doses et critique des doses systématiques. — Doses spécifiques. — Doses fonctionnelles. — Doses symptomatiques. — Doses réparatrices.

L'action thérapeutique utilise les effets des médicaments d'après une gradation qui est obtenue par le maniement des *doses*. Les doses thérapeutiques doivent être plus ou moins élevées suivant le but que l'on se propose de remplir, suivant l'état de résistance des malades, suivant la forme du médicament et enfin suivant les voies par lesquelles on introduit ce dernier dans l'organisme. Nous étudierons d'abord les rapports des doses avec le but à atteindre.

La posologie offre un intérêt d'autant plus grand que les données classiques, à son sujet, sont assez incertaines : les doses recommandées par les auteurs sont des plus variables, les uns étant partisans de doses très élevées, côtoyant la toxicité (thérapeutique physiologique), les autres prétendant être plus utiles en formulant des doses infinitésimales (homœopathes).

La règle ne peut être unique et la dose doit varier suivant l'indication qu'on se propose de réaliser. Cependant on peut dire, d'une façon générale, que, de tout temps, on a montré une fâcheuse tendance à prescrire des *doses trop élevées*. Il faut reconnaître que les homœopathes ont eu raison de s'insurger contre elles, et il est fort probable que souvent ils ont dû réussir là où leurs concurrents allopathes échouaient, soit que leurs doses infinitésimales fussent négligeables et par suite incapables de contrarier la guérison spontanée, soit qu'elles devinssent d'utiles auxiliaires pour modifier, dans une mesure heureuse et sans danger, des fonctions troublées, soit enfin qu'elles eussent l'avantage de ne point nuire.

Les raisons qui ont poussé les médecins aux doses élevées ont varié avec les époques, mais toujours elles ont été d'ordre théorique.

Anciennement, des interprétations, reconnues erronées depuis, semblaient donner raison aux partisans des hautes doses : c'est ainsi qu'à une certaine époque on cherchait, en administrant le mercure, à provoquer la stomatite et la salivation, dans le but de favoriser l'expulsion du principe morbide. Quand on administrait l'émétique dans la pneumonie, on interprétait le demi-collapsus et la prostration qu'il provoquait parfois, comme un effet de tolérance. Plus tard l'emploi des doses élevées parut légitimé par les doctrines de la thérapeutique physiologique : dans la pensée que les médicaments guérissaient par leur action physiologique, il était naturel de pousser la dose jusqu'à la production de phénomènes réactionnels appréciables, en réalité souvent toxiques ; on a même soutenu qu'il n'y avait de vraiment utile que la plus forte dose tolérée. De là les doses colossales qui ont été proposées pour la strychnine (allant jusqu'à provoquer la raideur musculaire), pour la caféine (aboutissant souvent au délire), pour les antithermiques (ayant la prétention de guérir, puis devant l'insuccès notoire, celle de faire évoluer les maladies sans fièvre), pour la créosote, l'antipyrine, le salicylate de soude, le mercure, etc...

De nos jours c'est une autre interprétation qui pousse aux doses élevées de certains médicaments dits spécifiques : la démonstration de la spécificité, encore discutée il n'y a guère moins de trente ans, a fait, par un revirement excessif, considérer ces remèdes comme agissant directement sur l'agent pathogène. Remarquons tout d'abord que si cette manière de voir est exacte pour certains parasites intestinaux ou cutanés, elle est absolument hypothétique en ce qui concerne les maladies à traitement spécifique. Il n'est point sûr que l'action spécifique s'exerce exclusivement sur l'agent pathogène. Nous pouvons *supposer*, en considération de la constance et de la rapidité des effets curatifs, que ce dernier est impressionné par le médicament spécifique ; mais nous ne pouvons refuser à l'organisme une certaine participation dans la lutte contre le germe de la maladie. Cette participation ne consiste pas, il est vrai, en modifications sur les grandes fonctions ; mais il n'est point impossible qu'elle réside en une action sur les moyens de défense naturels de l'organisme. Nous en sommes donc réduits à de simples conjectures pour expliquer le mode d'action des médicaments spécifiques. Quoi qu'il en soit de ces conjectures, on a imaginé que, les médicaments agissant sur la cause pathogène, il devait y avoir avantage à prescrire *la plus haute dose tolérée par l'organisme*. Par un singulier abus de généralisation, il s'est trouvé des médecins pour étendre cette formule à tous les médicaments.

Comme toutes les vues simplistes, celle-ci a paru séduisante, et, comme toutes les vues de l'esprit, elle est contestable et en grande partie inexacte. Si l'on prenait ce principe à la lettre, comme il est possible de faire tolérer à un grand nombre de malades jusqu'à 10 grammes d'antipyrine et jusqu'à 12, 15 et 20 grammes d'acide salicylique, ce sont ces doses, contre lesquelles proteste le bon sens, qu'il faudrait administrer dans le rhumatisme! Qu'on juge des doses à atteindre pour la quinine, le fer, les phosphates, etc!

Je me suis élevé, à plusieurs reprises [1], contre cette formule de la plus haute dose tolérée, et j'ai soutenu qu'il fallait leur substituer celle de *la plus faible dose efficace* dont la détermination n'est point une déduction d'hypothèses, mais le résultat de l'observation clinique. J'admets d'ailleurs que la plus faible dose efficace puisse être relativement élevée et, dans certains cas, effleure l'intolérance. S'il s'agit par exemple de faire expulser un ténia au moyen de la pelletiérine, il n'est point rare que la dose nécessaire provoque des vertiges; le salicylate de soude, dans le rhumatisme articulaire aigu, n'est vraiment curatif qu'à doses assez élevées. S'il faut arriver aux limites de la tolérance pour guérir, je n'y répugne point; mais je le fais au

1. *Soc. méd. des hôp. de Paris*, 14 fév. 1896, et surtout *Province médicale*, 17 novembre 1906.

nom d'une nécessité démontrée et point à celui d'un principe d'imagination.

Les raisons que j'ai invoquées, pour qu'on se défie de la plus haute dose tolérée par l'organisme, sont l'illogisme, le danger et l'inutilité habituelle de cette pratique.

Je dis qu'il est illogique de poser un principe *à priori* indépendant de l'observation des effets thérapeutiques. On ne dit pas, en effet (ce qui paraîtrait au premier abord un principe de bon sens): « on donnera la dose capable de guérir le malade » ; on formule : « on donnera la dose maxima tolérée ». Et pourquoi donner une dose X, tirée de la connaissance des effets de l'intolérance, si la dose X-x est suffisante pour guérir le malade? Sans doute c'est l'application du proverbe : « qui peut le plus, peut le moins » ; mais les proverbes ne constituent pas des méthodes scientifiques; c'est l'observation seule de faits rigoureusement observés qui doit nous guider, et c'est sortir de la thérapeutique scientifique que de faire intervenir des raisons étrangères aux méthodes usitées dans les sciences.

Je dis encore que la plus haute dose tolérée par l'organisme est un danger, parce que les phénomènes grossiers de l'intolérance apparente ne donnent pas la mesure de la nocivité d'une substance médicamenteuse. Le protoplasma cellulaire peut, en effet, subir des altérations graves, sans trouble apparent dans la santé, et cependant ces altérations existent si bien qu'elles vont se manifester dans certaines circonstances par une vulnérabilité plus marquée de l'organisme : c'est ainsi que les grandes maladies infectieuses sont d'une gravité exceptionnelle chez les sujets mercurialisés (A. Robin) ; des buveurs ne montrent souvent les premiers signes de leur déchéance alcoolique qu'à l'occasion d'un traumatisme ou d'une maladie aiguë ; des diabétiques pouvaient ignorer leur diabète jusqu'au jour où un accident révèle subitement l'amoindrissement de leur résistance. Sans compter qu'à côtoyer sans cesse l'intolérance, il est impossible qu'assez souvent on ne dépasse pas les limites de la tolérance.

Enfin beaucoup d'accidents guérissent avec des doses moyennes de médicaments spécifiques, relativement éloignées des limites de la tolérance (accidents syphilitiques, fièvre intermittente, rhumatisme articulaire aigu).

Les partisans des doses excessives ne se sont pas tenus pour battus et se rabattent, pour en soutenir la nécessité, sur la possibilité de guérir, grâce à elles, non plus simplement les accidents, mais la maladie elle-même (traitement abortif de la syphilis). Cette question étant à l'étude pour la syphilis, il est impossible de prendre parti. Incontestablement s'il était démontré que les doses maxima de mercure sont capables de faire avorter la syphilis, il faudrait les prescrire, même au prix de certains dangers. Mais la preuve serait faite pour la syphilis seulement et point pour les autres maladies à traitement spécifique. La règle à suivre procéderait alors de l'observation clinique, et nullement du principe de la plus haute dose tolérée ; et il n'est personne qui, au nom d'un raisonnement quelconque, tenterait de se soustraire à l'enseignement des faits.

Cet enseignement est probant pour certains cas de paludisme pernicieux ou de syphilis maligne, dans lesquels on est obligé d'aborder d'emblée, *mais transi-*

toirement, les doses élevées. On peut souvent aussi, sur un sujet vigoureux et sans tare organique, vierge de traitement, ou même après une phase de repos médicamenteux, prescrire avec avantage des doses élevées qui seront d'autant plus efficaces que l'agent pathogène n'aura subi aucune accoutumance au médicament et que l'organisme du malade sera en possession de toutes ses forces de résistance. Mais ces doses élevées devront, pensons-nous, être abaissées dès qu'elles auront produit leur maximum d'effet. Exception d'ailleurs sera faite pour certains médicaments qui exigent, comme l'iodure de potassium, qu'on tâte prudemment la tolérance du malade, afin de ne pas provoquer brutalement des phénomènes d'intolérance qui pourraient être graves.

En bonne thérapeutique les doses doivent être proportionnées au but qu'on se propose de remplir: à une maladie spécifique (syphilis, paludisme, rhumatisme articulaire aigu), on opposera des doses qui seront toujours relativement élevées (doses spécifiques) et déterminées par l'observation clinique.

Cette observation est parfois fort délicate ; elle demande beaucoup d'attention, de temps et de circonspection. N'est-il pas frappant de voir, en ce moment même, les meilleurs cliniciens de France et d'Allemagne ne pouvoir se fixer sur les doses d'atoxyl à employer dans la syphilis ? Ce n'est qu'à la suite de nombreuses observations, scrupuleusement étudiées, qu'on peut établir les doses toujours tolérées dans des conditions déterminées, ainsi que les doses généralement efficaces, et donner des règles précises de posologie.

Lorsqu'il s'agira de corriger un trouble fonctionnel on opposera naturellement *la plus petite dose* capable de compenser ce trouble. Non seulement il est parfaitement inutile de donner une dose élevée, même bien tolérée, mais encore il est nuisible de le faire, puisqu'en provoquant un fonctionnement exagéré de l'organe sur lequel on agit, on s'expose à une miopragie consécutive, d'autant plus à craindre que la résistance de cet organe est amoindrie. Souvent alors on interprète à tort cette suite comme due à de l'accoutumance ; il n'en est pas moins vrai que si, l'on avait procédé par petites doses, il resterait la ressource de vaincre l'accoutumance en augmentant la quantité du médicament, tandis que, après de fortes doses, dont l'action est épuisée, que ce soit par miopragie ou par accoutumance, on est désarmé.

Il est utile de remarquer qu'il n'est généralement point d'une bonne pratique de chercher à obtenir une correction fonctionnelle complète à l'aide d'un médicament. Si l'on a mis l'organisme par l'hygiène dans des conditions d'*optimum de fonctionnement*, il suffira souvent d'une *petite dose* de médicament pour amener un rétablissement suffisant de la fonction troublée [1]. Il faut souvent savoir se contenter d'une *amé-*

1. Ces lignes étaient écrites lorsque a paru, dans le *Journal des praticiens* du 16 novembre 1907, la leçon de M. Huchard sur la « thérapeutique d'hier et de demain », dans laquelle, s'appuyant sur l'importance des actions catalytiques, cet auteur montre tout le parti qu'on peut tirer des petites doses. Cliniquement il avait déjà auparavant démontré que des doses très faibles de solution de digitaline au millième (2 à 4 gouttes), comme nous le rappelons dans notre texte, pos-

lioration et vivre modestement avec une hygiène appropriée, plutôt que de triompher avec une correction fonctionnelle médicamenteuse parfaite, mais qui n'aura pas de lendemain. Un malade atteint de rétrécissement mitral, par exemple, et qui sait ne pas demander à son cœur plus qu'il ne peut donner, aura les plus grandes chances de rester très longtemps sans avoir besoin de médicament ; et quand on sera obligé d'aborder la digitale, c'est aux doses infimes, comme l'a montré M. Huchard, qu'il faudra avoir recours. Se contenter de faire uriner, à force de théobromine, un malade atteint d'insuffisance rénale, serait une détestable pratique ; il vaut bien mieux restreindre d'abord toutes les intoxications endogènes et exogènes, et ne prescrire que de faibles doses du médicament diurétique, qu'on pourra répéter toutes les fois qu'il sera nécessaire. Il faut avant tout adapter le genre de vie et l'alimentation des malades à leurs forces fonctionnelles, et n'intervenir par un médicament que comme adjuvance thérapeutique.

Il est un cas cependant dans lequel *une dose élevée s'impose d'emblée*, c'est lorsque, par exemple, on se trouve en présence d'un accident immédiatement menaçant et que seul un médicament actif peut rétablir un fonctionnement suffisant de l'organe en déficit. C'est surtout dans le cas d'une asthénie cardiaque capable

sèdent une action cardio-tonique remarquable. Depuis, dans son enseignement thérapeutique de l'hôpital Necker, M. Huchard a fréquemment insisté sur l'importance des faibles doses. Nous sommes heureux de constater que nous arrivons aux mêmes conclusions par l'analyse des effets thérapeutiques des différentes doses rapportées au but qu'on se propose de remplir.

de compromettre l'existence, ou d'une dyspnée inquiétante, ou d'une anurie subite qu'on sera amené à prescrire des doses fonctionnelles élevées. On devra alors ne pas hésiter à rechercher une action énergique, à moins d'une contre-indication formelle. Le salut du malade peut être à ce prix.

Les variations des doses fonctionnelles sont beaucoup plus étendues que celles des doses spécifiques, parce que les premières dépendent à la fois des besoins fonctionnels, très variables, du malade et de son degré de tolérance, généralement amoindri. Le besoin fonctionnel dans une cardiopathie peut indiquer des doses de digitaline variant de un dixième de milligramme à un milligramme; un embarras intestinal peut indiquer des doses variant de 5 à 60 grammes d'huile de ricin, etc.

Les variations dans la tolérance des malades sont peut-être plus nombreuses encore. A côté de personnes qui supportent un gramme de quinine et plus sans être incommodées, il s'en trouve qui n'en peuvent admettre 10 centigrammes sans quelque phénomène d'intolérance ; je reviendrai sur ce sujet à propos de l'étude de cette disposition particulière. Les variations dans la tolérance individuelle sont encore modifiées par l'état de maladie. Une dose, dépourvue de toxicité chez un sujet sain, peut passer de la case thérapeutique dans la case toxique, si elle s'adresse à un malade : telle l'antipyrine, généralement bien supportée par les sujets apyrétiques, et toujours dangereuse chez les fébricitants en état d'asthénie cardiaque, par suite de la dépression qu'elle provoque. Rien n'est plus frappant à cet égard que la tuberculine, inerte à dose minime chez un sujet sain, et capable de déterminer une réaction extrêmement violente chez un tuberculeux. On peut citer encore les toni-cardiaques qui agissent directement sur le cœur et qui, bien tolérés par les malades à cœur sain, peuvent devenir très suspects, même à dose modérée, chez des sujets dont le cœur est intoxiqué.

Cette façon de procéder par doses modérées, avec un médicament fonctionnel, pourrait être jugée contradictoirement à une époque où beaucoup de médecins sont encore plus ou moins imbus des principes de la thérapeutique physiologique. On sait par exemple que Potain prescrivait la digitaline, qui est le médicament fonctionnel idéal, à dose massive contre l'insuffisance cardiaque de l'asystolie. Je n'ai aucun doute, malgré la haute autorité de ce maître si éminent en cardiopathologie, que sa façon d'administrer la digitaline (une dose unique de 1 milligramme) ne soit défectueuse. Si, entre ses mains, elle a donné de bons résultats, c'est qu'il préparait ses malades à la digitaline par le régime lacté et le repos ; en outre le repos au lit était obligatoire pendant que le malade était sous l'impression du médicament.

Cet excès même de précautions n'est-il pas la condamnation de la méthode ? Si tant de prudence est nécessaire c'est qu'évidemment le procédé est dangereux. Il l'est si bien que la plupart des élèves de Potain ont renoncé à s'en servir. Tout en préparant le malade, c'est-à-dire tout en mettant cœur et rein dans l'optimum de fonctionnement par l'hygiène, il n'est point nécessaire de donner une dose aussi massive de digitaline pour corriger l'insuffisance cardio-rénale.

Au lieu de 50 gouttes de la solution de digitaline à 1/1000e en une fois, qu'on en prescrive 20 gouttes d'emblée, puis 10 deux fois par jour chacun des deux jours suivants, soit 60 gouttes en trois jours, on obtiendra, grâce à l'accumulation d'action de ce médicament, un résultat fonctionnel aussi marqué, et cela sans danger. Je crois même qu'il sera plus soutenu et plus durable. La nécessité des hautes doses de médicaments fonctionnels ne peut donc être établie, même dans les cardiopathies, par la pratique de Potain, laquelle étant à la fois dangereuse et inutile, doit être abandonnée.

Les doses symptomatiques sont celles capables d'atténuer ou de faire disparaître un symptôme, sans emprunter l'intermédiaire d'une modification de la cause morbide ou d'une correction dans le fonctionnement d'un organe malade. Elles agissent en modifiant les propriétés d'un tissu ou la fonction d'un organe, mais sans qu'il y ait un rapport forcé entre ce tissu ou cette fonction d'une part et le trouble morbide d'autre part. Cette indépendance différencie la thérapeutique symptomatique de la thérapeutique fonctionnelle qui agit sur la fonction troublée, soit directement par une action sur l'organe dont l'atteinte occasionne le trouble, soit indirectement par l'intermédiaire de la partie du système nerveux qui commande à cet organe, ou par celui d'un organe en connexion fonctionnelle avec ce dernier. Par exemple l'héroïne en excitant le centre respiratoire facilite la respiration des dyspnéiques ; mais elle peut n'agir ni sur la cause de la dyspnée, ni sur les organes dont celle-ci dépend. De même la morphine empêche la perception de la douleur par une action sur le système nerveux central (rétraction des prolongements protoplasmiques et cylindraxiles des neurones) ; mais elle n'agit directement ni sur la cause de la douleur, ni sur les organes souffrants.

Les doses symptomatiques sont souvent des doses presque toxiques puisqu'elles ne sont efficaces que lorsqu'on les donne assez élevées pour agir d'une manière appréciable sur les tissus ou sur les organes qu'elles impressionnent. C'est pourquoi leurs variations sont peu étendues : elles se trouvent bien vite limitées par les effets toxiques qu'elles déterminent. La connaissance des effets pharmacodynamiques des doses symptomatiques est donc particulièrement nécessaire, si l'on veut ne pas s'exposer à dépasser les doses thérapeutiques. Cette remarque est surtout applicable aux analgésiques, aux somnifères et aux antithermiques, dont les limites, entre l'action physiologique utilisable et l'action toxique, sont généralement peu précises et assez étroites : on passe facilement de l'une à l'autre (cocaïne, véronal, antipyrine, phénacétine).

Les médicaments réparateurs étant en réalité plutôt des aliments que des médicaments, leur posologie est beaucoup plus large. Il suffit de ne pas les donner à des doses susceptibles de provoquer, par elles-mêmes, des effets pharmacodynamiques ou des effets locaux nuisibles. Il convient aussi de remarquer que l'on ne peut compter sur l'assimilation totale des reconstituants ; une partie en est vouée à l'élimination. Or cette élimination n'est possible que par un travail imposé aux organes qui l'effectuent. Il est donc rationnel de ne point prescrire des doses excessives, ni trop longtemps prolongées, de ces médicaments réparateurs.

Nous reviendrons avec plus de détails sur ces différents points à propos de l'opportunité médicamenteuse.

La rigueur dans la posologie n'est pas seulement indispensable pour l'administration des médicaments, elle s'impose encore, non moins impérieusement, dans la distribution des moyens de la thérapeutique non médicamenteuse (eaux minérales, électricité, influences climatériques, etc.). Là encore, dans bien des cas, il est possible de faire varier les doses suivant qu'on se propose de combattre directement les maladies (photothérapie, radiothérapie et radiumthérapie), suivant au contraire qu'on se borne à modifier une fonction (obtention de la diurèse par une eau aminéralisée, modifications gastriques par les eaux de Vichy) ou à régulariser les circulations locales (eaux thermales, Brides, Bagnoles-de-l'Orne, massage), ou à modifier la circulation de l'ensemble du revêtement cutané (bains carbo-gazeux de Royat), suivant encore qu'on veuille exalter les fonctions de nutrition, etc., etc.; mais il est juste de reconnaître que l'étude scientifique des agents de la physiothérapie est encore trop peu avancée pour qu'on puisse toujours les doser avec la même certitude d'action que la plupart des médicaments ; dans bien des cas, ce dosage reste purement empirique.

CHAPITRE V

De l'opportunité médicamenteuse.

Importance des conditions préalables d'hygiène ; — raisons de l'emploi des médicaments et des doses à prescrire ; — durée de la prescription médicamenteuse ; — alternance des médicaments ; — polypharmacie et oligopharmacie.

Ce n'est point sans une certaine angoisse qu'un médecin consciencieux et instruit fait ses débuts dans la pratique médicale, c'est-à-dire thérapeutique. L'usage veut qu'on ait étudié de tout, sauf ce qu'il importe le plus de savoir : *instituer un traitement.* Aussi parmi les préoccupations les plus obsédantes du jeune médecin qui a conscience de sa mission, figure pendant longtemps celle-ci : quel médicament convient-il de prescrire ? Cette préoccupation est même double : elle existe et il ne faut pas qu'elle paraisse exister. Les malades sont soupçonneux; s'il leur arrive d'accepter facilement, ou de louer parfois, les méditations d'un vieux praticien, ils épient le jeune médecin et n'admettent guère de sa part une hésitation dans la prescription, confondant ainsi savoir et assurance, ignorance et scrupule. Mais comme on ne peut faire abstraction de la mentalité des malades, les méditations et les hésitations doivent être dissimulées. D'ailleurs, la pratique médicale n'échappe pas à cette nécessité qui commande les rapports des hommes entre eux, d'exiger une certaine diplomatie, même dans l'intérêt des malades. Peut-on par exemple ne pas tenir compte de l'appétence des uns et de la répugnance des autres pour les remèdes ? Il est parfois aussi difficile de faire croire à ceux-là qu'ils peuvent guérir sans médicament que de faire accepter à ceux-ci le médicament nécessaire. L'art de persuader intervient fatalement.

En général le médecin s'épargnera tout ennui s'il considère la prescription médicamenteuse comme la dernière chose dont il faille se préoccuper. Le premier souci devra être l'interrogatoire et l'examen complet du malade, afin de pouvoir instituer une thérapeutique rationnelle d'après le diagnostic et la physiologie pathologique déduite de l'observation. Trop souvent cette base de la thérapeutique est insuffisante, soit parce qu'on aura borné son examen à l'organe sur lequel le malade a attiré l'attention, soit parce que, pour des raisons de temps, de difficulté matérielle ou de confiance exagérée dans une apparence de bénignité, on aura cru, en toute conscience, pouvoir se dispenser d'un examen complet.

C'est en procédant ainsi qu'on passe à côté d'un épanchement pleurétique sans le reconnaître, qu'on laisse s'installer une tuberculose, ou s'exagérer un diabète commençant ou un état infectieux de l'intestin ou encore une insuffisance rénale ou hépatique. Quelle que soit l'apparence de bénignité d'un état morbide, le thérapeute doit connaître le fonctionnement de l'organisme entier, sans excepter la quantité d'urine aussi bien que les produits anormaux, l'état de spasme ou de relâchement et de sensibilité du gros intestin aussi bien que l'exonération intestinale, le sommeil, la fonction hépatique, etc., et, chez les femmes, la fonction menstruelle. Une femme ne pardonnerait pas plus à un médecin de négliger une enquête suffisante sur son état utéro-ovarien, qu'elle n'accepterait un examen complet qui serait indiscret s'il était inopportun.

Les habitudes du malade et son genre de vie doivent être également connus.

La seconde préoccupation du médecin sera de mettre aussitôt que possible le patient, à l'aide de prescriptions hygiéniques minutieuses, dans les conditions de *l'optimum de fonctionnement* général, et du bien-être le plus grand possible. Que de fois ne verra-t-on pas l'état d'un fébricitant se modifier en quelques heures, par ce seul fait qu'on l'aura isolé avec la seule personne appelée à le soigner, dans une pièce vaste et bien aérée, à une température en rapport avec la maladie, au repos complet et à la diète, et les yeux abrités de la lumière directe qui gêne le sommeil; que concurremment on l'aura abreuvé largement de boissons à une température et sous des formes appropriées; qu'enfin on aura réalisé pour lui un milieu d'une propreté rigoureuse, et que lui-même aura été mis au propre dans tout ce qui est possible, (linge de corps changé, nettoyage de la bouche et des dents, parfois du nez, généralement lavage des mains, du visage, et de toutes les parties qui seraient malpropres, sous réserve de la fatigue qui doit toujours être évitée à un malade) !

Cet ensemble hygiénique, prescrit dès le début d'une maladie infectieuse, peut avoir une influence capitale sur le pronostic.

A ce moment seulement, c'est-à-dire après un examen minutieusement complet du malade et les prescriptions d'ordre hygiénique, on songera aux médicaments. Les cas d'urgence et ceux d'une maladie à traitement spécifique mis à part, on peut toujours, au moins au début d'une maladie, se donner le temps de la réflexion, ou même de l'étude, pour la prescription de médicaments importants, et se borner, en attendant, à quelque prescription inoffensive (quelques centigrammes de quinine, parfois laxatif très léger par exemple). Que de fois, pendant ce temps, le malade guérira d'infections bénignes mais bruyantes (grippe, amygdalite, embarras gastrique, entérite légère) qui se comportent comme des feux de paille ! Quand on aura été quelquefois témoin de cette heureuse éventualité, on évitera la *surcharge médicamenteuse précoce*. Que de malades, moins de douze heures après le début d'une de ces infections légères, ont déjà subi : purgation, lavement, révulsifs, antipyrétiques, calmants, antiseptiques, etc. et qui auraient guéri spontanément, en un ou deux jours, avec du repos, de la tranquillité et la diète !

Il n'y aura généralement aucune difficulté sérieuse dans l'emploi des médicaments et remèdes spécifiques qui sont les mieux connus, les mieux réglementés et les plus faciles à administrer. Il est des cas de cette catégorie où il faut savoir agir d'urgence, même s'il y a un doute, *à condition qu'on ait pour soi les probabilités*, par exemple en présence d'une angine suspecte d'être diphtéritique. Il va sans dire que, dans ces cas, on ne négligera jamais de s'aider, dans la mesure du possible, des précisions du laboratoire après intervention, afin de fixer rigoureusement la conduite à suivre par la suite.

Les difficultés sérieuses commencent avec la thérapeutique fonctionnelle et la thérapeutique symptomatique.

Une anomalie dans le fonctionnement d'un organe ne nécessite pas forcément une intervention médicamenteuse : elle doit préalablément avoir été analysée et appréciée avec soin aux lumières de la nosologie, du pronostic et de la physiologie pathologique. Si elle est peu importante et transitoire ou d'un pronostic bénin, si elle ne s'accompagne d'aucun trouble dans la *suffisance* de la fonction dont elle dépend, si elle est bien tolérée, elle est le plus souvent justiciable des moyens hygiéniques les plus simples. D'autres fois elle est très marquée ; mais la nosologie enseigne qu'elle est sans gravité. Parfois enfin elle exige une intervention en rapport avec son origine, son importance, le trouble fonctionnel qu'elle dénote et les moyens dont on dispose.

Étudions un des exemples les plus fréquents d'anomalie dans la manifestation extérieure d'une fonction : *l'accélération du pouls*. Elle peut tenir aux causes les plus diverses et avoir une signification très variable. Provient-elle d'une émotion brusque, d'un mouvement musculaire trop vif ? On pourra la négliger. Accompagne-t-elle des troubles digestifs ou la neurasthénie ? Elle ne comportera pas de traitement spécial et sera modifiée en même temps que les états dont elle dérive. Prend-elle des proportions parfois effrayantes comme dans l'accès de tachycardie intermittente des neurasthéniques? Elle devra être traitée spécialement; mais le plus souvent le repos au lit, le réchauffement des extrémités, surtout le calme rendu au malade par l'assurance formelle que l'accident ne peut avoir aucune gravité, et disparaît toujours aisément sans trouble durable, suffiront pour amener une sédation importante. Dans les formes graves un traitement plus compliqué et de résultat plus incertain, dans les détails duquel nous ne pouvons entrer ici, interviendra. Si l'accélération du pouls est liée à une maladie au cours de laquelle on l'observe comme symptôme, elle n'exige d'autre traitement que celui de cette maladie elle-même : c'est le cas de la maladie de Basedow.

D'autres fois l'accélération du cœur est due à un état contre lequel nous n'avons qu'une prise très limitée : une cachexie par exemple, ou une compression des pneumogastriques par des ganglions tuberculeux ; nous essayerons bien de combattre la cachexie ou de traiter la tuberculose ganglionnaire, mais nous ne pourrons pas grand'chose contre l'anomalie de fréquence que nous nous bornerons à réduire au minimum par le repos.

Dans les cas que nous venons de passer en revue, l'anomalie de fréquence du cœur ne constituait, par elle-même, qu'une indication nulle ou très limitée d'intervention médicamenteuse. Ce qui pouvait dicter une intervention, c'était simplement la maladie dont elle dépendait. En effet l'irrégularité et la vitesse des battements du cœur, qui n'entraînent aucun désordre dans la circulation, ne nécessitent de traitement actif que lorsqu'ils sont excessifs ou prolongés, ou s'ils comportent un pronostic défavorable.

Cette même anomalie, l'accélération du cœur, va nous fournir un exemple des principales éventualités dans lesquelles elle peut s'accompagner d'une insuffisance fonctionnelle, à combattre avec plus ou moins de chances de succès.

Dans la tuberculose pulmonaire, l'accélération du cœur a une signification fâcheuse : elle accompagne habituellement les formes graves et rapides; inversement les tuberculeux à pouls lent présentent des formes lentes avec tendance à la guérison. Mais en outre cette anomalie constitue déjà un trouble fonctionnel puisqu'elle s'accompagne de perturbations dans la pression artérielle qui est généralement abaissée. Sans doute le problème qui découle de ces constatations est complexe, et l'on peut se demander si l'accélération du pouls et la diminution de pression proviennent exclusivement d'une toxicité spéciale de la tuberculose ou d'une prédisposition du sujet ; néanmoins cette anomalie étant à la fois un signe et un facteur de gravité, il est légitime de chercher à la corriger, dans la mesure du possible, en même temps qu'on s'efforcera d'élever la pression. Au début, le repos dans le décubitus dorsal, la fragmentation et la réglementation des repas, parfois la réduction de la fièvre concourront à ce but. Dans quelques cas la strychnine à faible dose, parfois la digitale, seront d'utiles auxiliaires.

Ces moyens, quoique rationnels, échouent souvent, même au début de la maladie et toujours dans les périodes avancées, preuve que la thérapeutique fonctionnelle ne guérit pas. Elle peut secourir l'organisme lorsque celui-ci est à la merci d'un trouble fonctionnel et lorsqu'il se défend; mais elle est presque fatalement vouée à l'impuissance quand il est trop profondément atteint. Nous allons la voir toute puissante dans un cas où l'insuffisance fonctionnelle constitue le principal élément morbide.

Voici deux personnes qui présentent, en même temps que l'*accélération cardiaque*, les signes physiques d'une lésion de l'orifice mitral : chez l'une, on constate en outre la coexistence des symptômes habituels de l'insuffisance cardiaque (dyspnée, toux, œdèmes, oligurie, insomnie, etc.) ; chez l'autre, malgré la lésion orificielle et malgré l'anomalie dans la fréquence des battements du cœur, on chercherait en vain le plus petit signe d'un trouble dans la circulation ; mais on remarque qu'il s'agit d'un sujet jeune et impressionnable. La physiologie pathologique permettra de considérer l'anomalie de vitesse du pouls, dans le premier cas, comme le résultat de l'affaiblissement du cœur qui se vide incomplètement à chaque systole, et qui est incité par suite à se contracter plus souvent, afin de suppléer par le nombre des contractions à leur insuffisance. Dans le second cas, on sera au contraire amené à considérer l'accélération cardiaque comme le résultat d'une simple hyperexcitabilité nerveuse du cœur. Voilà donc *un même phénomène*, chez deux sujets atteints de *la même affection*, qui indique une thérapeutique différente.

Dans le premier cas, on s'adressera au correcteur par excellence de l'insuffisance cardiaque d'origine organique, la digitale, qui est un des agents les plus remarquables de la thérapeutique fonctionnelle : en très peu de temps, si la maladie est peu avancée, on verra se rétablir la diurèse, se dissiper les œdèmes, se régulariser la circulation pulmonaire, *se ralentir* et se régulariser le pouls. Dans le second cas, on se bornera à atténuer le symptôme par le repos, aidé parfois de la valériane ou d'un bromure. Que si l'on donnait la digitale à très faible dose pour ralentir le cœur (ce qui sera parfois indiqué), ce ne serait plus à titre fonctionnel, mais à titre *symptomatique*, dans le cas spécial et abstrait que nous avons supposé.

Mais ce même médicament fonctionnel si merveilleux qu'est la digitale devra être évité dans d'autres cas d'accélération du pouls, même avec insuffisance du cœur : tel serait le cas d'un malade atteint de fièvre typhoïde, et qui présenterait un cœur battant 130 fois par minute. Cet exemple constitue l'un des problèmes les plus difficiles de la thérapeutique.

Le pouls est relativement lent dans la fièvre typhoïde régulière et ne bat guère plus d'une centaine de fois par minute. S'il dépasse 110 et surtout 120 pulsations il faut se défier. Dans certains cas de sujets nerveux, à pouls habituellement rapide, en particulier s'il s'agit d'une jeune fille, cette accélération peut ne pas avoir une signification forcément fâcheuse, surtout si, d'autre part, tout va bien et si le rythme des bruits du cœur reste normal ; elle ne demande alors qu'un redoublement de sollicitude dans la surveillance, et de précautions pour faire supporter l'impression des bains. Mais si l'accélération se manifeste à un moment donné, dans le cours de la maladie, chez un sujet moyen, et si surtout les autres phénomènes s'aggravent, un pouls à 130 est considéré à juste titre comme un phénomène de haute gravité.

La thérapeutique idéale consisterait d'abord à déterminer exactement la pathogénie de l'anomalie, qui peut dépendre d'une intoxication du myocarde ou de ses nerfs, d'une myocardite, ou peut-être d'une insuffisance hypophysaire[1], puis à faire intervenir des agents thérapeutiques dont le mode d'action, exactement connu, serait adéquat aux besoins. Mais une intervention aussi mathématique n'est pas toujours possible, et cependant il faut agir rapidement, sous peine de laisser mourir le malade. Sans avoir la prétention de fixer des règles pour un cas aussi délicat, qu'il me soit permis de dire comment, personnellement, j'envisagerais la solution du problème.

Si le malade, avec l'accélération cardiaque, ne présentait pas de modification marquée dans les rapports normaux des bruits et des silences du cœur, je conclurais à une intoxication du cœur ou de son innervation. Je fais toute réserve naturellement sur la possibilité d'une insuffisance hypophysaire. Il est certain qu'en présence du syndrome dit hypophysaire et caractérisé par l'abaissement de la tension artérielle, l'accélération du pouls et la diminution de la quantité d'urines, on doit se demander aujourd'hui s'il ne s'agit

1. Nous éliminons naturellement les accélérations cardiaques dues à une péritonite par perforation.

point du résultat d'un fonctionnement insuffisant de l'hypophyse, et il est permis d'essayer l'opothérapie hypophysaire. Mais cette question étant encore à l'étude on ne saurait se borner à cet essai. D'ailleurs l'hypofonctionnement de l'hypophyse résulterait vraisemblablement d'une intoxication typhoïdique et, qu'il s'agisse de désinfecter le myocarde, les nerfs ou l'hypophyse, le procédé thérapeutique ne varierait guère : il consisterait à activer la diurèse jusqu'à un minimum de 2 litres pour une femme, et de 250 à 500 grammes de plus pour un homme. Or le meilleur moyen d'obtenir ce résultat serait la combinaison de la diète hydrique, du bain froid et des applications froides.

Pour obtenir de la diète hydrique ce qu'elle peut donner, il faudrait abaisser la ration de lait à un maximum de un litre et élever, le plus qu'on pourrait, la quantité d'eau, ingérée froide, en en faisant prendre de petites quantités à la fois, mais souvent renouvelées, et en s'assurant que le liquide ne s'accumule pas dans l'estomac. Il serait possible d'en faire absorber aussi en lavement ou même par le tissu cellulaire sous-cutané, surtout si la tension artérielle était abaissée, (eau physiologique par petites fractions, de façon à ne point provoquer de forte réaction).

La balnéation froide n'est point sans danger chez les typhoïdiques dont le cœur est affaibli. Aussi conviendrait-il de prescrire, trente minutes avant le bain, un demi ou un centigramme de sulfate de spartéine, toutes les fois que le nombre des battements du cœur dépasserait 115 environ à ce moment. En outre, il serait indispensable d'éviter au malade le choc du froid et, à cet effet, de commencer le bain à une température qui ne serait point inférieure à 33° ou même 34°, suivant la susceptibilité des malades; enfin on ne refroidirait l'eau que progressivement au degré nécessaire pour augmenter la diurèse. Dans ces cas, je surveillerais moi-même avec soin les effets du refroidissement de quelques bains sur le cœur et la circulation, et je ne m'entêterais point à ce moyen si j'observais, sous son influence, le moindre trouble du côté du cœur. Rien n'est plus facile en effet que de suppléer à l'action de ces bains incomplets et insuffisants : il suffit de maintenir un large sac de glace sur la tête, de renouveler très fréquemment les compresses froides sur le ventre ou même parfois de les remplacer par un sac de glace, d'insister sur les lavements froids, au besoin de pratiquer quelques affusions froides au vinaigre aromatique, enfin d'ajouter à ces moyens une application de glace sur la région précordiale, d'après la méthode préconisée par M. Leduc, et suivant la technique d'usage, dans les détails de laquelle je ne puis entrer ici.

Il va sans dire que si l'opothérapie hypophysaire rendait les mêmes services que cette médication délicate et compliquée, ce serait un grand progrès dans la thérapeutique de la fièvre typhoïde.

Si, en même temps que l'accélération cardiaque, j'observais le rapprochement et l'identification des bruits et des silences du cœur (embryocardie), je conclurais à une myocardite infectieuse et modifierais le traitement en conséquence. Je n'ignore point que les notions jusqu'ici admises sur la myocardite infectieuse sont sujettes à révision ; mais il importe peu à la thérapeutique : il suffit pour celle-ci de savoir que le *symptôme embryocardie correspond au stade le plus dangereux et au pronostic le plus grave de l'asthénie cardiaque, ainsi qu'à la susceptibilité du cœur la plus funeste*. Dans ces conditions, le malade doit être laissé au repos, et de plus il est nécessaire de lui épargner les impressions brutales, ce qui entraîne la suppression des bains ; la réfrigération pourra être obtenue suffisante par les moyens indiqués ci-dessus, rigoureusement appliqués. En même temps que la diurèse sera entretenue par eux, la diète hydrique, avec le concours d'une quantité modérée de lait, fournira l'eau nécessaire. En outre je crois qu'il est bon de substituer, à la spartéine insuffisante, l'extrait de strophantus (qui paraît être le véritable médicament des myocardites) à la dose de un milligramme qu'on renouvellerait une fois ou même deux fois dans les vingt-quatre heures, si l'état ne s'améliorait pas. Enfin concurremment je ne négligerais pas de donner trois ou quatre cachets de 10 centigrammes de poudre totale d'hypophyse de bœuf.

Quant à la *digitale* je la considérerais dans ces deux cas comme *nettement contre-indiquée*, parce que son action trop directe sur le cœur s'ajouterait à l'action du poison typhique, et qu'il me paraîtrait dangereux de surcharger, de l'action d'un médicament actif et toxique, un organe trop compromis par l'influence morbide. La thérapeutique organique et fonctionnelle gagnera toujours à s'exercer par des intermédiaires ; c'est pourquoi la spartéine, qui n'agit point sur la fibre cardiaque, est le véritable médicament des intoxications du myocarde, quelle qu'en soit l'origine. Mais elle peut être insuffisante ; c'est alors que je ferais intervenir à *faible dose* l'extrait de strophantus.

Un dernier exemple d'accélération du pouls, dans une autre infection, va nous fournir un précepte diamétralement opposé, c'est-à-dire celui de l'expectation pure et simple : chez un scarlatineux, surtout chez un enfant, un pouls à 130 n'a généralement rien d'alarmant ; la nosologie nous enseigne que cette anomalie est transitoire et n'a d'ordinaire aucune signification fâcheuse par elle-même *si, d'autre part, l'évolution de la maladie reste régulière.* Aucun autre traitement que celui usité dans la scarlatine en général n'aura donc à intervenir tant que l'évolution de la maladie restera régulière.

En résumé, une anomalie n'offre ordinairement en elle-même, c'est-à-dire lorsqu'elle est bien tolérée, qu'une importance secondaire ; elle n'en acquiert que par son *intensité*, sa *durée,* sa *signification,* son *pronostic,* les *troubles fonctionnels* et les *lésions* qui l'accompagnent. Ce sont ces éléments divers qui motivent l'intervention médicamenteuse. Cette intervention sera fonctionnelle s'il s'agit de corriger un trouble fonctionnel, actuel ou prévu, ou d'aider une fonction compromise par une lésion, ou de lutter contre une intoxication ; elle sera symptomatique s'il s'agit simplement de réprimer l'intensité ou de diminuer la durée de l'anomalie.

Les corrections fonctionnelles ne donnent pas des succès aussi éclatants que ceux de la thérapeutique spécifique. Le plus souvent personne dans l'entourage d'un malade ne se doute de ce qu'il a fallu au médecin de savoir, d'attention et de perspicacité pour interpréter un trouble morbide (dont le plus souvent il aura même eu la délicatesse de ne pas dévoiler la gravité dans la crainte d'effrayer le malade ou les personnes auxquelles il est cher), et lui opposer exactement le correctif convenable ; mais le véritable thérapeute qui a la certitude de l'effort nécessaire et du résultat obtenu, éprouvera parfois les mêmes joies de conscience que le chirurgien après une opération heureuse et venue à point pour sauver la vie d'un malade.

On vient de voir la complexité et les difficultés de l'intervention médicamenteuse, lorsqu'il s'agit de thérapeutique raisonnée; mais on comprend très bien que dans ce duel entre la maladie et le médecin, ce dernier, qui observe une évolution toujours, au moins relativement, lente et à peu près prévue, puisse prendre le temps d'observer, de réfléchir et d'étudier. Il n'en est plus de même pour la thérapeutique symptomatique. Ici l'abstention est plus délicate parce que, en dehors de l'indication vitale qui exige une intervention d'urgence, le malade veut être soulagé au plus tôt. Dès qu'il s'est confié à un médecin, ce n'est plus la maladie qu'il rendra responsable de ses maux, c'est le médecin lui-même. S'il continue à souffrir, c'est le médecin qui n'a pas su le soulager ; quoi qu'il survienne, c'est le remède prescrit qui en est la cause et même si, la maladie évoluant, les sensations du malade changent, celui-ci est tenté d'attribuer ces modifications au traitement.

En outre la médication des symptômes est la seule

que comprennent les gens du monde. Il n'est même point rare qu'ils la formulent eux-mêmes d'avance et qu'en envoyant chercher un médecin ils spécifient que c'est pour faire une injection de morphine ; d'autres l'accueillent en le priant de couper leur fièvre. Chose plus déconcertante, depuis quelques années il n'est point rare de voir des mères de famille, plus ou moins affiliées aux sociétés de secours aux blessés de l'armée, ne pas craindre de traiter, à l'aide de médicaments actifs, les personnes de leur entourage. Croyant faire œuvre utile, et ne se doutant pas des dangers qu'elles font courir, elles distribuent volontiers quinine, antipyrine, purgatifs, gargarismes, etc. C'est toujours, dans ces cas, la thérapeutique symptomatique, la moins importante, mais non la moins compromettante, qui intervient. Si l'infection est courte et bénigne, le malade guérit quand même ; si elle est grave, on va chercher le médecin qui se trouve en face d'un malade médicamenté et point soigné. Il faut donc, à tous les points de vue, compter avec la thérapeutique symptomatique.

Dans ce mode de thérapeutique, l'opportunité médicamenteuse résulte toujours de l'excès du trouble morbide, de sa durée ou des dangers immédiats qu'il fait courir. En dehors de ces conditions, elle n'est pas absolue ; mais quand les troubles sont poussés à leur summum d'intensité, ils forcent la main et nécessitent une intervention active, même s'il devait en résulter quelque inconvénient.

Par exemple, je considère comme d'une mauvaise pratique (à l'encontre de ce qu'on lit presque partout) l'emploi de la morphine dans la colique hépatique ;

cependant si la douleur, par son intensité et sa persistance, malgré l'emploi de moyens généralement plus efficaces, torturaient trop le patient, il ne faudrait pas hésiter à y avoir recours. N'est-on pas souvent obligé d'agir de même vis-à-vis des grands brûlés? et cependant est-il une maladie dans laquelle l'intégrité de la diurèse soit plus nécessaire? Sans doute encore il faut éviter les somnifères et s'efforcer de modifier par l'hygiène la cause de l'insomnie; mais si l'on échoue, ou si l'insomnie est accidentelle, ne vaut-il pas encore mieux prescrire un médicament de cet ordre que de laisser au malade de longues nuits sans sommeil, capables d'accentuer l'épuisement du système nerveux? La plupart des antithermiques sont suspects. Cependant si l'on n'avait aucun autre moyen pour abaisser une température excessive et soutenue, il serait préférable d'y avoir plutôt recours que de laisser le malade s'épuiser par la fièvre et ses conséquences (anorexie, affaiblissement du cœur, etc.) ; seulement il faudra le faire avec prudence et avec un choix judicieux du médicament, surtout si le cœur est affaibli, et, dans ce cas en prévenir la défaillance en administrant concurremment un stimulant cardiaque, telle la spartéine ou même la caféine à faible dose.

Il est prudent de ne jamais donner d'antithermiques à haute dose, surtout l'antipyrine, à un fébricitant au moment de l'acmé fébrile, la règle est plus absolue encore si le cœur est déprimé : cette dernière circonstance exige qu'on se défie même des faibles doses et qu'on les accompagne d'un stimulant cardiaque. Dans les infections bénignes, l'antipyrine prolonge parfois la durée de la maladie : de deux malades, à voies digestives ou à reins fragiles, atteints l'un et l'autre de grippe ou d'embarras gastrique, et dont l'un prendrait une bonne dose d'antipyrine et l'autre ne prendrait rien ou une faible dose de quinine fractionnée, le premier aurait certainement une maladie plus longue que le second, accompagnée d'oligurie et d'une exagération des phénomènes d'intoxication.

Il y a donc dans l'opportunité de la thérapeutique symptomatique des nuances parfois très délicates à observer, si l'on veut sauvegarder à la fois l'intérêt primordial du malade et sa propre autorité. C'est pourquoi un médecin consciencieux et instruit, qui voit plus loin que le symptôme, devra ne pas négliger, s'il ne le combat pas, d'expliquer sa conduite : il fera bien, par sa sollicitude auprès du patient, par sa connaissance de la nosologie, qui lui permettra de prévoir le pronostic, de faire accepter au malade et à son entourage l'évolution probable de la maladie. Il aura généralement (hélas ! non toujours) la satisfaction d'être compris, et il pourra se contenter de pallier les symptômes les plus marqués, pendant qu'il surveillera les troubles fonctionnels, afin de pouvoir les corriger au bon moment et de permettre au malade d'arriver à la guérison.

Par contre, il faut savoir ne pas refuser systématiquement un moyen symptomatique : un malade qui a déjà bénéficié ou cru bénéficier de la sédation d'un symptôme par un moyen, ne doit pas être privé du même moyen, à moins que l'on ait de bonnes raisons pour espérer mieux ou pour en redouter quelque inconvénient. Il est d'ailleurs, à ce point de vue, une règle générale : de même qu'il faut toujours laisser parler les malades, même lorsqu'ils sont longs, parce que en parlant ils se livrent et qu'en les écoutant, on les étudie et on les connaît bien vite, de même, en thérapeutique, il faut toujours se renseigner par eux et tenir compte de leur expérience des médicaments, tout en se défiant de l'auto-suggestion. Cela est surtout vrai dans l'emploi des purgatifs, des calmants et des somnifères. Il est sage enfin de tenir compte de la mentalité de certaines personnes et ne pas s'obstiner à redresser leurs erreurs : à quoi bon fatiguer un malade de discussions inutiles ? Ne vaut-il pas mieux lui donner la satisfaction morale d'une dose infime, incapable de nuire, et le faire bénéficier, par cette concession, du dynamisme nerveux que la joie de l'espérance et de la confiance est capable de lui donner ?

Je ne crois pas qu'il soit nécessaire de revenir sur les inconvénients de la thérapeutique symptomatique et d'insister sur le danger qu'il y aurait de s'en servir exclusivement, car je ne soupçonne pas qu'il existe un seul médecin capable de se donner le succès facile de combattre exclusivement les symptômes : avec de la morphine, du chloral et de l'antipyrine on pourrait aisément opérer des miracles, si ces miracles ne présentaient le formidable revers de ne pas guérir et parfois d'aggraver les maladies ou même de tuer les malades.

L'opportunité médicamenteuse dans la thérapeutique réparatrice est plus facile à déterminer et moins compromettante, parce que le médicament réparateur n'est en réalité qu'un aliment. Il ne joue que le rôle d'adjuvant dans le traitement qui se compose, avant tout, d'un ensemble de moyens hygiéniques dont le régime est la partie essentielle. Le malade puisera les principes reconstituants dont il a besoin, dans l'alimentation spéciale qui lui sera prescrite, et évitera, par un genre de vie approprié à son état, les déperditions inutiles. En sorte que, si le médicament est efficace, tant mieux; s'il ne l'est pas, on n'aura aucune raison clinique péremptoire de le savoir. C'est pour semblable raison qu'on a pu vanter cliniquement, pendant de longues années, comme reconstituants, les phosphates minéraux, puis les abandonner et les remplacer par les glycéro-phosphates dont on a dit merveille avec les mêmes arguments, bientôt enfin abandonner ceux-ci en faveur des phosphates organiques, dont la valeur est rendue plus probable par les études de chimie biologique et de physiologie, et dont cependant quelques-uns, comme les lécithines, sont déjà distancés : tout cela sans que malades ni médecins y aient trouvé le moindre inconvénient.

Exception doit être faite pour le fer qui a mérité le nom de spécifique de la chlorose. Peut-être n'est-il pas un simple réparateur et jouit-il d'une action pharmacodynamique importante. Toujours est-il qu'il serait parfois assez difficile de s'en passer.

Il ne faudrait pas croire toutefois que les médicaments réparateurs puissent être prescrits sans inconvénients, sous prétexte qu'ils sont des manières d'aliments. L'emploi en est limité, je l'ai déjà dit, par l'action pharmacodynamique de certains d'entre eux et par leur inutilisation. C'est ainsi que les phosphates solubles, minéraux ou organiques, exercent sur le système nerveux de quelques malades une excitation avec laquelle il faut compter, surtout si cette excitation s'accompagne de palpitations; l'huile de foie de morue à haute dose peut occasionner de la diarrhée ; le fer de la constipation, du malaise, une sensation pénible de plénitude, de l'irritation vésicale, etc. D'autre part, si une partie des phosphates médicamenteux, au lieu d'être assimilée, est simplement éliminée par les urines, il est bien inutile de fatiguer le rein à cette besogne. En sorte que, même lorsqu'il s'agit de substances qui font partie intégrante de notre organisme, la tolérance a une limite qu'on ne saurait dépasser sans quelque inconvénient, témoin encore le chlorure de sodium qui, à une dose relativement peu élevée, est toxique et pourrait être mortel. Tant il est vrai qu'en thérapeutique rien n'est banal.

A l'opportunité médicamenteuse se rattache celle de la *dose*. Nous avons longuement insisté sur l'action des doses en un chapitre spécial; pour ne pas nous répéter, nous nous bornerons à quelques remarques importantes sur lesquelles il n'est pas inutile de s'appesantir :

1° Il n'y a pas un rapport obligé entre les effets dits physiologiques, en réalité toxiques, d'un remède et son action curative : ainsi les remèdes curatifs guérissent par une action étiocratique ou spécifique, directe ou indirecte, sur la cause de la maladie; les autres ne peuvent qu'aider à la guérison ou soulager. Il n'y a donc aucune raison de rechercher, en prescrivant des doses élevées, la production d'effets physiologiques marqués, dans le but de guérir.

2° Les médicaments spécifiques et étiocratiques guérissent à des doses qui ne doivent, autant que possible, s'accompagner d'aucun effet physiologique fâcheux. Si un effet de ce genre se produit, on le subit ; mais il n'y a pas lieu de le rechercher (iodures, mercure, salicylate de soude, etc.).

3° Les médicaments fonctionnels sont capables de corriger des troubles fonctionnels importants, à des doses qui, en dehors de leurs propriétés électives, doivent être,. autant que possible, sans action marquée sur le reste de l'organisme (théobromine, digitaline, spartéine, antimoniaux, purgatifs); parfois même ils sont actifs à des doses pour ainsi dire infinitésimales (noix vomique, digitaline à faible dose, spartéine[1], etc.)

4° Il y aura généralement avantage à fractionner les doses des médicaments fonctionnels : on obtiendra ainsi une action plus soutenue, on évitera toute impression trop vive, et l'on sera sûr de ne jamais dépasser de beaucoup la dose tolérée, quelle que soit l'idiosyncrasie du malade.

5° *Les doses fonctionnelles seront d'autant plus fai-*

1. On reconnaîtra aisément que 1 centigramme (et même moins) de sulfate de spartéine, par exemple, produit des effets très suffisants pour une dose, d'ailleurs renouvelable ; il est donc inutile de donner 0 gr. 05 en une fois comme on le fait habituellement. On reconnaîtra encore que les laxatifs salins, contrairement à une erreur ancienne, peuvent produire des effets laxatifs à partir de 6 ou 7 grammes. La possibilité d'abaisser les doses pourrait être démontrée pour beaucoup d'autres médicaments.

bles qu'on devra agir sur des organes plus compromis; et même, toutes les fois qu'on le pourra, on évitera d'accumuler sur le même organe une action médicamenteuse et une action toxique d'origine morbide. A cet effet, lorsqu'on aura à renforcer un organe en état d'asthénie sous l'influence d'une intoxication portant sur cet organe, on tâchera d'agir indirectement sur lui, soit par l'intermédiaire du système nerveux, soit par celui d'un autre organe sain. Ainsi un myocarde intoxiqué pourra être stimulé par l'intermédiaire du système nerveux, au moyen de la spartéine, sans exercer d'action directe sur ce myocarde même ; les besoins de la dépuration rénale peuvent être limités par le régime et par une action dépurative sur les voies digestives. Nous avons déjà donné de nombreux exemples de cette manière d'agir indirectement sur une fonction troublée.

6° Les médicaments symptomatiques n'ayant à manifester le plus souvent leur action que sur le symptôme pour lequel on les prescrit, la dose doit être strictement limitée à l'effet qu'elle est appelée à produire.

7° Les médicaments réparateurs peuvent être prescrits à doses élevées, sous la réserve qu'ils ne produiront aucun effet pharmacodynamique plus ou moins fâcheux, et qu'ils seront utilisés, c'est-à-dire qu'ils ne fatigueront point les émonctoires en d'inutiles éliminations de l'excès prescrit.

En *résumé*, à l'exception des médicaments spécifiques qui exigent généralement des doses assez élevées, il n'y a que des avantages, dans l'immense majorité des cas, à prescrire de faibles doses, j'entends par là des doses sensiblement inférieures à celles habituellement recommandées par les formulaires et les Traités usuels de thérapeutique.

L'opportunité médicamenteuse comporte une dernière question : pendant combien de temps doit-on prolonger l'action d'un médicament ? D'une façon générale, il y a avantage à ne pas administrer les médicaments pendant un temps trop long, afin d'éviter l'*accumulation* qui conduit à l'*intolérance*, parfois même à l'*intoxication chronique* ou à l'*assuétude*. En sorte que, s'il était nécessaire de faire agir un médicament pendant un temps très long, comme le mercure et la quinine, il y aurait lieu d'en interrompre l'action, pour la recommencer après une période de repos.

Il est difficile de formuler à cet égard des règles générales précises : le temps pendant lequel un médicament doit être prescrit varie avec ses effets. Si l'on possède un remède spécifique qui guérisse d'emblée, comme le sérum antidiphtéritique ou les antiparasitaires, il n'y a aucune raison d'en prolonger l'emploi. Si au contraire le médicament, même spécifique, ne guérit que les accidents et laisse persister des germes de la maladie dans l'économie, comme le mercure à l'égard de la syphilis, on sera bien obligé de maintenir l'organisme sous l'influence de l'imprégnation médicamenteuse, autant qu'il sera nécessaire pour éviter le retour offensif de l'agent pathogène.

La thérapeutique fonctionnelle, d'un maniement toujours délicat, trouve une nouvelle difficulté dans l'opportunité de durée de l'action médicamenteuse. En hérapeutique fonctionnelle, l'action médicamenteuse devra généralement être de courte durée, parce que dès que la correction fonctionnelle est obtenue, le médicament devient inutile. En en prolongeant l'action on s'exposerait soit aux effets fâcheux de l'accumulation, soit à l'assuétude, soit surtout à *l'épuisement de l'organe* qu'on forcerait à produire un travail supérieur à ses forces et d'ailleurs superflu. C'est pour ce motif qu'on a proposé, dans l'asystolie, la dose unique de digitaline. Cette réaction contre la dose continue, si fréquemment prescrite autrefois, est simplement exagérée : la thérapeutique rationnelle veut qu'on obtienne le rétablissement des fonctions cardio-rénales sans danger, et dans ce but il est parfaitement légitime de fractionner la dose de digitaline, comme nous l'avons indiqué plus haut.

La dose du médicament symptomatique se limite forcément à la correction du symptôme ; ce n'est que bien rarement qu'elle intervient préventivement ou qu'elle prolonge son action. Cependant quelques somnifères obéissent à cette double éventualité : d'ordinaire ils sont prescrits préventivement et plusieurs (sulfonal, véronal, trional) continuent leur action le jour suivant et parfois plus de vingt-quatre heures après l'ingestion. Il est d'autant plus important de commencer par de faibles doses que, d'ordinaire, le symptôme reparaît lorsque l'action du médicament est épuisée (douleur, fièvre, insomnie). Aussi est-on trop souvent amené à la renouveler, au risque de provoquer les graves inconvénients de l'accumulation et de l'intolérance, ou de l'intoxication chronique ou de l'assuétude. Un bon moyen d'éviter ces inconvénients est l'alternance des médicaments sur laquelle nous allons revenir.

Les agents de la thérapeutique réparatrice échappent, pour la plupart, à ces reproches : donnés en excès, l'organisme les élimine sans se les assimiler (fer, phosphates, chlorures). Cette surcharge médicamenteuse offre néanmoins l'inconvénient d'imposer une fatigue inutile aux organes d'élimination ; il est préférable de la leur éviter. On y parvient facilement en ne prescrivant pas de trop hautes doses, et en alternant le médicament réparateur avec un autre de même catégorie ou concourant à un but analogue. Ainsi on alternera avantageusement les phosphates organiques avec le fer, les phosphates organiques ou le fer avec l'arsenic, l'un de ces médicaments avec la strychnine ou la noix vomique lorsqu'ils peuvent avoir une action heureuse sur les voies digestives, ou le quinquina.

Cette *alternance des médicaments* est plus qu'une pratique préventive, destinée à prévenir les dangers de l'accumulation ou les inconvénients de la surcharge ou ceux de l'assuétude, elle procure encore le bénéfice du changement de médicament. C'est en effet une règle générale que l'emploi d'un médicament nouveau ou l'application d'un pansement ou d'un agent topique d'une nature différente des précédents (à condition bien entendu qu'ils soient appropriés), soient favorables au malade. On peut donc, de parti pris, utiliser cette circonstance en alternant des médicaments indiqués qui, à chaque renouvellement, exerceront une influence heureuse.

En outre la plupart des médicaments provoquent à la longue quelque inconvénient pour les organes qui les reçoivent, les éliminent ou sont impressionnés par eux. Il y a donc nécessité de laisser bientôt un repos à ces organes, sans faire perdre à l'organisme le bénéfice de l'action utile. On y arrive par l'alternance. Pendant l'action d'un médicament, les organes plus ou moins impressionnés par un autre se reposent. Un exemple frappant de l'utilité de cette pratique est fourni par les laxatifs : les uns, en même temps qu'ils provoquent une garde-robe, sont des irritants pour l'estomac (la plupart des laxatifs qui agissent à petite dose sous forme pilulaire, tels que podophylin, cascara, etc.) ; d'autres dépriment la fonction gastrique (sulfate de soude) ; il en est qui provoquent une forte sécrétion biliaire (podophylin), tandis que plusieurs se bornent à stimuler la contraction intestinale ou à faire un lavage gastro-intestinal ou même à favoriser mécaniquement le cheminement du bol fécal. Dès lors rien n'est plus facile que ménager l'estomac, le foie, l'intestin, en n'exerçant jamais qu'une action de courte durée sur ces organes, tout en procurant au malade le bénéfice de l'exonération, à l'aide de laxatifs alternés.

J'aurais voulu développer, plus que je ne l'ai fait, ce chapitre de l'opportunité des médicaments, des doses et de leur renouvellement : il contient à lui seul presque toute la thérapeutique pratique ; mais il aurait fallu, pour préciser davantage, passer en revue chaque médicament et ses applications à chaque cas particulier. Dans l'application il n'y a en effet que des préceptes de détail. Encore n'aurais-je pu donner que ma pratique personnelle qui n'a point la prétention d'être érigée en dogme.

D'ailleurs, arrivée à ce point, la thérapeutique n'est

plus simplement une science ; elle est en même temps un art. Il est hors de doute que cet art serait absolument sans valeur s'il n'avait pour base une science solide; mais il est non moins certain que la science ne suffirait pas, car les préceptes de pratique ne valent que par la façon dont ils sont mis en œuvre. Chaque médecin apporte dans la thérapeutique appliquée sa manière propre, ses préférences, sa conscience, son éducation, son esprit d'observation et de logique, en un mot le développement de sa personnalité, pendant que le malade complique le problème par ses réactions individuelles. Ces détails ne sauraient être codifiés. Ils sont suggérés à l'esprit par une habitude qui dérive surtout de l'éducation médicale. C'est pourquoi *l'enseignement de la médecine devrait être au moins autant éducatif qu'instructif.* Il est toujours facile, avec du temps et du travail, de développer son instruction; il l'est moins, de perfectionner ses sens, de penser médicalement et de faire chaque chose avec précision. Sans chercher bien loin des exemples : il y a vingt manières de mal pratiquer une saignée ou même de faire une injection sous-cutanée ; il n'y en a qu'une de bonne, que seuls acquerront et comprendront ceux qui auront le bénéfice de l'éducation médicale. Les autres pourront être incorrects toute leur vie, sans s'en douter, s'ils n'éprouvent pas le besoin de leur perfectionnement propre.

C'est pour ces motifs que les préceptes de détails ne peuvent se donner et être appris qu'en présence des malades.

L'éducation médicale étant une condition de bonne

thérapeutique, ce n'est point un hors-d'œuvre que d'attirer l'attention sur le seul moyen pratique de la donner : il serait nécessaire que chaque étudiant en médecine fît pendant au moins un an, un service d'externe, et pendant un an (deux si c'est possible) un service d'interne dans un des grands hôpitaux des villes sièges de Faculté. Rien ne serait plus facile que de doubler le service prévu par l'assistance publique, par ce renfort obligatoire. Il ne s'agit pas de toucher au fonctionnement de l'externat et de l'internat, qui a donné de très heureux résultats ; il s'agirait simplement de rendre ces résultats accessibles, dans une certaine mesure, à tous. C'est par ce contact incessant et prolongé avec les malades, à l'âge où l'on peut s'adapter à toutes les minuties nécessaires, qu'on développera le côté pratique de la personnalité du médecin et que l'on pourra espérer voir, chez le même homme, se fixer les connaissances scientifiques et se perfectionner le sens de l'art médical.

A la question de l'opportunité médicamenteuse se rattache celle de la *polypharmacie* ou prescription de nombreux médicaments soit simultanément (formules complexes), soit successivement. Je serai très bref à son sujet, me contentant de faire remarquer qu'elle rend l'observation thérapeutique impossible, puisque chaque médicament surajouté complique la physiologie pathologique du malade, qu'en outre elle est fort difficile, puisqu'elle associe des substances qui peuvent se modifier réciproquement ou modifier leurs effets respectifs ; qu'enfin on impose à un organisme malade de nombreuses substances étrangères dont toutes les actions ne sont pas toujours exactement connues, et qu'on s'expose à nuire sans le savoir et sans pouvoir s'en rendre compte. Tous les bons thérapeutes, en particulier Forget, Fonssagrives ont protesté contre la polypharmacie. J'ajouterai que la polypharmacie est généralement le fait de ceux qui méconnaissent l'évolution spontanée des maladies, ou de ceux qui croient pouvoir modifier à volonté cette évolution, ou encore des fervents de la thérapeutique symptomatique. A mesure qu'on avance dans la pratique, on s'aperçoit qu'il n'est point nécessaire d'encombrer l'organisme de médicaments, que l'évolution des maladies n'en est point favorablement modifiée, que la correction symptomatique n'est pas toujours utile, que parfois même elle est fâcheuse. On arrive ainsi peu à peu à modérer les prescriptions médicamenteuses et à simplifier les formules.

Par opposition à la polypharmacie, on a donné le nom d'*oligopharmacie* à la thérapeutique de ceux qui pensent remplir toutes les indications avec un très petit nombre de médicaments, six, dix ou vingt au plus. Sans doute, à tout prendre, j'aimerais mieux être soigné par un médecin qui ne connaîtrait que quelques médicaments, mais qui s'en servirait correctement, que par un médecin imbu de polypharmacie. Mais pour quelle raison se borner à utiliser vingt médicaments s'il y en a quarante d'utilisables ? Il ne s'agit pas, pour bien faire, de prescrire plus ou moins de médicaments, mais de remplir les indications qui se présentent avec un caractère de nécessité ou simplement d'utilité, lorsqu'on peut y parvenir sans inconvénient pour le malade.

CHAPITRE VI

Primum non nocere !

Comment on peut nuire. — Comment on peut éviter de nuire.

Primum non nocere ! Ce précepte devrait figurer en épigraphe de tout écrit sur la thérapeutique, comme il s'impose toujours à l'esprit du médecin consciencieux, au moment où il prescrit.

Il est si facile à un médecin de nuire ! une inexacte adaptation des moyens aux besoins, par *défaut, excès, inopportunité, erreur, ignorance ou négligence*, peuvent troubler plus ou moins la marche qu'aurait subie l'évolution morbide sous l'influence d'une adaptation strictement adéquate. Après avoir étudié les actions utiles, il est donc nécessaire de ne pas négliger, au point de vue de la thérapeutique raisonnée, les actions nuisibles.

On nuit par défaut quand on ne prescrit pas, ou quand on prescrit à dose insuffisante ou insuffisamment prolongée, le remède qui aurait pu guérir, aider à la guérison ou soulager. On laisse ainsi s'installer ou se renouveler des lésions ou des troubles qu'avec un peu plus d'énergie ou de décision on aurait vu céder, parfois définitivement. Le mercure, la quinine, la digitale, le colchique, les salicylates doivent être prescrits sans différer et à bonne dose, dans les cas où ils sont indiqués, parfois d'urgence, ou même par les procédés les plus rapides et les plus actifs (accès pernicieux, gomme du cerveau ou du voile du palais, asystolie menaçante). Dans ces cas, attendre c'est nuire. Le mercure doit être prescrit, avec des interruptions, des années durant: s'endormir dans une fausse sécurité de bénignité apparente, c'est s'exposer à nuire. Dans un autre ordre d'idées, on nuit par défaut lorsqu'on laisse un malade s'asphyxier par un épanchement énorme dans une plèvre ou dans le péricarde, s'amaigrir par un régime insuffisant ou s'affaiblir au milieu de conditions hygiéniques défectueuses, et même lorsqu'on entretient sur les frontières de la maladie, sans l'en prévenir, telle personne qui a un genre de vie et un régime vicieux.

Le défaut d'une prescription nécessaire peut provenir du scepticisme, de la négligence à s'enquérir de tout ce qui concerne le malade ou d'un excès de défiance. L'art du médecin est fait à la fois de confiance, de prudence et de décision, qualités sans lesquelles la science laisserait le praticien au-dessous de sa tâche.

On nuit par excès beaucoup plus souvent que par défaut : administrer un remède inutile ou à dose trop élevée ou pendant un temps trop long, activer un organe avec exagération ou impressionner vivement un organe en état de souffrance, accumuler sur le même organisme des médicaments qui répondent à la même indication ou au contraire atténuent réciproquement leurs effets, conseiller des moyens excitants à des excitables ou des déprimants à des asthéniques, suralimenter outre mesure des malades qui ont des voies digestives suspectes, saigner un malade très déprimé, même s'il est urémique, ponctionner un épanchement pleural faible ou modéré, abuser de médicaments nouveaux mal connus, sont des exemples d'actions nuisibles par excès. On ne se contentera donc pas de constater la pâleur du visage, chez une femme nerveuse, pour prescrire du fer, sans s'être assuré que cette pâleur ne tient pas à une contraction habituelle du réseau vasculaire périphérique ; on ne poussera pas la mercurialisation à outrance chez un syphilitique, et on n'attendra pas qu'il présente des phénomènes d'intolérance et qu'il ait les dents déchaussées pour suspendre le traitement ; on se défiera de la polypharmacie ; on craindra les toni-cardiaques directs, c'est-à-dire myocardiques, à haute dose, chez les sujets dont le myocarde est intoxiqué ou enflammé ; on n'enverra pas un tuberculeux excitable, congestionné ou hémoptysique, sur une montagne élevée ou au bord de la mer ; on ne se croira pas dans l'obligation de combattre, au moyen d'un médicament, toutes les anomalies présentées par un malade, etc. : toutes ces actions mériteraient le reproche de fautes par excès.

L'excès dans les médicaments et les procédés thérapeutiques actifs provient soit d'une connaissance insuffisante de l'action pharmacodynamique des remèdes et de l'activité des modificateurs naturels, soit d'une déduction erronée des besoins du malade, soit surtout d'une confiance exagérée dans la puissance de la thérapeutique. L'esprit aventureux ou trop agissant est plus nuisible que celui de défiance, parce que si ce dernier prive quelquefois d'un secours utile, du moins n'est-il suspect que de complicité, tandis que le premier peut faire, par lui-même, beaucoup de mal.

Un médicament est nuisible par inopportunité lorsqu'il exerce une influence fâcheuse sur les organes de réception, de passage ou d'élimination. Ainsi la créosote, les préparations mercurielles, l'iode et tant d'autres sont inopportuns chez les dyspeptiques ; l'aloès est fâcheux pour les hémorrhoïdaires ; l'huile de foie de morue ne convient pas aux diarrhéiques. Les vésicatoires peuvent être très nuisibles chez les enfants, les vieillards et les sujets atteints de néphrite épithéliale. Il est encore inopportun de rechercher le mieux quand on a le bien : par exemple, quand on possède un médicament aussi précieux par sa spécificité que le salicylate de soude, qui guérit un rhumatisme articulaire aigu en quelques jours, on nuirait par inopportunité si l'on prescrivait uniquement les métaux ferments, qui n'offrent pas la même spécificité d'action. Quand la médecine traditionnelle a montré l'innocuité et la régularité d'action de certaines pratiques heureuses, il est inopportun de chercher à faire mieux par quelque méthode nouvelle aléatoire.

Mais il est un autre mode d'inopportunité qui consiste dans la disproportion entre le traitement et les ressources des malades. Il est aussi peu médical de prescrire à de pauvres gens des médicaments, des remèdes ou des régimes de luxe, ou simplement trop coûteux pour leur situation, que de négliger de faire accepter à des malades riches les moyens quelconques les plus propres à rétablir leur santé. En réalité on peut donner des soins très étendus à des personnes de condition modeste, en concentrant leurs ressources sur les choses vraiment utiles : il faut nécessairement qu'elles consentent à rayer de leur budget l'excès d'alcool, de vin et de tabac ; il faut en outre qu'elles apprennent à manger à la fois correctement et économiquement [1]. Il restera alors une part notable qui pourra être employée au rétablissement de la santé, quand elle aura été compromise. On pourra facilement, avec des combinaisons variées, faire bénéficier les gens peu fortunés, des mêmes ressources que les plus riches : des solutions au lieu de potions, des paquets au lieu de cachets, des aliments appropriés substitués aux médicaments réparateurs, parfois une leçon sur la pratique des injections hypodermiques, plus souvent des lavements substitués à ces dernières, et cent autres petits moyens permettront d'adapter exactement une thérapeutique efficace aux ressources des malades.

Un développement plus rationnel des mutualités concourrait dans une large mesure à ce but ; mais, de toute nécessité, les mutualistes doivent comprendre que leur intérêt n'est pas dans la médecine au rabais. Peut-être arriveront-ils à s'offrir les meilleurs médecins, en les recrutant par voie de concours et en se les attachant par des appointements fixes suffisants. Ces médecins auraient toute facilité de faire l'éducation des sociétaires au point de vue de l'hygiène, et ils s'intéresseraient à tirer le meilleur parti de leurs ressour-

1. Nous ne saurions trop recommander, à ce point de vue, les notions d'hygiène alimentaire contenues dans l'enquête sur l'alimentation, d'une centaine d'ouvriers et d'employés parisiens, par MM. Landouzy et Henri et Marcel Labbé.

ces. Une des causes de l'inopportunité en thérapeutique aurait ainsi disparu.

Il reste convenu qu'on n'enverra pas à la légère à Nice ou aux bains de mer ou à Luchon un ouvrier dénué de ressources, et sans se préoccuper de quelle façon il y pourra vivre. Cela s'est vu, en dépit de l'apparence fantaisiste. Envisagée à ce point de vue, l'inopportunité d'une prescription est une faute de bon sens heureusement tout à fait exceptionnelle.

Errare humanum est. Que celui qui n'a jamais commis d'erreur condamne ceux qui se trompent ! Le médecin qui se trompe de bonne foi, après avoir donné toute son attention, toute sa conscience, toute son intelligence et tout son savoir, n'est point coupable. Il l'est d'autant moins que la médecine est loin d'être encore parfaite, et qu'elle peut tromper elle-même les plus consciencieux, par la complexité désespérante de ses sujets d'étude. Les chances d'erreur seront d'autant moindres que la science sera plus avancée et le médecin plus instruit ; malgré tout, nuire par erreur peut arriver et arrivera toujours, quelquefois même aux plus habiles, parce que c'est une condition d'humanité : le grand âge, l'affaiblissement des sens, les préoccupations personnelles, plus encore la fatigue du corps et de l'esprit sous l'influence du surmenage professionnel, l'excès de clientèle qui limite le temps à consacrer à chaque malade, des sentiments d'une affection très vive, certains défauts de caractère, en particulier l'entêtement et l'orgueil, l'esprit de paradoxe ou de contradiction, l'impatience, la tendance à trop simplifier ou à trop compliquer les choses, l'esprit de système, les tendances à l'imagination, fourniront toujours des occasions de faire fausse route.

Tout ce que l'on peut espérer, c'est de limiter autant que possible cette cause d'action nuisible, en renforçant les études médicales, en constituant l'enseignement de la thérapeutique sur la large base qui est nécessaire, en rendant les épreuves d'examen plus difficiles et en perfectionnant l'éducation professionnelle.

La plus grave des actions nuisibles est l'insuffisance, qui ne doit point être confondue avec l'erreur. L'insuffisance conduit à l'erreur grossière et *habituelle*, différente de l'erreur exceptionnelle provenant des circonstances parfois inéluctables que nous avons énumérées. Elle est cependant délicate à apprécier si l'on veut éviter le ridicule de s'ériger en justicier. Juger les autres est chose toujours difficile qui ne pourrait se faire qu'en présence de fautes élémentaires comme on n'en voit guère : inciser une veine en longueur pour saigner, vacciner en pratiquant des entailles multiples et énormes aussi bien en profondeur qu'en largeur (là où il eût suffi d'une scarification de quelques millimètres éraillant à peine le derme), donner des bains chauds à des malades déprimés, prescrire intensivement le mercure à un malade atteint de syphilis rénale sans prendre garde à l'action de cette substance sur le rein, traiter une coqueluche au début par la fenêtre ouverte (pratique paradoxale qui a coûté la vie à de nombreux enfants), immobiliser un membre fracturé en plaçant les fragments dans une position vicieuse, appliquer une vessie de glace sur la peau sans interposition d'une compresse de flanelle, prescrire des emménagogues à une femme cachectique qui n'a pas ses règles, méconnaître les nécessités de l'asepsie aussi bien dans la petite chirurgie que dans la grande, prescrire des médicaments qu'on connaît mal ou auxquels on attribue une puissance exagérée, par souvenir de quelque coïncidence heureuse qu'on a prise pour une règle, s'entêter dans une notion inexacte, faire des irrigations trop fréquentes dans une cavité en voie de cicatrisation ou sur le siège d'une hémorragie.

Dans un autre ordre d'idées plus difficile à apprécier : entraver la dépuration urinaire d'un infecté ou d'un intoxiqué par des remèdes susceptibles de fermer le rein (morphine, antipyrine, vésicatoires intensifs), donner un médicament synergique de l'action morbide, donner, à dose toxique ou pendant trop longtemps, des médicaments dangereux, sont des exemples d'insuffisance nuisible.

Il est certain que tout esprit pondéré, qui jugerait sans parti pris, regretterait des erreurs aussi grossières, que des médecins ne commettent jamais quand ils ont reçu une éducation médicale et thérapeutique correcte. C'est ce défaut d'éducation qui excuserait les erreurs de ce genre. Le véritable responsable en serait l'État qui, ayant reçu le droit de conférer des diplômes, et détenant en fait le monopole de l'enseignement médical, se soucie trop peu des garanties nécessaires et des exigences d'une préparation suffisante. Il en résulte que, obligé de prescrire, le médecin peut être conduit à suppléer à la connaissance du malade, et surtout à celle des remèdes, par l'imagination ou des théories qu'il improvise ; mais comme le savoir ne s'improvise pas, même avec du bon sens et de la bonne volonté, il est exposé à se tromper. Le manque de savoir ne doit jamais décourager ni rebuter un bon esprit ; il doit l'inciter à la prudence, à l'observation minutieuse et au travail. Ne restent insuffisants que les hommes obstrués par l'orgueil ou par la paresse, défauts d'hommes, non exclusivement de médecins, et qui font les médiocres en tout.

Reste parmi les moyens de nuire la *négligence*. Parfois elle appartient en propre à l'individu et ce n'est qu'une forte éducation médicale qui peut l'atténuer ; d'autres fois elle résulte de l'insuffisance de l'éducation élémentaire. Le médecin qui commettrait des fautes d'asepsie, ou qui, chargé de la chloroformisation, s'intéresserait trop à l'opération en cours ; celui qui transporterait une maladie contagieuse d'une famille dans une autre parce qu'il aurait négligé de s'isoler du malade au moyen d'un vêtement spécial ou parce qu'il aurait oublié de se laver les mains ; celui qui, dans une famille où se trouve un contagieux, ne ferait pas tout le possible pour préserver les non atteints ; celui qui laisserait s'installer des eschares de décubitus sans s'en préoccuper ; celui qui, dans le cours d'une fièvre typhoïde, d'une paraplégie et en général dans celui de toutes les maladies infectieuses et des maladies du système nerveux, négligerait de s'assurer de l'évacuation de la vessie ; l'oublieux qui prescrirait une dose dont il ne serait point sûr, ou qui ne songerait pas à faire cesser un médicament qui ne devait être pris que pendant un temps limité ; le distrait qui ferait un lavage de l'utérus avec un liquide trop chaud ou trop caustique, etc.., etc.., nuiraient par négligence.

Ce n'est pas tout : nuisent encore par négligence le médecin qui ne s'assure pas de l'exécution de ses prescriptions, le médecin qui ne contrôle pas le service des gardes-malades surtout si c'est lui qui les a recommandées, et celui aussi qui ne s'assure pas que les médicaments livrés par le pharmacien paraissent bien préparés et de bonne qualité ; en un mot le médecin, sous peine de négligence, assume non seulement la responsabilité morale de ce qu'il prescrit, mais encore de l'*exécution* de ses prescriptions. Je dirais volontiers en inversant l'axiome latin : *De minimis curat medicus.*

De ces différentes manières de nuire, les unes résultent, ai-je dit, d'une instruction thérapeutique insuffisante, les autres d'une éducation médicale qui n'a été qu'ébauchée.

J'insiste sur ce point que je n'oserais pas en rendre le médecin responsable : on a établi une durée d'études, des examens, un diplôme, et lorsque l'étudiant a satisfait à toutes ces conditions on lui dit : vous pouvez exercer. Est-ce sa faute si les garanties qu'on lui demande ne sont pas toujours suffisantes, si, à la Faculté, il n'a pas acquis, par l'éducation, le réflexe qui empêche, sans qu'on y prenne garde, les négligences fâcheuses ? Est-ce sa faute s'il ignore la pharmacodynamie pratique que personne ne lui a apprise ? Est-ce sa faute s'il ignore la physiologie pathologique qui est à peine enseignée ? L'organisation médicale est ainsi instituée que le jeune docteur peut apprendre, s'il en a le goût, et perfectionner son éducation, s'il en a l'aptitude et s'il en éprouve le besoin. C'est insuffisant, à moins qu'on ne soit particulièrement bien doué.

En effet pour ne pas nuire trois qualités sont nécessaires :

1° Connaître très exactement l'organisme du malade, surtout le fonctionnement de ses organes les plus importants; c'est-à-dire qu'il faut être bon clinicien, ce qui ne peut être obtenu que par un contact incessant et prolongé avec les malades, au cours des études médicales ;

2° Connaître aussi exactement les propriétés des agents dont on compte se servir, ce qui exige une étude, sinon approfondie, du moins très précise des notions les plus importantes de la pharmacodynamie, une des sciences les plus difficiles et les plus négligées;

3° Avoir l'habitude d'adapter et de proportionner les ressources que celle-ci aura fait connaître, aux besoins révélés par la clinique, habitude qui ne peut se prendre que par une observation méticuleuse des effets des remèdes sur les malades.

Quand ces conditions d'études n'ont pas été réalisées, comment supplée-t-on dans la pratique au défaut de l'enseignement?

En général, on porte tant bien que mal un diagnostic. Avec les beaux mots d'infection et d'intoxication, qui ont remplacé ceux d'irritation et d'inflammation, usités avant nous, on localise plus ou moins exactement un processus morbide dominant, et l'on cherche le médicament qui pourra bien agir sur l'organe suspect, généralement dans le sens de la stimulation ou de la désinfection. Pour la dose on ouvre un formulaire et, avec ses indications, on institue un traitement. Que de chances n'a-t-on pas, au début de la pratique, d'aller tantôt en deçà tantôt au delà de l'action désirable? Peu à peu, avec l'expérience, les bons et les moyens observateurs se font plus ou moins rapidement des impressions personnelles, souvent justes, qui leur permettent de devenir de bons ou d'honnêtes praticiens.

Il y a des critiques sérieuses à adresser à ces habitudes, au point de vue du *primum non nocere*. Pourquoi obliger le médecin à devenir praticien sous l'influence de sa seule expérience, alors qu'il serait si facile de l'aider de celle des autres ? Un artisan quelconque ne quitte l'atelier qu'après avoir appris son métier sous la direction de plus habiles que lui, jusqu'à ce qu'il ait acquis à son tour une habileté suffisante. Pourquoi le médecin qui, pendant toute une carrière, va pouvoir faire évoluer des êtres humains entre la vie et la mort, est-il livré d'emblée, ou à peu près, à ses seules forces ? Pourquoi faut-il que chacun se crée une médecine pour son propre compte, au lieu d'être initié par l'accumulation successive des observations antérieures à une tradition qu'il serait possible de se léguer les uns aux autres ? Quelle erreur de penser qu'on puisse par sa seule initiative arriver facilement à une pratique acceptable ! Pour acquérir de l'expérience, il ne suffit pas de voir, il faut encore savoir observer. Or, pour bien observer, il faut avoir une éducation très affinée des sens et savoir beaucoup. Seul le médecin qui possédera ces qualités d'éducation et d'instruction, bénéficiera de l'observation et pourra faire valoir son expérience.

J'ai laissé entrevoir que les formulaires jouaient un grand rôle dans les prescriptions. Ces livres sont précieux et indispensables à tous les médecins ; il ne s'agit donc pas d'en faire le procès : il importe bien plus de préciser les services qu'on est en droit de leur demander. Les formulaires ne devraient servir qu'à fournir les notions, indispensables à utiliser, sur les principales propriétés physico-chimiques des médicaments, en particulier sur la saveur et la solubilité, à rappeler la posologie générale, et à indiquer les préparations usuelles. Leur emploi suppose qu'on est préalablement fixé sur les indications, sur le genre d'action qu'il est nécessaire d'exercer et sur la pharmacodynamie.

Demander davantage à un formulaire et en faire la base de la prescription deviendrait une source d'erreurs. Ceci est surtout vrai de la posologie. Un formulaire, si bon soit-il, ne peut indiquer que des doses usuelles, applicables à la généralité des cas et aux indications habituelles ; mais il ne peut prévoir tel malade en traitement, avec ses susceptibilités, ni telle indication spéciale à remplir. Aussi n'est-il pas exagéré de dire qu'*on peut tuer en se conformant à un très bon formulaire*. En voici des exemples :

Je prends un des meilleurs ouvrages de ce genre, excellent à tous les points de vue, et l'ouvre au mot *digitaline*. Je lis qu'on en donne un dixième de milligramme à un milligramme. L'auteur a évidemment visé le relèvement du cœur dans le cours d'une cardiopathie et il a donné une posologie exacte ; on ne peut lui demander davantage. Mais si quelqu'un, ignorant la pharmacodynamie de la digitaline, s'avisait d'administrer un milligramme de ce médicament ou seulement la moitié de cette dose, dans un cas d'asthénie cardiaque infectieuse, dans la fièvre typhoïde par exemple, n'aurait-il pas les plus grandes chances de voir succomber son malade ? J'ajoute que le danger serait le même dans toutes les maladies infectieuses, si le cœur avait subi à un haut degré les atteintes de l'intoxication.

Cette conclusion peut paraître étrange en ce qui concerne la pneumonie puisque la digitale est un médicament éprouvé dans la pneumonie franche. On a même dit que ce médicament agissait à titre fonctionnel pour maintenir l'intégrité de la force du cœur. En est-on bien sûr ? Pourquoi, s'il en était ainsi, les autres toni-cardiaques ne jouiraient-ils pas de la même action favorable? Il y a un mode d'action très particulier de la digitale dans la pneumonie franche. Cette constatation et l'explication qu'on en a donnée d'une action toni-cardiaque heureuse, ont fait prescrire presque systématiquement la digitale dans tous les cas de pneumonie et de broncho-pneumonie. Or les résultats n'ont pas toujours été favorables et l'on a eu à enregistrer des revers. C'est surtout dans les cas où le cœur traduisait son atteinte par une accélération anormale et par une modification des bruits du cœur, consistant soit dans l'étouffement de l'un d'eux, soit dans une tendance embryocardique, que ces revers se sont produits, d'après mon observation. Si je ne me suis point trompé, la digitale est contre-indiquée dans ces cas, par suite de l'accumulation qu'elle réalise sur le même organe, comme je l'ai maintes fois répété, d'un poison médicamenteux et d'un poison morbide très actif. Comment un formulaire, destiné surtout à fournir des détails pratiques sur l'administration des médicaments, pourrait-il discuter ces vues? En se bornant à la posologie de la digitaline et en ne tenant compte ni de l'interprétation à donner aux signes cliniques, ni du mode d'action du médicament, on aurait fatalement les plus grandes chances de nuire.

Prendrons-nous un autre médicament plus banal et moins délicat, le sulfate de magnésie par exemple? Les doses indiquées dans les formulaires sont de 15 à 60 grammes. Qu'adviendrait-il si, ne tenant compte ni des lésions intestinales, ni de la période dans laquelle se produisent habituellement les perforations et les hémorragies, et se basant uniquement sur la posologie, un médecin croyait pouvoir prescrire seulement 30 ou 40 grammes de sulfate de magnésie à un typhoïdique arrivé au cours de la troisième semaine de sa maladie ? Peut-être rien de fâcheux, mais peut-être aussi une perforation intestinale mortelle, par suite du traumatisme infligé à un intestin ulcéré et à son minimum de résistance. En sorte que, une dose probablement inoffensive (quoique trop élevée parce que inutile) au début d'une fièvre typhoïde, pourrait devenir mortelle à la troisième semaine de la même maladie et chez le même malade.

Il est donc nécessaire, pour ne pas nuire, de faire intervenir bien autre chose que la posologie. Il faut encore tenir compte du malade, de la maladie et de sa période, enfin de l'action médicamenteuse, ce qu'aucun formulaire ne peut prévoir.

Que dire des tableaux des doses *maxima ?* Ayant eu le tort d'en commettre un moi-même, je puis être sévère pour eux. *Ils sont plus nuisibles qu'utiles*, car ils pourraient autoriser des audaces thérapeutiques dangereuses.

Presque toute la posologie, basée sur les théories de la thérapeutique physiologique, est à réviser et à réduire. Seules seraient maintenues les doses spécifiques et quelques autres qui dérivent de l'ancienne médecine empirique, comme celles de l'ergot de seigle et de la plupart des vieux médicaments, établies d'après l'observation clinique.

L'application du *primum non nocere* conduirait à passer en revue toutes les contre-indications absolues ou relatives des médicaments. Il en est de banales telles que : *ne pas prescrire en général un médicament qui puisse agir dans le même sens que la maladie.* Cependant il y a des exceptions à cette règle : on peut parfois donner utilement un purgatif à un malade atteint de diarrhée, ou un vomitif à un malade qui a des nausées, parce que *le médicament concourt au même but d'évacuation que le processus naturel.* Mais on ne donnera pas de déprimants à un sujet déprimé, ni d'excitants à un malade ou à un organe excité. Je redirai encore qu'il faut toujours être prudent lorsqu'il s'agira d'administrer un médicament qui fera élection sur un organe compromis : purgatif sur un intestin ulcéré ou dans un cas d'appendicite, digitaline à un myocarde infecté ou enflammé, diurétique irritant à un malade atteint de néphrite épithéliale, sucre à un hyperhépatique, mercure à un rénal, etc.

Il y a encore, pour ne pas nuire, à remplir certaines conditions relatives à l'exécution de la prescription. Une bonne prescription doit être simple : trop compliquée elle a des chances de ne pas être exécutée ou de l'être mal, et par suite de nuire. Une formule peut être irréprochable au point de vue des indications et de la posologie,et cependant exposer à nuire. C'est ce qui arriverait si l'on mettait dans une même poudre à prendre, par cachets ou par paquets, près d'un gramme d'une substance,des centigrammes d'une autre et des milligrammes d'une troisième. Il y aurait des chances pour que, le mélange n'étant pas suffisamment homogène, telle substance, prescrite à milligrammes, ne se trouvât pas dans telle partie et se trouvât au contraire à trop forte dose dans telle autre. Voici par exemple une formule destinée à calmer les douleurs d'un vieillard ataxique dont le cœur présente souvent des phénomènes d'insuffisance; elle est irréprochable au point de vue des indications et de la précaution prise d'ajouter un toni-cardiaque, afin d'éviter, chez ce malade, l'action dépressive possible de la phénacétine; d'ailleurs elle a l'avantage d'être très efficace ; cependant elle est défectueuse :

Phénacétine	0 gr. 25
Bromhydrate de quinine . .	ââ 0 gr. 15
Pyramidon.	
Caféine	0 gr. 05
Spartéine (sulfate de) . . .	0 gr. 005
	p. un cachet.

F. 30 semblables.

Il est aisé, en effet, de voir que si le mélange n'est pas bien homogène, un cachet pris en particulier peut n'avoir que fort peu de spartéine, pendant que tel autre en aura trop. Si l'on tient à la formule, en raison des bons résultats qu'elle donne, il faut, pour éviter cette possibilité de nuire, ne prescrire que 8 à 10 cachets à la fois, afin que la répartition des substances ne puisse, même faite négligemment, être nuisible. Le cachet ne contenant au plus que 0 gr. 605 du mélange, aucune des substances ne pourrait y être introduite en assez forte proportion pour devenir nuisible.

Il est une manière de formuler très usitée, très commode et très recommandée, qui expose cependant à nuire ; elle consiste à prescrire la dose pour une seule pilule, ou pour un seul cachet. On oblige ainsi le pharmacien à faire une opération d'arithmétique. C'est une cause d'erreur possible. Il serait bien plus rationnel de prendre la responsabilité de l'opération en la faisant soi-même.

Rappelons que l'article 5 d'une ordonnance du 29 octobre 1846, fait une obligation aux médecins, d'écrire *en toutes lettres* la dose des substances vénéneuses ; qu'en outre l'usage veut qu'on se serve de chiffres romains pour indiquer le nombre de *gouttes*, et que le mot gouttes soit écrit *en toutes lettres*.

Nous avons insisté à propos de l'opportunité médicamenteuse, sur l'alternance des médicaments pour ne pas nuire. Un autre moyen, qui est applicable à la plupart des substances actives, est le *fractionnement des doses*. Plus on fractionnera les doses, plus on sera certain de ne jamais dépasser de beaucoup la dose tolérée, si l'on surveille attentivement le malade. Le fractionnement des doses a cependant une limite qui est fournie par la répugnance des malades à prendre trop souvent un médicament, et par la nécessité de laisser un délai suffisant entre les doses fractionnées, pour la prise des aliments et des autres médicaments. Il est d'ailleurs un certain nombre de médicaments qui ne supportent pas le fractionnement, tels la plupart des somnifères, et d'autres qui agissent plus efficacement à dose un peu massive, comme la quinine dans le paludisme.

Un autre artifice de prescription, qui aide à ne pas nuire, consiste dans l'addition à un médicament actif et susceptible d'avoir quelque inconvénient, d'un correctif fonctionnel destiné à combattre tout effet fâcheux. C'est ainsi que dans le cas où l'on n'aurait à sa disposition qu'un antipyrétique capable d'exposer à une dépression du cœur, cet inconvénient pourrait être évité par l'addition d'une petite quantité de caféine ou de sulfate de spartéine. Même précaution pourrait être prise d'ajouter un peu de sulfate de spartéine aux somnifères chez les sujets dont le cœur pourrait être déprimé par ces médicaments. Au même titre, ce stimulant cardiaque est d'un précieux secours, souvent employé, dans l'anesthésie chloroformique. Autrefois on ajoutait un peu d'opium aux préparations mercurielles susceptibles de provoquer des coliques et de la diarrhée.

Si l'on se rappelle que nous avons assimilé l'action toxique à une cause morbide, on comprendra très bien que, provoquant ou s'exposant à provoquer un véritable état morbide à l'aide d'un médicament, il puisse être nécessaire de corriger cet état à l'aide d'un autre médicament qui jouera, vis-à-vis du premier, le rôle d'un agent thérapeutique vis-à-vis d'une maladie.

En résumé, pour ne pas nuire et pour ne pas être exposé à nuire, il est nécessaire de réunir un ensemble de conditions assez nombreuses, mais qu'il est facile d'acquérir rapidement.

Pour ne pas nuire, il faut à la fois de la science, de la conscience et de l'art. A être incomplet, il faudrait préférer la conscience à la science, car l'une conduit à l'autre et l'inverse n'a pas toujours lieu. Le médecin consciencieux ne manquera pas, lorsqu'il aura un doute, d'envisager tous les moyens capables d'éviter une action nuisible. Peu à peu il s'établira en lui, comme par un réflexe, une sorte de questionnaire qui sera un avertissement en présence des situations dangereuses. Les questions qu'il importe d'avoir toujours présentes à l'esprit sont relatives aux *indications*, aux *doses*, aux *contre-indications*, à la *tolérance* et aux *erreurs matérielles*. Le développement que j'en donne est simplement indicatif.

1° Quelle thérapeutique, nosocratique, organique ou fonctionnelle, symptomatique ou réparatrice convient-il d'instituer ?

2° S'il s'agit de thérapeutique *nosocratique*, quelle *dose* peut-on se permettre, c'est-à-dire à quelle dose restera-t-on d'une façon certaine en deçà de la tolérance chez le malade en question ? Ce malade a-t-il des réactions anormales, a-t-il une tare du côté des reins, du foie, de l'une quelconque des parties du tube digestif, du système nerveux ou du cœur, susceptible de diminuer la tolérance ?

3° S'il s'agit de thérapeutique *fonctionnelle,* qui est plus délicate, quelles sont les fonctions troublées et à quoi tiennent les troubles ? Leur diagnostic offre-t-il une netteté suffisante et les caractères de la certitude? Leur *pronostic est-il de nature à légitimer une intervention?* Les organes dont ils dépendent sont-ils en état d'asthénie simple, ou bien sont-ils atteints par suite d'une intoxication ou d'une lésion en activité ? *Comment corriger la fonction troublée?* Si cette correction est susceptible d'être obtenue à l'aide d'un médicament, quelle est l'action utile de ce médicament? Quels sont les organes et les tissus sur lesquels il exercera électivement son action? Quelle est la dose en deçà de laquelle l'intolérance est improbable chez un sujet à organes de résistance moyenne? Les organes du malade à soigner sont-ils capables de supporter sans intolérance cette même dose? Le médicament envisagé va-t-il exercer son action sur les mêmes organes que la maladie ? Existerait-il un moyen d'obtenir l'effet désirable en agissant indirectement, par l'intermédiaire d'un ou de plusieurs autres organes sains? Quelle est la posologie qu'il convient d'adopter, non pour ne pas empoisonner, mais pour la proportionner aussi exactement que possible aux besoins fonctionnels et à la résistance des organes qui seront impressionnés.

4° S'il s'agit de thérapeutique *symptomatique,* est-il nécessaire de corriger ou de réduire le symptôme? N'y a-t-il aucun inconvénient grave à le faire ? Pourrait-on arriver au résultat désiré sans médicament ? Si l'on doit faire usage d'un médicament, quels sont les moyens adjuvants dont l'emploi permettra d'employer une dose aussi faible que possible du médicament symptomatique? Le symptôme se reproduira-t-il après l'épuisement de l'action médicamenteuse ? Dans ce cas n'y aura-t-il aucun inconvénient à renouveler l'impression du médicament ?

5° L'état des organes du malade et de leur fonctionnement est-il noté d'une façon assez précise et assez complète pour que les modifications apportées par le médicament soient reconnues et suivies dès leur apparition, en sorte qu'on puisse continuer, renforcer ou supprimer le médicament suivant l'effet observé ? En particulier comment vont se comporter le cœur, le système nerveux, le rein, le foie et les voies digestives, lorsque le malade aura reçu le médicament?

N'y a-t-il à craindre ni intolérance ni accumulation du fait d'un déficit dans les organes d'*élimination?* A quoi reconnaîtrait-on les premiers signes d'intolérance?

6° S'il s'agit de thérapeutique *réparatrice*, l'alimentation est-elle suffisante pour amener l'amélioration désirée ? Sinon, à quelle dose le médicament qu'on se propose d'y ajouter aura-t-il des chances d'être assimilé complètement, c'est-à-dire sans infliger aux organes éliminateurs la tâche de rejeter un excédent non utilisé? Ce médicament n'est-il point susceptible de produire quelque trouble du côté des organes de réception?

7° Si l'on est obligé de prescrire un médicament qui puisse présenter un inconvénient, n'y a-t-il pas un moyen de le corriger ou de l'atténuer? Notamment y a-t-il lieu de procéder par alternance, fractionnement des doses ou par addition d'un correctif fonctionnel ?

8° N'y a-t-il dans les formules ni erreur, ni ambiguïté, ni difficulté d'exécution ?

Ces considérations peuvent paraître compliquées et bien nombreuses au premier abord ; avec un peu d'habitude de la thérapeutique, elles s'imposent machinalement à l'esprit, qui les résout sans effort. Cet effort serait-il nécessaire, qu'il faudrait le faire pour se conformer au premier précepte de la médecine : *primum non nocere.*

CHAPITRE VII

Les éléments de l'individualisation thérapeutique.

Éléments de l'individualisation thérapeutique répartis en quatre groupes relatifs : 1° au sujet (sexe, âge, tempéraments, constitutions, diathèses, déchéances) ; — 2° à ses organes et à ses fonctions ; — 3° à la nature de la maladie ; — 4° aux réactions des divers organismes vis-à-vis des médicaments (tolérance, inactivité, inertie, intolérance, accoutumance).

Le bon médecin est celui qui parvient à individualiser pour le mieux la thérapeutique, c'est-à-dire *à prescrire à un malade donné le correctif qui lui est exactement nécessaire*, en l'adaptant aussi bien que possible à son individualité propre, afin d'en obtenir le maximum d'utilité sans jamais nuire. Cette individualité résulte de quatre groupes d'éléments : 1° éléments du sujet dans son état habituel de santé ; — 2° modifications subies par les organes et les fonctions du fait de la maladie, et d'où résultent les indications ; — 3° nature de la maladie ; — 4° réactions du malade aux agents thérapeutiques. Ces éléments divers constituent autant de sources de variabilité dans la physionomie et dans les réactions du malade ; tous doivent être pris en considération par le médecin au moment où il prescrit. Sans essayer d'en pousser l'analyse dans tous les détails (analyse qui ne pourrait se faire avec utilité qu'au lit du malade), nous étudierons les principaux d'entre eux et nous nous efforcerons d'en montrer l'importance.

I. — ÉLÉMENTS QUI CONSTITUENT L'INDIVIDUALITÉ D'UN SUJET DANS SON ÉTAT HABITUEL DE SANTÉ. — Ces éléments sont : le *sexe*, l'*âge*, le *tempérament*, la *constitution*, les *diathèses* et les *déchéances*.

Sexe. — Quand on expose des notions relatives aux réactions suscitées par un médicament, ou quand on formule une posologie, on suppose qu'il s'agit d'un sujet masculin de complexion forte ou, pour le moins, moyenne. Ces notions, appliquées à une femme, cesseraient d'être exactes. La réaction des femmes à la maladie et à la thérapeutique offre une physionomie très particulière.

Les femmes, qui fournissent à la chirurgie ses plus brillants succès, sont aussi d'excellentes malades pour la thérapeutique médicale : par leur docilité et leur exactitude habituelle à suivre les prescriptions du médecin, par leur confiance, par leur résignation et leur patience en présence de la maladie, par l'intelligence qu'elles apportent à comprendre la minutie dans les moindres soins, elles se livrent en quelque sorte à la discrétion du thérapeute instruit et ne demandent qu'à faire valoir son dilettantisme. Mais le médecin ne tirera tout le parti possible de ces qualités que s'il est habile à se bien pénétrer de l'individualité féminine, rendue essentiellement mobile par l'impressionnabilité propre de son système nerveux et par l'incessante succession des causes de perturbations nerveuses dont sa vie est parsemée, telles que menstruation, mariage, grossesse, lactation, ménopause, soucis domestiques, souvent même état habituel de morbidité provenant tantôt de troubles tenaces de l'appareil utéro-ovarien (métrite, salpingo-ovarite), tantôt de la chloro-anémie quelle que soit la cause qu'on lui attribue. Il est encore un point très important de l'individualité féminine, et que le médecin ne saurait négliger : c'est la facilité avec laquelle les idées se *fixent* en elle. Il en résulte que les troubles de l'affectivité sont d'ordinaire plus profondément et plus longtemps ressentis par elle que par l'homme. Il en résulte aussi, à un autre point de vue, que le médecin doit bien peser ce qu'il dit, car ses paroles portent et laissent leur empreinte.

Les susceptibilités spéciales de la femme ont fait dire que les doses des médicaments devraient être, chez elle, inférieures d'un tiers à celles que l'on prescrirait à un homme adulte de même âge. Cette règle est très insuffisante : pendant la période menstruelle, par exemple, beaucoup de médicaments sont mal supportés, même à faible dose. Aussi est-il de règle d'interrompre ceux qui ne sont pas urgents, les uns parce qu'ils congestionnent l'utérus (aloès), les autres parce qu'ils ont une action directe sur l'hémorragie utérine, soit pour la modérer ou l'empêcher (ergotine, opium, ratanhia), soit pour l'augmenter (salicylate de soude). La quinine semble être à double effet : en principe, son action *vaso-constrictive*, à faible dose, la rend hémostatique (N. Guéneau de Mussy, Liégeois, Huchard) ; elle peut cependant la rendre emménagogue, s'il s'agit d'une dysménorrhée congestive (Dalché, *Soc. de thérap.*, 1900). A dose élevée, la quinine devient *vaso-dilatatrice* et favorise en particulier la dilatation veineuse, d'où augmentation possible de l'hémorragie physiologique. En réalité, si ces conditions prévues se réalisent souvent, les effets les plus opposés ont été observés, ce qui tient sans doute à des actions concomitantes variables sur la pression et sur l'énergie du cœur. On ne peut guère compter que sur l'action hémostatique des faibles doses, en dehors desquelles il convient de ne pas prescrire la quinine pendant la période menstruelle, à moins d'indication urgente.

La période menstruelle contre-indique encore les antithermiques, comme dépresseurs dangereux ; elle doit dicter des réserves pour les excitants qui exaltent la nervosité (caféine). La susceptibilité des femmes pendant la période menstruelle (et peut-être plus exactement encore pendant le temps qui la précède et les premiers jours de son établissement) est telle que la plupart redoutent à l'excès les médicaments, même s'ils ne paraissent pas devoir leur être nuisibles; mais l'importance de l'auto-suggestion est si grande qu'il faut savoir respecter ces répugnances toutes les fois qu'il n'y a pas nécessité de passer outre. Dans un cas grave (accès pernicieux, appendicite, hémorragie, etc.), il est évident que toute considération d'ordre physiologique disparaîtrait. Mais connaissons-nous tellement bien l'action de toutes les drogues sur les organes de la génération et les modifications que ceux-ci pourraient exercer, par voie réflexe, sur les différentes fonctions, pour nous exposer, sans motif impérieux, à des perturbations médicamenteuses inutiles ? D'ailleurs un grand nombre de médicaments (mercure, iodures, fer) exigent des interruptions ; on a tout avantage à profiter de la période menstruelle pour les placer.

Pendant la grossesse l'intervention thérapeutique est plus délicate encore. La *quinine*, l'*ergot de seigle*, les purgatifs *drastiques*, dans une certaine mesure le *salicylate de soude* (sans compter les abortifs) sont capables de provoquer l'avortement chez les femmes prédisposées à cet accident. Il conviendra d'être très prudent s'il existe de l'albuminurie ou de l'insuffisance rénale ou des troubles circulatoires. On se défiera en particulier des hyposthénisants et des antithermiques dépresseurs. Il faudra craindre aussi de provoquer ou de réveiller le réflexe du vomissement. Enfin on évitera les médicaments très actifs qui paraîtraient pouvoir troubler la vitalité du fœtus.

Pendant la lactation, on évitera avec soin, sauf indication absolue, les médicaments capables de diminuer la sécrétion lactée (purgatifs forts, antipyrine, camphre, armoise, apiol, pilocarpine, diurétiques, belladone, iodures) ; on restreindra ceux qui, s'éliminant par le lait, pourraient être nuisibles au nourrisson (opium, belladone), et ceux même qui pourraient transmettre une saveur désagréable au lait, tels que l'absinthe, l'ail et probablement la valériane et l'asa fœtida, qui communiquent leur odeur à toutes les sécrétions.

Age. — Il est banal de dire que les enfants offrent une susceptibilité et une réaction spéciales qui nécessitent une posologie toute particulière. Cette posologie n'est point exactement proportionnelle, suivant l'âge et le poids, à celle des adultes, en sorte qu'il n'y aurait pas grande utilité pratique à enregistrer les tables de

Juncker, de Gaubius et autres. Personne ne s'aviserait, je pense, de fonder sur elles une prescription délicate à faire à un enfant. La posologie pour l'adulte est trop peu fixe et trop mal déterminée pour servir de base absolue à une appréciation thérapeutique déductive. La posologie infantile ne peut être déterminée, pour chaque âge, que d'après l'expérience clinique ; elle ne saurait dériver d'aucune loi précise.

D'ailleurs, les divers auteurs (Juncker, Gaubius, Cottereau, Blarez, Baginski) ne sont point exactement d'accord sur le rapport qu'il conviendrait d'établir entre la posologie de l'adulte et celle de l'enfant ; il n'est même pas certain que pareil rapport puisse être établi autrement que sur des données empiriques approximatives ; tout au moins ne connaît-on pas jusqu'ici les termes d'un rapport rigoureusement exact. Le poids, accepté par la plupart des auteurs, est tout à fait défectueux, car le rapport du poids des organes pris isolément c'est-à-dire celui qui paraîtrait le plus important, varie dans d'énormes proportions. Ainsi l'on sait que le poids de l'encéphale est d'environ le *huitième du poids du corps* à la naissance, tandis que chez l'adulte il n'en est que le *quarantième*. Signalons que Fonssagrives est tenté d'attribuer à cette circonstance la sensibilité spéciale que les enfants présentent pour les médicaments qui impressionnent le système nerveux.

Toujours est-il que, d'après les expériences de Falck, la dose de strychnine suffisante pour déterminer des convulsions s'est montrée toujours beaucoup plus faible chez les animaux très jeunes, que celle nécessaire chez les animaux adultes (la dose étant rapportée à 1 kilogramme d'animal). On sait encore que l'absorption est plus rapide chez les enfants que chez les adultes [1]. La notion du poids du corps, prise isolément, est donc une base d'appréciation tout à fait insuffisante.

Dans la pratique, il peut se trouver cependant telle circonstance où l'on regretterait de ne pas avoir une notion approximative des doses à prescrire à un enfant. Aussi n'est-il pas mauvais de se rappeler l'un des procédés empiriques et mnémotechniques suivants qui ont le mérite de la simplicité. Les premiers ne s'appliquent qu'aux enfants de plus d'un an.

Procédé de Young :

$$\text{Fraction de dose} = \frac{\text{Numérateur} = \text{âge de l'enfant}}{\text{Dénominateur} = \text{âge} + 12}$$

Fonssagrives ajoute 13, au lieu de 12, au dénominateur, ce qui est préférable ; mais j'estime encore plus près de la vérité le procédé de Durst qui, comportant un dénominateur invariable de 20, fait donner des doses sensiblement plus faibles aux plus jeunes enfants.

Procédé de Durst :

$$\text{Fraction de dose} = \frac{\text{Numérateur} = \text{âge de l'enfant}}{\text{Dénominateur invariable} = 20.}$$

Au-dessous d'un an, ces procédés donneraient des doses trop élevées : on pourrait s'inspirer dans ce cas du barème de Bolognini qui propose la dose suivante :

$$\frac{\text{Numérateur invariable} = 1}{\text{Dénominateur} = 20 - \text{le nombre de mois de l'enfant}}$$

1. Il est possible aussi que leurs tissus fixent plus énergiquement les substances médicamenteuses.

Mais je trouve encore plus prudent le procédé de Durst qui porte le dénominateur à 200 et fixe le numérateur d'après le dixième de l'année dans lequel l'enfant se trouve. Ainsi à quatre ou cinq semaines (1re dizaine) on donnerait 1/200e de la dose d'adulte, à vingt-cinq semaines 6/200e, vers un an nous retrouverions 10/200e c'est-à-dire 1/20e.

Au point de vue de la susceptibilité spéciale des enfants, il est indispensable de noter que leur organisme supporte très mal les *antithermiques médicamenteux, les hyposthénisants, les stimulants, les antiseptiques* (acide phénique, sublimé, iodoforme).

Parmi ces substances j'insiste sur les antithermiques, qui ne devraient être prescrits qu'avec la plus extrême réserve et dans des cas exceptionnels : administrés à des enfants fébricitants, ils exposent à une dépression excessive du système nerveux et de la circulation, et plusieurs d'entre eux peuvent tuer. A l'exception de la quinine (qui elle-même n'est pas toujours sans inconvénients) je n'oserais pas prescrire d'antithermiques médicamenteux à de jeunes enfants fébricitants, surtout s'ils étaient débiles ou nerveux. Les enfants font facilement des températures élevées qui ne comportent par elles-mêmes aucune gravité et qui, lorsqu'elles prennent le caractère d'une hyperthermie dangereuse par l'intensité ou la durée, subissent trop facilement l'influence des applications froides externes, pour qu'il soit nécessaire d'avoir recours à des médicaments. Il suffit souvent d'applications localisées sur la tête, les mains et les avant-bras, pour voir tomber la température à un taux acceptable, même sans l'intervention des bains froids ou des enveloppements humides, procédés de choix, pour l'emploi desquels cependant, en l'absence d'un diagnostic rigoureux et pour le *seul fait* de combattre la fièvre, j'estime qu'il ne faut ni trop se presser, ni croire surtout qu'on doive être très énergique. Une hyperthermie passagère n'est point dangereuse. J'ai vu guérir une pneumonie au cours de laquelle j'ai enregistré 41°7 *sous l'aisselle*. C'est surtout dans un cas semblable que je me refuserais à donner un antithermique médicamenteux à un enfant.

Quant aux substances hyposthénisantes, il suffit de rappeler, pour montrer la réserve qu'on doit apporter à les prescrire, qu'une seule goutte de laudanum, administrée en une seule fois, à un nouveau-né de trois kilogrammes, peut le tuer, et que même une goutte par année d'âge, jusqu'à quatre ou cinq ans, si elle n'est pas fractionnée, peut amener une somnolence inquiétante. Si ce n'est point une raison pour proscrire l'opium chez les enfants, c'en est une pour en être très parcimonieux et surtout pour toujours *fractionner* les doses.

On vante généralement l'innocuité du chloroforme chez les enfants ; il serait plus exact de dire que les enfants sont extrêmement sensibles à cet anesthésique et s'endorment facilement sous l'influence de doses très minimes. N'est-ce pas une raison suffisante pour ne jamais se départir de l'excessive prudence ?

J'invoque l'autorité de M. Marfan pour signaler qu'on prescrit souvent le mercure à trop hautes doses aux enfants syphilitiques. M. Marfan est porté à penser que «la néphrite des hérédo-syphilitiques se développe quelquefois sous l'influence de l'hydrargyrisme ».

Sous prétexte que les enfants supporteraient bien les vomitifs et le calomel, on est tenté d'en abuser. Je cite encore M. Marfan : « Il faut qu'on sache, dit-il, qu'un vomitif administré à un nourrisson cachectique peut le faire mourir subitement. » Le bromure et le chloral sont relativement bien tolérés. On dit qu'il en est de même de la belladone ; Fonssagrives a vu cependant des signes de saturation atropique se produire avec de très faibles doses chez les enfants ; j'estime également qu'il faut se défier de cette prétendue tolérance vis-à-vis de la belladone.

La thérapeutique infantile exige d'autant moins de médicaments que l'enfant est plus jeune : avant deux ans il est rare qu'on ne puisse se passer de médicaments actifs. Plus qu'aux adultes, la polypharmacie serait funeste aux enfants [1] : les soins de l'hygiène, la diététique, les pratiques externes (bains froids et chauds, enveloppements humides, massages, frictions, lavages) suffisent le plus souvent.

Les enfants cachectiques offrent une susceptibilité spéciale aux médicaments (Marfan).

La saignée générale me paraît devoir être bannie de la thérapeutique des enfants au-dessous de cinq ans : les saignées locales *très modérées* peuvent rendre, quelque rares fois, des services à partir de la troisième année.

1. Chomel rapporte que Baudelocque qui, dans son service de l'hôpital des Enfants malades, se bornait presque aux moyens hygiéniques, obtenait toujours une mortalité moindre que ceux de ses collègues qui avaient une thérapeutique active (*Pathologie générale*, 4e éd., p. 694).

Les *vieillards* présentent souvent des tares organiques, surtout rénales et cardio-artérielles, qui imposent chez eux une grande réserve dans l'emploi des médicaments actifs. Il faut se défier surtout de ceux qui ferment le rein (antipyrine, morphine, vésicatoires) ou peuvent déprimer le cœur (antithermiques en général).

On conseille parfois d'administrer, à partir de soixante ans, des doses qui seraient à celles de l'adulte comme une fraction dont le numérateur serait 60 et dont le dénominateur serait représenté par l'âge du malade. Ce n'est là ni une loi, ni une règle absolue; mais c'est un moyen pratique, qui peut avoir son utilité pour fixer l'abaissement des doses chez les vieillards sans tare d'aucune espèce. Dans bien des cas (asthénie générale, lésions artério- ou cardio-rénales) ces doses pourraient être elles-mêmes trop élevées, et devraient être abaissées un peu plus que ne le comporte la fraction. Une exception est quelquefois nécessaire, sans se départir de la prudence, pour les purgatifs, qui n'agissent souvent chez les vieillards qu'à dose assez élevée.

Tempéraments; — constitutions; — diathèses; — déchéances. — L'individualisation thérapeutique suppose que chaque malade sera traité d'après sa réaction propre, qu'il faut s'efforcer de prévoir, aussi exactement que possible, d'après les constatations que révélera l'examen clinique. Les éléments de cette déduction sont nombreux; on peut les grouper en catégories qui correspondent à des types distincts. Si, dans ses réactions, chaque sujet conserve toujours son individualité qui ne ressemble probablement pas plus à celle de son voisin que leur aspect extérieur n'est identique, ces catégories et leurs subdivisions représentent cependant des habitudes organiques communes qui rapprochent les individus et permettent, à des nuances près, de prévoir la manière de réagir de chacun. Ces catégories sont connues sous les noms de *tempéraments*, de *constitutions* et de *diathèses;* nous en ajouterons une quatrième sous celui de *déchéances*.

On n'a jamais été d'accord sur le sens à donner à ces différents noms ; nous allons chercher à le préciser, moins avec la prétention d'imposer nos vues, que dans le but de nous faire comprendre.

La définition du mot *tempérament*, telle qu'elle se trouve communément dans les ouvrages classiques modernes, est celle qu'en a donnée M. Bouchard ; le tempérament serait « tout ce qui concerne les variations individuelles dans l'intensité des métamorphoses de la matière vivante ». Le tempérament serait ainsi une caractéristique *dynamique*, par opposition à la *constitution* qui serait une caractéristique *statique* ayant trait à la structure du corps. Quant à la *diathèse*, M. Bouchard la définit « un trouble permanent des mutations nutritives qui prépare, provoque et entretient des maladies différentes comme formes symptomatiques, comme siège anatomique, comme processus pathogénique » ; c'est un « *tempérament* morbide ».

Les élèves de M. Bouchard ont adopté ces définitions qui se retrouvent à peu près identiques dans leurs écrits. On y reconnaît la préoccupation de ramener toutes les activités fonctionnelles ou organiques à l'intensité des transformations de la matière vivante, ce qui est devenu la base de la théorie des maladies par ralentissement de la nutrition. Nous ne croyons pas que la démonstration de ces vues ait été faite; elles restent à l'état d'interprétation, applicable, simplement peut-être, à la généralité des faits. D'autre part, caractériser le tempérament par l'*intensité des métamorphoses de la matière vivante,* serait nier l'importance pratique de la notion de tempérament; en effet, quel moyen avons-nous d'apprécier *pratiquement, complètement* et *sûrement* l'intensité de ces métamorphoses? L'urologie, à laquelle on a trop fait dire, ne peut nous donner que des notions insuffisantes et imparfaites de leur valeur. La théorie du ralentissement de la nutrition n'a d'ailleurs guère servi à la thérapeutique.

Pour les besoins de celle-ci les anciennes conceptions, plus directement démontrables, nous paraîtraient bien plus importantes si elles n'étaient elles-mêmes fort incomplètes. M. Bouchard, il est vrai, dit se rattacher à la conception de Bordeu pour qui « *les divers tempéraments se rapportent au plus ou moins d'activité des divers organes* ». Mais cette assimilation des définitions de Bordeu et de M. Bouchard est-elle aussi certaine que le pense ce dernier ? Si, cliniquement, nous apprécions assez exactement le degré d'énergie et d'activité des *organes ;* si, par les agents thérapeutiques, nous savons modifier cette énergie et cette activité dans un sens généralement prévu, c'est-à-dire suffisamment connu, au delà de cet horizon nous ne sommes plus dans le domaine de la certitude. Les causes intimes des variations organiques ne sont point encore assez connues pour qu'on puisse en faire la base de la conception du tempérament. Pour ne pas s'écarter de la tradition des mots, représentée par la définition de Bordeu, nous devrions nous borner à considérer le tempérament à la façon des anciens, comme la simple expression d'une *prédominance organique et fonctionnelle.* Nous comprendrions alors la signification, trop peu précise et trop étroite il est vrai, des types habituels de *nerveux*, *lymphatiques*, *bilieux* et *sanguins* que nous a légués l'ancienne médecine.

Aujourd'hui, il est pourtant nécessaire d'aller un peu plus loin. En réalité la conception du tempérament, telle que l'entendaient les anciens, était fort incomplète, car on ne voit pas pourquoi il n'y aurait pas autant de tempéraments que d'organes et de tissus, ni pourquoi, à côté des bilieux, des nerveux, des sanguins et des lymphatiques, on n'admettrait pas des gastriques, des intestinaux, des rénaux, etc.

On pourrait objecter à cette manière de voir que nos désignations actuelles de cardiaques, hépatiques, rénaux, etc., s'adressent plus particulièrement à des types morbides, tandis que les tempéraments des anciens représentaient des manières d'être non pathologiques. Cette objection serait justifiée si, en fait, le mot tempérament n'avait, de tout temps, sous-entendu une disposition morbide. Les nerveux étaient prédisposés aux affections du système nerveux (hystérie, mélancolie, manie) et au délire dans les maladies aiguës; les bilieux aux inflammations gastro-intestinales ; les sanguins aux hémorragies; les lymphatiques aux catarrhes chroniques, aux éruptions cutanées, etc. Il faut reconnaître d'ailleurs que ces types correspondent en grande partie à ceux du nervosisme, de la cholémie compliquée d'infection intestinale et hépatique, et de l'hypertension ; par conséquent, si l'on ne parle plus guère de tempéraments, c'est bien plutôt parce que la tradition s'en est élargie et complétée que parce qu'elle aurait été abandonnée. On a ajouté aux types anciens les rénaux, les cardiaques, etc., en continuant à ne voir en eux que des types morbides.

Mais, pour le thérapeute comme pour le clinicien, il faut convenir que ce qui devrait dominer dans la notion de tempérament, ce serait, suivant la définition de Bordeu, « *le plus ou moins d'activité des divers organes* », et vraiment nous ne pouvons guère dire aujourd'hui beaucoup plus, ni mieux, car nous devons tenir compte aussi bien de l'énergie que de la défaillance, de l'intégrité que de l'altération. Cette définition n'encourt point les reproches d'être incomplète, théorique, peu pratique, ni limitée aux cas pathologiques ; j'estime qu'elle doit subsister au fond, en lui donnant la forme très précise et plus correcte adoptée par M. Bouchard. Je ne vois d'ailleurs que des avantages à tenir compte également de l'intensité des métamorphoses de la matière vivante ; mais celle-ci n'interviendra qu'accessoirement en raison de ses incertitudes. Le tempérament sera donc pour nous : *tout ce qui concerne les variations individuelles dans l'énergie et l'intégrité des divers organes, et dans l'activité des phénomènes de la nutrition.*

On a pris l'habitude de désigner par le préfixe *hyper* l'énergie exagérée, et par celui de *hypo* la défaillance des organes, et l'on dit volontiers : un hyperhépatique et un hypohépatique, un hyperthyroïdien et un hypothyroïdien, un hyperchlorhydrique et un hypochlorhydrique, un sujet atteint d'hypertension ou d'hypotension, etc... Toutes ces désignations sont dans la tradition des tempéraments ; si le mot n'est plus guère employé, la chose figure de plus en plus dans les préoccupations médicales et avec plus de précision que jadis. Le reproche qu'un illustre médecin anglais faisait récemment aux générations actuelles, de ne pas tenir un compte suffisant de la notion de tempérament, est donc absolument injuste.

La connaissance du tempérament, telle que nous venons de le définir, est d'une utilité incontestable lorsqu'une maladie se déclare, car les organes forts fabliront sans doute moins que les faibles et inversement, d'où la possibilité de surveiller ceux-ci avec plus de sollicitude, et de se défier, en connaissance de cause, de tel ou tel organe suspect. Cependant il ne faudrait point s'exagérer l'importance de cette notion, comme le public est tenté de le faire. Tous les jours, à l'hôpital, le médecin se trouve en présence de malades nouveaux, la plupart du temps inconnus la veille, et je ne sache pas que cette circonstance crée de réelles difficultés. Une analyse minutieuse du malade aura bien vite donné une notion exacte de la valeur des organes et de leurs besoins, en même temps qu'elle en fera prévoir la résistance probable.

La *constitution* représente plus simplement le degré de vigueur apparente de l'organisme en général ; elle est *forte*, *faible* ou *moyenne*.

Quant à la *diathèse*, elle me paraît essentiellement

différente du tempérament. Si elle n'était qu'un tempérament morbide, comme le veut M. Bouchard, toute exagération d'un tempérament deviendrait une diathèse: la névropathie, la cholémie, la pléthore seraient des diathèses. Or ce sont précisément des états qu'on n'a jamais songé à englober sous ce nom. Les partisans de la doctrine de l'irritation avaient primitivement donné le nom de diathèse (διάθεσις *disposition*) à la disposition d'un organe à être affecté d'une maladie quelconque; puis, peu après, le sens du mot s'est modifié et l'on a vu, dans la diathèse, une disposition de l'organisme à présenter des états morbides de *même nature*, mais différents par leur siège ou leurs apparences. Ainsi on a admis des diathèses rhumatismales, goutteuses, cancéreuses, gangréneuses, dartreuses, scorbutiques, osseuses, anévrismales, variqueuses, hémorragiques, etc. Je crois que nous devons nous rattacher encore aujourd'hui à cette conception en la modernisant, et considérer les diathèses comme *des dispositions morbides résultant de l'impression de causes spécifiques*. Ainsi un sujet atteint de syphilis conserve, même en dehors de toute manifestation syphilitique, une disposition à développer de nouveaux accidents; il est atteint de diathèse syphilitique. Un goutteux, en dehors de ses attaques, reste prédisposé à de nouvelles atteintes de goutte; il est atteint de diathèse goutteuse. De même le rhumatisant, le paludéen, etc., présentent une disposition aux manifestations rhumatismales, palustres, etc.

Contrairement à l'opinion de M. Bouchard, et malgré tout mon respect pour sa haute autorité, je ne puis considérer *l'arthritisme* comme une diathèse, précisément parce qu'elle n'a rien de spécifique et qu'elle ne prédispose à rien de spécifique. J'ai développé largement ailleurs [1] les raisons de cette manière de voir, et celles pour lesquelles je considère l'arthritisme comme une *déchéance* de tous les tissus, devenus plus vulnérables et prédisposés, par cet état d'infériorité, à l'impression d'un grand nombre de causes morbides différentes les unes des autres. C'est pourquoi les arthritiques sont prédisposés aussi bien à la tuberculose qu'à l'eczéma, à la goutte qu'à l'asthme, à la dyspepsie qu'à l'épuisement nerveux, etc. J'ajoute que l'arthritique, d'après mes observations, engendre souvent de plus déchus que lui, et que ces déchus méritent le nom d'*herpétiques*

A côté des tempéraments, des constitutions et des diathèses, le thérapeute doit donc encore se préoccuper des *déchéances*. La scrofule (en l'absence de lésion tuberculeuse développée sur elle) n'est ni un tempérament, ni une diathèse; elle ne prédispose fatalement à rien de spécifique ; elle représente simplement une déchéance, très souvent d'origine syphilitique dans l'ascendance. L'alcoolisme n'est, lui non plus, ni un tempérament ni une diathèse, c'est aussi une déchéance. Les déchéances pourraient rentrer dans le groupe des constitutions, sous le nom de *constitutions faibles*, s'il n'y avait une différence (capitale au point de vue thérapeutique) à admettre entre une simple faiblesse par défaut dans la qualité, sans tare pathologique, et cette faiblesse issue d'une tare familiale ou engendrée par

1. *Influence de l'arthritisme sur la descendance*. Congrès pour l'avancement des sciences. Reims, 2 août 1907.

une cause spéciale, comme l'alcool, la syphilis, le surmenage nerveux ou la misère. L'état de faiblesse, qui résulte d'une mauvaise qualité congénitale de la matière vivante, ne se modifie guère, tandis que celui qui résulte d'une tare pathologique susceptible d'être améliorée (syphilis, arthritisme ou intoxication éventuelle chez un ascendant), est plus facile à modifier.

Le tempérament, tel que nous l'avons défini, est susceptible d'analyse et d'indications thérapeutiques. On ne se bornera plus, comme le faisaient les anciens, à dire, par exemple, que le tempérament sanguin peut fournir l'indication d'évacuations sanguines qui seraient contre-indiquées chez des sujets lymphatiques et nerveux ; que les constitutions affaiblies supportent fort mal les doses élevées, etc. On étudiera chaque organe et chaque fonction en particulier, et l'on en déduira, d'après l'état de force ou de faiblesse, de résistance ou de défaillance, d'intégrité ou d'altération de chacun, la conduite à tenir. On appliquera ainsi les principes de la thérapeutique organique et fonctionnelle sur laquelle nous avons tant insisté. On fera intervenir de même, dans chaque décision, la notion de constitution, de déchéance et, s'il y a lieu, de diathèse.

Comme exemple, voici une jeune fille maigre, nerveuse, pâle, au cœur petit et palpitant, fille de goutteux ou d'obèse. Elle présente tous les attributs que Bazin attribuait à l'herpétisme et qu'on rattache aujourd'hui à l'arthritisme, malgré la distinction qui me paraît s'imposer entre ces deux états. Elle devrait théoriquement avoir la nutrition ralentie ; mais en réalité elle présente une température relativement élevée le soir ; elle mange abondamment, tant que son estomac hyperpeptique le lui permet et, malgré cette circonstance, elle reste maigre. Supposons que cette jeune fille, comme il arrive souvent, présente quelque jour, avec une exagération de la température vespérale, quelques ganglions cervicaux tuméfiés et sensibles, ou même, ce qui n'est point rare, qu'elle soit prise, à l'occasion d'un refroidissement, de pleurésie aiguë dite *a frigore*. Puis reportons-nous à six mois ou un an après.

En apparence, elle a repris son état habituel ; mais elle est ensemencée du bacille de Koch. De simple déchue qu'elle était, avant tout trouble morbide, elle est devenue diathésique bacillaire, sans toutefois manifester aucune lésion pulmonaire en activité. Que le thérapeute appelé à lui donner des soins néglige son ascendance, sa déchéance, l'état de son cœur et celui de son estomac, et ses atteintes bacillaires localisées ; qu'il ne la mette point en garde contre la suractivité à laquelle sa nervosité la pousse, ou même qu'il l'encourage à l'exercice, aux distractions, aux voyages ; qu'il lui conseille la mer et l'ensoleillement : il y aura de grandes chances pour que la tuberculose se porte sur le poumon, et peut-être sous forme hémoptoïque. Inversement, que cette malade soit soumise au repos et au calme pendant quelques années, à une suralimentation modérée et adaptée à un estomac dont les glandes ne demandent qu'à sécréter en excès d'abord, puis insuffisamment à un moment donné ; qu'en même temps interviennent de petites doses d'arsenic, de strychnine, de phosphates organiques, peut-être de digitale, peu à peu on verra cette malade engraisser, remonter sa déchéance, ne plus conserver le souvenir de ses adénopathies ou de sa pleurésie, en un mot revenir à une santé parfaite.

Inversement, voici une autre jeune fille du même âge, fille de syphilitique; elle a tous les attributs extérieurs de la scrofule, avec nutrition nettement ralentie et température relativement basse. Elle aussi va faire des poussées ganglionnaires, plus volumineuses, plus persistantes, mais sans fièvre. Le même repos qui convenait à la précédente la laissera torpide, bouffie et ganglionnaire. Il n'empêchera pas le poumon de se prendre parfois à son tour. Mais que cette malade aille au bord de la mer, sous la direction d'un médecin prudent ; qu'elle passe les hivers sur la Riviera française, où la succession des matinées calmes et ensoleillées lui permettront de passer tous les jours plusieurs heures au grand air : sa nutrition deviendra plus active ; très lentement les attributs de sa déchéance scrofuleuse s'atténueront, et la guérison pourra devenir définitive.

Voilà donc le même germe tuberculeux sur deux terrains différents, et dont le porteur se débarrassera par deux modes de traitement absolument opposés.

S'agit-il de syphilis ? On mettra le syphilitique de grande activité cérébrale en défiance de la paralysie générale ; l'amateur de plaisirs devra craindre le tabes ; le fumeur, le cancer de la langue. Ainsi, en tenant compte du terrain, on pourra donner d'utiles conseils de prophylaxie individuelle.

Même lorsqu'il s'agira de la thérapeutique nosocratique la mieux caractérisée, la notion individuelle interviendra pour modifier le traitement. L'intervention ne sera pas la même chez un impaludé ou chez un syphilitique aux voies digestives puissantes, et chez des dyspeptiques : aux deux premiers on pourra conseiller l'ingestion stomacale des médicaments, pour les seconds on devra préférer les injections hypodermiques. Le traitement de la gale, le plus essentiellement étiocratique, variera avec la délicatesse des téguments (surtout s'il s'agit d'une femme ou d'un enfant), et avec l'état d'inflammation de la peau. Ainsi, en toutes circonstances, l'intervention thérapeutique trouvera des indications particulières dans les variations individuelles des malades.

La diathèse, telle que nous la comprenons et telle que nous l'avons définie, est souvent accessible à la thérapeutique, au moins dans ses manifestations. Elle relève surtout de médicaments spécifiques (mercure, iodure de potassium, quinine, composés salicylés, etc.); mais elle relève aussi de la thérapeutique hygiénique et des eaux minérales reconnues utiles par l'observation clinique, lorsqu'elle représente les effets d'une cause inconnue ou mal connue dans son essence. Aussi traiterons-nous les prédisposés à l'eczéma par un régime et un genre de vie spécial, les prédisposés à la goutte par un régime et des eaux minérales appropriées.

La faiblesse de constitution et les déchéances trouveront leurs modificateurs surtout dans les éléments réparateurs de l'organisme.

Ainsi nous retrouvons dans le traitement des tares qui peuvent amoindrir l'homme, trois des quatre ordres de procédés thérapeutiques que nous avons décrits au début de cet ouvrage : aux diathèses se rattachent à la fois la thérapeutique nosocratique et la thérapeutique réparatrice (médicamenteuse, hygiénique, climatique et hydro-minérale) ; aux tempéraments, la thérapeutique organique et fonctionnelle ; aux déchéances et aux infériorités constitutionnelles la thérapeutique réparatrice et l'hygiène.

II. — Le malade ; ses organes et ses fonctions. — Le malade tel que nous l'avons compris en définissant la maladie (page 73), offre un ensemble de réactions nouvelles qui font de lui, en quelque sorte, un *nouvel être vivant*. Chez lui tout peut être modifié ou transformé : ses voies digestives, sa circulation, ses éliminations, ses fermentations, sa température, ses réactions de défense, ses réactions nerveuses, sa résistance. Lorsque le thérapeute va toucher à ce nouvel être, qu'il connaît en somme assez mal, parce que souvent il ignore la signification précise de telle réaction à laquelle il donne le nom de symptôme, il devrait toujours être pénétré de la crainte d'entraver un phénomène de défense utile, de porter atteinte à un effort de dépuration nécessaire, ou d'ajouter une action médicamenteuse, simple diminutif d'une action toxique, à une action toxique d'origine morbide, l'une renforçant l'autre.

Cependant cette crainte ne doit avoir d'autre but que d'être le commencement de la prudence. Elle rendrait le médecin inutile, si elle l'empêchait de remplir les indications nécessaires, lorsqu'il possède les moyens de le faire utilement soit pour guérir, soit pour réprimer une réaction rendue dangereuse par son intensité ou sa durée, soit pour combattre ou même prévenir telle défaillance imminente d'un organe ou d'une fonction, soit enfin pour tirer le meilleur parti des modificateurs favorables de l'organisme et pour maintenir l'état général aussi vaillant que possible. C'est, je le répète à dessein, par une analyse subtile du malade, aidée d'une documentation nosologique et pharmacodynamique très exacte, que le médecin arrivera à débrouiller les indications fournies par l'état des organes et à choisir les moyens de les remplir sans inconvénient.

La thérapeutique des organes malades est celle que nous avons longuement définie sous le nom de thérapeutique *organique et fonctionnelle*. Nous ne saurions, sans redites inutiles, répéter ce que nous avons exposé de la nécessité de renforcer généralement ou de modérer quelquefois les fonctions troublées, au moyen de « contraires » appropriés ; de favoriser des efforts naturels à l'aide de « semblables » ; ou de suppléer à des organes insuffisants à l'aide de sucs empruntés à des organes d'animaux, par une nouvelle application des « semblables ». Ces pratiques sont l'essence même de la thérapeutique raisonnée ; elles constituent la thérapeutique des indications, celle qui prend pour point de départ les *besoins* de l'organisme. Leur écueil est la synergie pharmacotoxinique ; leur avantage est de procurer aux organes souffrants le meilleur fonctionnement possible dans leur état d'anomalie, et de leur favoriser le maximum de durée. Grâce à cette intervention, l'organisme aura le temps de triompher des germes morbides, ou de réparer ses lésions ou de s'adapter à elles, c'est-à-dire de guérir s'il s'agit d'une maladie curable, d'établir un *modus vivendi* acceptable s'il s'agit d'une maladie incurable.

Le nouvel être que crée la maladie dérive, avons-nous dit, d'une série de réactions qui vont nécessiter de profondes modifications dans le genre de vie à imposer au malade. Ces modifications sont de deux ordres : les unes, hygiéniques, se rapportent à l'alimentation, aux boissons, au milieu et aux activités de toutes sortes ; nous y reviendrons à propos de la thérapeutique non médicamenteuse. Les autres sont relatives à l'influence médicamenteuse. Les médicaments ne se comportent point vis-à-vis d'un malade comme ils se comporteraient sur un individu ou sur un animal sains. Ces modifications, que les éléments de la maladie impriment aux réactions organiques et fonctionnelles, ont été fort peu étudiées, malgré leur évidente importance. C'est plus à l'aide de déductions que de faits expérimentaux, que nous avons appelé l'attention sur les synergies pharmacotoxiniques ; une observation clinique pénétrante en démontre pourtant la réalité. L'expérimentation nous fournit toutefois quelques données intéressantes, relatives à l'influence que l'élévation de température exerce sur l'action de quelques substances toxiques. Ces données sont dues aux travaux de Stokvis, Luchsinger, Brunton, P. Langlois, Ch. Richet et ses élèves.

Stokvis a montré que les grenouilles sont beaucoup plus sensibles au bromure de potassium dans l'eau à 32° que dans l'eau à 4° et à 20°. Les expériences de Ch. Richet et Rallière démontrent que l'hyperthermie accroît la toxicité du chloral. Celles de Ch. Richet et

P. Langlois prouvent que l'action convulsivante de la cocaïne est d'autant plus marquée que l'animal sur lequel on opère est soumis à une température plus élevée. Si l'on refroidit l'animal, les convulsions cessent. Saint-Hilaire ne craint pas de généraliser et de soutenir que toute élévation de température organique a pour effet d'accélérer les réactions toxiques [1], conclusion rendue importante par la fréquence de la fièvre.

Il est fort difficile de prévoir ce que serait la réaction des malades en état d'hypothermie, d'autant que cet état s'accompagne d'autres troubles généralement fort graves, comme dans le choléra, l'ictère grave, l'urémie, etc. Il semble probable que tout médicament hyposthénisant doive être nuisible. Un nombre considérable d'observations démontre que l'alcool brut est un détestable médicament à donner aux sujets engourdis par le froid. La mort peut en être la conséquence [2].

Je viens de montrer que nous connaissions fort mal les modifications que l'état de maladie imprime à l'action pharmacodynamique des remèdes, j'ajouterai que nous sommes loin de connaître, malgré de grands progrès réalisés, tous les éléments qui interviennent pour déterminer telle ou telle évolution d'une maladie. La clinique nous enseigne simplement que tout n'est pas dans le fonctionnement apparent des organes accessibles (cœur, rein, estomac, intestin, etc.), et que, même

1. Ch. Richet, *Soc. biol.*, 18 avril 1885 ; — P. Langlois et Ch. Richet, *Acad. des sciences*, 4 juin 1888 ; — Rallière, *Th. Paris*, 1888 ; — Saint-Hilaire, *Th. Paris*, 1888.

2. Voir A. Manquat : Traitement des accidents causés par le froid. *Traité de thérapeutique appliquée* de A. Robin.

en y ajoutant les intoxications et la phagocytose, il reste des inconnues. Il faut penser encore aux processus de fermentation qui s'accomplissent dans la profondeur de certains organes (tel le foie) et tissus, à l'action des glandes à sécrétion interne (corps thyroïde, hypophyse, glandes surrénales, etc.), aux fonctions de la rate, des ganglions lymphatiques et de la moelle osseuse, à la formation de substances nouvelles, les unes sensibilisatrices, les autres protectrices, à l'utilisation de certains lipoïdes (cholestérine), etc.

Il est probable que les recherches incessantes, entreprises dans cette voie, parviendront à pénétrer le mécanisme exact des actions morbides, les causes qui les favorisent et celles qui sont capables de les amoindrir. On n'envisagera probablement plus alors la thérapeutique comme on est réduit à le faire aujourd'hui, c'est-à-dire comme un secours au service de quelques organes (thérapeutique organique et fonctionnelle). On songera à donner à l'organisme les moyens qui lui manquent pour lutter contre l'agent pathogène ou ses produits ; on lui procurera les moyens de défense qui lui manquent, par l'administration suppléante des corps dont le déficit amoindrit sa résistance. A ce moment la thérapeutique nosocratique dominera toutes les autres ; elle sera moins désarmée contre les maladies qui évoluent chez les vieillards, les déprimés, les sujets préparés par une tare ou une infection antérieures, les amoindris, les déficiants de toute espèce.

En effet, comme je l'ai déjà dit, nous voyons succomber des malades avec des lésions incapables par elles-mêmes d'entraîner la mort, et avec des organes encore vigoureux. S'il suffisait de maintenir satisfaisant le dynamisme des organes, la thérapeutique serait moins souvent impuissante, car les organes résistent assez bien aux maladies quand ils ne sont pas trop entachés d'une tare antérieure. Un individu jeune et sain, non déprimé, pris d'une maladie aiguë curable, telle qu'une pneumonie ou une fièvre typhoïde, n'y succombera qu'exceptionnellement, s'il est mis, dès le début de la maladie, dans de bonnes conditions de résistance et de défense, et s'il n'est pas amoindri par un effort thérapeutique intempestif. Autrement dit, cet individu a les plus grandes chances de guérir *spontanément*. Il porte donc *en lui*, comme j'aime à le répéter, les éléments de défense ou de production de défense vis-à-vis des germes morbides et de leurs éléments d'attaque. Si la maladie est beaucoup plus grave chez les vieillards, les déprimés, les sujets préparés par une autre maladie infectieuse ou par une tare quelconque, c'est que vraisemblablement ces éléments de défense ou de production de défense sont devenus insuffisants. Ce sont ces éléments que nous ne connaissons qu'imparfaitement et que nous devons nous efforcer de découvrir. C'est par eux que nous pourrons atteindre la maladie. La thérapeutique organique et fonctionnelle veillera bien au fonctionnement des principaux organes, en particulier du cœur et des reins ; mais elle serait impuissante à suppléer les moyens de défense naturels en déficit.

Notre thérapeutique fonctionnelle est notre principale ressource actuelle ; nous devons nous efforcer de la rendre aussi parfaite que possible. Outre la précision dans les indications, dans la posologie et dans le mode d'administration, outre la prudence, elle exige parfois *la préparation du malade* à son action. Ce procédé est bien connu pour la digitale dans l'asystolie. Ce médicament sera d'autant plus efficace que le malade aura été préalablement soumis au repos, à un régime simple (lacté mitigé et déchloruré), décongestionné à l'aide de ventouses sèches appliquées en grand nombre sur la poitrine et sur la région des reins, purgé s'il y a lieu, parfois ponctionné s'il existe un hydrothorax abondant. Si le cas est urgent, il est entendu qu'on n'attendra pas les effets de cette préparation et que, concurremment, on prescrira d'emblée la digitale ; mais on comprend que moins celle-ci aura à faire, plus elle sera efficace, puisque, agissant *surtout* par l'intermédiaire du cœur, tout ce que l'on aura pu faire dans le but de rendre à la circulation son équilibre, amoindrira l'effort nécessaire à cet organe.

La déchloruration dans la maladie de Bright est à la fois un procédé thérapeutique et une préparation à l'action des diurétiques.

Il existe une méthode d'anesthésie mixte qui consiste à préparer le malade par la morphine, avant de le soumettre au chloroforme ; une autre à laver l'estomac, afin d'éviter les vomissements provoqués par le chloroforme et l'instabilité cardiaque qui les accompagne. Une troisième a pour effet de stimuler le cœur à l'aide de la spartéine afin de prévenir une syncope. L'atropine a été conseillée dans le but d'amoindrir l'excitabilité des nerfs vagues.

Faire manger un patient avant de le soumettre à

l'action de la cocaïne, mettre un malade au repos dans l'obscurité et soustrait à l'action de tout bruit, pour favoriser l'action des somnifères, sont encore des exemples de préparation à l'action d'un médicament. Il est encore de règle que la thérapeutique hygiénique seconde toujours la thérapeutique médicamenteuse.

De ces différentes pratiques se dégage ce principe : toutes les fois que l'on pourra, par un moyen non médicamenteux ou par un médicament relativement inoffensif, seconder l'action d'un médicament actif, ce qui équivaut à épargner l'impression intensive de ce dernier, il y aura avantage à le faire.

III. — La maladie. — Le genre de maladie implique des variations extrêmes dans l'activité des mêmes agents thérapeutiques, dirigés contre des états, à certains points de vue, semblables. Ces variations peuvent aller de la *guérison* à l'*inactivité* complète, comme on le voit pour la quinine et le salicylate de soude chez les fébricitants. Les médecins physiologistes n'ont pas manqué de rechercher la raison de ces différences dans l'action pharmacodynamique ; nous avons exposé ailleurs [1] que, pour nous, ces différences d'effets, quand elles étaient aussi tranchées, tenaient à une différence dans l'action du médicament, qui guérissait à titre de spécifique dans les cas heureux, et restait plus ou moins inerte, lorsqu'il n'avait aucune prise, directe ou indirecte, sur la cause même de la maladie.

1. A. Manquat. *Traité de thérapeutique*, 5e édition, t. II, pages 559, 562 et 563.

Comment expliquer autrement, que la fièvre de l'érysipèle résiste à des doses d'antipyrine, qui suffiraient à abaisser à la normale la température d'un typhoïdique, et à *guérir* un rhumatisant? Comment expliquer autrement, qu'une dose de quinine, à peine suffisante pour abaisser d'un ou deux dixièmes de degré la température dans la fièvre typhoïde, puisse s'opposer avec un succès complet (quoique non définitif) au retour d'un accès de fièvre intermittente hyperpyrétique? M. Lépine avait même parlé de *demi-spécificité* et dit, à propos de la quinine dans la grippe, qu'elle lui paraissait *à demi-spécifique*. Je crois aussi que certains médicaments dont l'action est constamment heureuse, comme celle de la quinine au début de la grippe, comportent une part d'action spécifique utilisable.

Ainsi le genre de maladie intervient pour fixer, dans une large part, le mode d'intervention thérapeutique vis-à-vis d'un trouble déterminé, mais, sans préjudice d'une individualisation relative, ainsi que nous l'avons vu et le montrerons encore dans les lignes qui vont suivre.

IV. — Divers modes de réaction des malades a l'égard des médicaments. — Les réactions que les malades manifestent à l'égard des médicaments, sont relatives à l'état des organes, aux dispositions spéciales des sujets à répondre de telle ou telle façon à l'impression d'une substance donnée, et à la répétition de l'impression de cette substance. Il résulte de ces différentes conditions une activité plus ou moins grande du remède et les effets de la tolérance, de l'intolérance, de l'activité, de l'inertie, de l'hyperesthésie ou de l'accoutumance.

1° *Influence de l'état et des dispositions des organes et des tissus sur l'activité médicamenteuse.* — On sait que les médicaments destinés à l'absorption sont généralement plus actifs s'ils sont reçus par un estomac vide, car ils restent à l'état de concentration plus grande et ont moins de chances de subir une altération dans leur composition chimique ; ils sont en outre plus rapidement absorbés. Tels sont la digitaline, la plupart des glycosides et quelques alcaloïdes. Par contre l'action irritante de certains médicaments sur un estomac vide est parfois tellement fâcheuse qu'on recherche la période de plénitude de l'estomac pour les administrer, dans le but de les diluer et de ménager ainsi la muqueuse gastrique. C'est pour ce motif qu'on ne craint pas d'administrer la quinine, le salicylate de soude, les préparations mercurielles, les iodures, le chloral au moment des repas ou peu après.

Ce même moment peut s'imposer lorsqu'il s'agit, soit de modifier la réaction anormale du contenu de l'estomac (hyperacidité), soit d'expulser le contenu gastrique (vomitifs, purgatifs, dans un cas d'empoisonnement), soit d'en favoriser l'évacuation physiologique (bicarbonate de soude). D'autres fois on recherche la période digestive parce que les sucs digestifs favorisent la dissolution du médicament : la quinine, le sulfonal sont dans ce cas. Cette même raison fait parfois éviter avec soin la période d'activité gastrique, sous peine de provoquer la formation d'un produit trop actif : l'oxyde blanc d'antimoine et le kermès, par exemple, qui donnent de l'émétique en présence de l'acide chlorhydrique du suc gastrique, en donneraient beaucoup plus pendant la digestion gastrique qu'à l'état de vacuité de l'estomac, au point qu'ils ne manqueraient pas de déterminer des nausées ou même des vomissements s'ils étaient ingérés pendant ou peu après les repas.

Il va sans dire qu'il serait fâcheux d'administrer, pendant la période digestive, les médicaments destinés à agir sur la muqueuse gastrique elle-même (ipéca) ou sur l'intestin (purgatifs salins, drastiques), à moins qu'il ne s'agisse de rechercher un effet d'évacuation du contenu de l'estomac. Seuls quelques laxatifs peuvent être pris exceptionnellement à la fin du repas ; mais à la longue ils ne manqueraient pas, par suite de leur action prolongée (et inutile) sur l'estomac, de provoquer des effets d'irritation.

Enfin les médicaments réparateurs (phosphates, huile de foie de morue), véritables aliments, s'administrent généralement aux repas.

En résumé la règle serait d'administrer : 1° *à jeun ou entre les repas*, les médicaments très altérables (la plupart des glycosides, antimoniaux), ceux auxquels on demande le maximum d'*activité* et de *rapidité* d'action (glycosides, alcaloïdes), ceux qui doivent agir immédiatement et activement sur l'estomac ou sur l'intestin (vomitifs et purgatifs), ceux enfin qui agiraient défavorablement sur l'estomac par un séjour prolongé dans cette cavité (purgatifs et laxatifs irritants) ; 2° pendant l'état de plénitude de l'estomac, les médicaments *irritants* pour la muqueuse gastrique (salicylate de soude, sels de mercure, iodures, etc.), ceux qui sont destinés à provoquer l'évacuation d'une substance nuisible et toxique ingérée avec les aliments (vomitifs et purgatifs) ou au contraire à favoriser la digestion (pepsine), ceux qui ont besoin du suc gastrique pour se dissoudre suffisamment (quinine), ou ceux qu'on désire faire absorber lentement, enfin les médicaments réparateurs.

Pour quelques médicaments, il est à peu près indifférent qu'ils soient pris à jeun ou au moment des repas (codéine, bromures). Enfin on peut ne pas avoir le choix du moment (accès pernicieux, hémorragie).

Dans tous les cas, si l'estomac était à l'état de vacuité, on diluerait les médicaments irritants, avec de l'eau, autant qu'il serait nécessaire.

Un bon décapage de la *peau* par un savonnage à la brosse et un lavage à l'alcool favorisent l'absorption cutanée, peut-être en altérant la continuité de l'épiderme : une friction au collargol n'aurait de chance de réussir que dans ces conditions. Le mercure, le salicylate de méthyle exigent tout au moins le savonnage de la partie sur laquelle on veut pratiquer la friction ou l'application. Nous aurons à revenir sur l'absorption par la peau, à propos de l'administration des médicaments.

Le tissu cellulaire sous-cutané, si heureusement employé aujourd'hui comme voie d'introduction des médicaments, est intolérant pour beaucoup de substances qui provoquent de la douleur, de l'inflammation, de la suppuration, des nodosités. Il y a à cet égard de grandes variations individuelles. Telle substance injectée est à peine ressentie par un sujet, qui est très douloureuse pour un autre. Chacun s'ingénie à rendre les piqûres tolérables, soit en diluant les substances injectées, ce qui réussit quelquefois (chlorhydrate de quinine), soit en modifiant la composition chimique du médicament (formiate de quinine, benzoate et composés organiques de mercure), soit en apportant un soin minutieux à rechercher les conditions qui atténuent les susceptibilités des malades.

Le tissu *musculaire* est sensiblement plus tolérant que le tissu cellulaire sous-cutané ; mais il est plus profond, et son épaisseur n'est pas toujours facile à apprécier. Aussi l'injection intra-musculaire exige-t-elle des connaissances précises sur la distribution des nerfs et des vaisseaux de la région qu'on pique.

L'activité circulatoire est une condition d'absorption rapide. Le *tissu cellulaire* œdématié absorbera donc les médicaments moins vite que le même tissu dans ses conditions habituelles [1]; ceux administrés dans les dernières phases de la vie ont peu de chances d'être utilisés. Une intervention qu'on voudrait tenter *in extremis* n'aurait sans doute une certaine activité qu'en injection intra-veineuse (à la condition qu'il n'y ait aucune contre-indication du fait de la nature du liquide).

L'état de vacuité des vaisseaux favorise l'absorption et l'activité des médicaments ; inversement leur état de plénitude ralentit l'absorption (Magendie [2]).

1. Cependant j'ai vu une stomatite mercurielle intense provoquée par une seule injection de 3 centigrammes de biiodure de mercure, qu'un médecin avait pratiquée dans un tissu cellulaire sous-cutané œdématié, chez un malade d'ailleurs cachectique. L'injection avait été très bien tolérée localement, peut-être en raison de sa dilution immédiate par la sérosité de l'œdème.

2. Des expériences déjà anciennes de Stelberger et Erichsen sur un enfant atteint d'extrophie de la vessie, et dont on pouvait recueillir

Le *rectum* est une cavité très délicate qui doit être ménagée si l'on veut ne pas provoquer des accidents de rectite extrêmement douloureux. Il est des médicaments qui doivent être absolument proscrits de l'administration rectale en lavement (le bichlorure de mercure notamment, à moins peut-être que la solution n'en soit *extraordinairement* diluée). L'administration des substances moins irritantes et de celles qui devront être renouvelées souvent (aliments) devra toujours être surveillée avec soin. Les hémorrhoïdaires et les prostatiques supportent assez mal les lavements destinés à être gardés. Les suppositoires sont généralement mieux tolérés que les lavements.

Réaction de l'organisme aux doses thérapeutiques des médicaments. — Les éléments d'individualisation thérapeutique que nous avons signalés jusqu'ici sont d'une appréciation déjà difficile ; mais les difficultés augmentent encore si, à l'étude des besoins de l'organisme et des moyens de les remplir, nous ajoutons

l'urine goutte à goutte, démontrent que du ferro-cyanure de potassium, ingéré onze heures après un repas, apparaît dans l'urine *une minute* après l'ingestion. Si l'intervalle est de quatre heures, il faut deux minutes ; s'il est de une heure et demie, six à sept minutes sont nécessaires ; s'il est réduit à vingt-cinq minutes l'élimination ne commence qu'à la seizième minute ; enfin si le ferro-cyanure est pris en même temps que les aliments, il n'apparaît dans l'urine qu'après trente ou quarante minutes (expériences rapportées par Béclard, dans le *Dict. encycl. des Sc. méd.*, art. *Absorption*). Ces variations sont attribuées aux modifications de l'état de plénitude des vaisseaux. Plus récemment Adducco (*Ac. méd. di Roma*, 19, fas. 2), a étudié l'influence du jeûne : la cocaïne, la strychnine et le phénol agissent d'une façon beaucoup plus intense sur les animaux à jeun depuis plusieurs jours que chez ceux qui sont bien nourris.

celle des réactions de l'organisme vis-à-vis des médicaments, c'est-à-dire de la tolérance, de l'intolérance et de l'accoutumance, qui constituent les limites entre lesquelles se meut l'action thérapeutique.

Tolérance ; — *inertie* ; — *inactivité*. — On désigne sous le nom de *tolérance* l'aptitude de certains organismes à supporter, sans inconvénients, des doses élevées de médicaments.

Il faut distinguer la tolérance de l'*inertie* ou *insensibilité*, ou « *apathie* » (Fonssagrives) aux médicaments, et de l'*inactivité* médicamenteuse. La tolérance n'empêche point le médicament d'agir ; elle est même avantageuse en ce qu'elle permet de profiter de cette aptitude pour élever les doses aussi haut qu'il est nécessaire. Ainsi un malade tolérant supportera sans dommage une dose élevée d'un hypnotique et *dormira*, ou bien il supportera de même des quantités notables de mercure et *guérira*. Inversement, s'il y a inertie ou inactivité, le remède ne produira pas les effets qu'on en attendait. Le malade inerte pourra supporter aisément des doses aussi élevées que le tolérant, mais sans en retirer le même bénéfice : ainsi, pour reprendre les exemples précédents, il ne dormira pas plus sous l'influence de l'hypnotique choisi, qu'il ne guérira sous celle du mercure administré, même si les doses sont élevées.

La tolérance résulte tantôt d'une disposition naturelle, tantôt d'une disposition acquise par l'état de maladie. Les causes de l'inertie ou apathie aux médicaments ne sont pas toujours appréciables ; on peut supposer parfois que, sous l'influence d'une cause morbide déprimante, la matière vivante subit une modification telle que l'action médicamenteuse habituelle ne peut s'exercer : la piqûre d'éther, dans la phase agonique, n'est plus perçue et ne produit pas ses effets habituels. Quand on usait et abusait des vomitifs dans les affections des voies respiratoires chez les enfants (bronchite capillaire, pneumonie, diphtérie), on observait qu'à une période avancée l'effet vomitif ne pouvait être obtenu. Dans ces deux exemples, l'impressionnabilité du malade était émoussée au point que ce dernier ne pouvait réagir, comme à l'état normal, à l'action du médicament. Il n'est point impossible, comme l'admet Fonssagrives, que l'insensibilité aux médicaments puisse provenir aussi, quoique très rarement semble-t-il, d'une disposition individuelle, idiosyncrasique.

Faut-il ranger dans la tolérance ou dans l'inertie aux médicaments cette disposition des pneumoniques, décrite par les contro-stimulistes, à supporter, sans effets vomi-purgatifs, d'énormes doses de tartre stibié (0 gr. 50 à 1 gramme) ? Cette question nous ramènerait aux discussions surannées soulevées par l'École de Rasori. Il y a sans doute dans la résistance à l'émétique différentes raisons : en premier lieu l'accoutumance. Celle-ci est possible pour l'émétique, puisqu'elle permet de faire supporter à des tuberculeux des doses élevées de ce médicament pendant dix, quinze jours et plus (Fonssagrives, Bucquoy) ; la même raison a pu intervenir dans la pneumonie, car la tolérance exigeait le fractionnement des doses et ne se montrait pas d'emblée, ou du moins ne s'observait telle que rarement et dans les cas de gravité exceptionnelle. En outre et surtout, l'émétique émousse l'excitabilité des centres cérébro-spinaux et affaiblit le réflexe nécessaire au vomissement. Mais il est probable aussi que les pneumoniques jouissaient d'une certaine tolérance vraie vis-à-vis de l'émétique, car la plupart des hommes bien portants ne supporteraient pas, sans souffrir sérieusement, des doses de tartre stibié (0 gr. 10 par exemple) beaucoup plus faibles que celles prescrites autrefois aux pneumoniques. Quant à celles de 0 gr. 50 à 1 gramme, elles détermineraient sans doute de la prostration, sinon du collapsus.

Ces accidents apparaissaient bien quelquefois chez les pneumoniques traités par l'émétique [1]; mais ils ne devaient pas être la règle, car des observateurs de la valeur de Laënnec, de Grisolle, de Louis, de Trousseau et de tant d'autres médecins de la même époque, n'auraient pas donné systématiquement un médicament qui eût été aussi manifestement dépresseur.

La tolérance à l'émétique, chez les pneumoniques, a donc pu être un phénomène complexe fait d'accoutumance, d'amoindrissement de la réflectivité, c'est-à-dire d'inertie médicamenteuse, mais sans doute aussi de tolérance vraie. Celle-ci pouvait résulter d'une disposition acquise de la matière vivante à réagir d'une façon spéciale, peut-être sous l'influence de la suractivité que l'effort nécessité pour transformer, éliminer, ou s'adapter aux poisons morbides, imprimait à cette matière vivante.

1. Je me rappelle, avoir vu, étant jeune médecin, un collapsus sérieux, le troisième jour de l'administration quotidienne de 0 gr. 20 d'émétique, fractionnés.

Il n'est point rare d'ailleurs de voir la tolérance être étendue par certaines conditions pathologiques ; on sait la tolérance spéciale des pneumoniques pour des doses de digitale qui ne seraient peut-être point admises par un sujet à l'état de santé ; celle de l'alcool pour les mêmes malades qui supportent sans ivresse (non sans inconvénients) des doses énormes de ce médicament ; celle des tétaniques pour les opiacées et le chloral.

Les morphinomanes affectent souvent, pendant de longues années, une tolérance aussi remarquable pour la plupart des médicaments que pour la morphine ; cela est vrai du chloral, de l'éther, de la cocaïne, de l'alcool, de la quinine, de l'héroïne, etc. ; mais, à une période avancée, même en l'absence de cachexie bien marquée, ces malades deviennent souvent très intolérants, notamment pour les hypnotiques. J'ai vu une dose de 0 gr. 75 de véronal faire dormir un morphinomane pendant deux jours et demi et le laisser dans un état de dépression excessive.

Les diabétiques, grâce sans doute à leur polyurie, supportent en général assez bien la plupart des médicaments, tant qu'ils ne sont point albuminuriques. Mais, dès que l'albuminurie est constituée, ils deviennent beaucoup moins résistants : l'antipyrine et la morphine, notamment, si bien tolérées auparavant, n'ont plus la même innocuité. En dehors de cette complication, on connaît la tolérance des diabétiques pour l'opium ; cependant l'abus de ce médicament a été accusé (Hilton Fagge) de favoriser le coma. Cet accident n'est point rare après la chloroformisation prolongée ou répétée.

D'ailleurs il faut toujours s'attendre à des surprises (parfois même heureuses) avec les diabétiques.

Signalons encore la tolérance des alcooliques pour la digitale et pour l'opium ; mais si les alcooliques atteints de *delirium tremens* supportent parfois des doses énormes d'opium, il n'est point rare que celles-ci déterminent un état comateux dont le malade ne se relève pas.

Ces exemples montrent que si certains états pathologiques généraux paraissent favoriser la tolérance dans nombre de cas, il est toutefois prudent de ne pas compter sur elle absolument, et de se défier d'accidents imprévus, toujours possibles.

La tolérance peut être obtenue ou augmentée à l'aide de certains remèdes : ainsi les syphilitiques, soumis à l'action des eaux sulfureuses, deviennent capables de tolérer des doses de mercure plus considérables que les doses moyennes normales, parce que ces eaux facilitent l'élimination du mercure. La cure de déchloruration favorise la tolérance aux bromures alcalins (Toulouse). Le bicarbonate de soude, la belladone, le régime lacté auraient le pouvoir de prévenir l'iodisme. L'asepsie de la peau éviterait les éruptions iodiques (Féré). Il est certain que les soins de la bouche sont indispensables à la tolérance pour le mercure. J'ai insisté sur la nécessité d'adjoindre aux antithermiques (si l'on tient à ces médicaments si rarement utiles), de *petites doses* [1] de stimulants du cœur, chez les sujets déprimés.

1. Par exemple : 1/2 ou un centigramme de spartéine ou cinq à dix centigrammes de caféine.

L'inactivité médicamenteuse suppose que le médicament a rencontré un obstacle qui s'est opposé à son absorption ou à sa diffusion, et l'a empêché d'arriver à sa destination, par exemple : défaut de solubilisation dans les voies digestives (sulfonal, pilules durcies), défaut d'absorption par suite de la fièvre (Briquet) ou par suite d'un trouble de circulation, rétention dans un point de l'organisme qui absorbe mal tel médicament (l'estomac par exemple) ou qui emmagasine tel autre (foie).

Dans l'appréciation des raisons pour lesquelles un médicament ne produit pas l'effet qu'on attendait de lui, il est souvent fort difficile d'établir si ce défaut d'action provient d'une inertie ou d'une inactivité médicamenteuse, ou encore d'une résistance idiosyncrasique ou provoquée par un état morbide.

Intolérance. — L'intolérance est le contraire de la tolérance ; elle consiste dans la manifestation de phénomènes toxiques ou simplement fâcheux, à des doses habituellement bien supportées par des sujets de même complexion apparente.

Il faut distinguer l'intolérance qui provient manifestement d'un état pathologique ou tout au moins anormal des organes ou fonctions, de celle qui paraît résulter d'une réaction spéciale, propre au sujet. La première peut être soupçonnée ; la seconde, beaucoup plus rare, sera forcément une surprise.

Les états pathologiques capables de provoquer l'intolérance sont relatifs aux organes de réception du médicament, aux organes sur lesquels ce dernier porte son action, à des organes en apparence indépendants de l'impression médicamenteuse mais cependant en connexion nerveuse avec les organes impressionnés, aux organes d'élimination, à des états pathologiques généraux tels que fièvre, diabète, morphinisme, etc. ; enfin à des états pathologiques locaux.

Les organes de réception les plus facilement rendus intolérants par un état pathologique antérieur sont ceux de la digestion. L'intolérance gastrique se manifeste chez les dyspeptiques à l'occasion d'un grand nombre de médicaments irritants (copahu, cubèbe, quinine à haute dose, drastiques répétés, iodures, etc.); elle se traduit par une irritation gastrique qui engendre habituellement les symptômes de l'hypersthénie douloureuse ou même de ceux d'une véritable gastrite médicamenteuse. L'intestin altéré subit une irritation analogue de la part du mercure, des drastiques répétés, de l'huile de foie de morue à haute dose, etc. Il en résulte de la diarrhée et parfois des phénomènes d'entérite aiguë.

L'intolérance des organes, pour un médicament qui porte sur eux son action élective, provient généralement de ce que ce médicament imprime à ces organes une action de même sens que sa tendance naturelle ou pathologique : ainsi l'aloès, qui congestionne le rectum, est mal toléré par les hémorrhoïdaires et les prostatiques; les bourdonnements d'oreilles et la surdité se développent très facilement, sous l'influence des sels de quinine, chez les sujets qui en souffrent déjà habituellement ; le délire médicamenteux, le vertige, le tremblement, les palpitations s'observent de préférence chez les nerveux; le collapsus cardiaque frappe surtout les sujets dont le cœur est affaibli ou déprimé, etc. L'asthénie cardiaque impose les plus grandes réserves dans l'emploi des médicaments susceptibles d'affaiblir le cœur (la plupart des somnifères, en particulier le chloral aux doses habituelles, l'antipyrine et la plupart des antithermiques, surtout chez les fébricitants). La simple dépression nerveuse, qui ne va pas sans un certain degré d'asthénie cardiaque, oblige aux mêmes réserves. Si l'asthénie cardiaque résulte d'une intoxication, elle suscite des ménagements, non seulement dans l'emploi des hyposthénisants du cœur, mais encore dans celui des toni-cardiaques qui exercent une action énergique sur le myocarde, dans la crainte de surcharge pharmaco-toxinique. Comme c'est chez les nerveux qu'on a observé le plus souvent les accidents de l'intolérance, on sera d'une très grande prudence à leur égard.

La valeur des organes d'élimination joue un rôle capital dans la production de l'intolérance. L'élimination urinaire étant la plus importante de toutes, il est de règle qu'aucun médicament de grande activité, surtout si son action doit être prolongée, ne soit prescrit sans examen préalable des urines, parfois même de la perméabilité rénale.

En principe, tout malade porteur d'une lésion rénale doit être tenu pour suspect au point de vue de la tolérance. On se défiera surtout des médicaments susceptibles de troubler eux-mêmes les fonctions ou l'intégrité des reins : l'antipyrine, la morphine, le mercure, la cantharide, l'urotropine, l'alcool ne peuvent être donnés, à dose élevée ou prolongée, aux malades porteurs d'une lésion de néphrite, qu'avec une grande circonspection et après étude de la perméabilité rénale.

L'étude de la perméabilité rénale a plus d'importance, à ce point de vue, que le fait d'une lésion, car, ainsi que le fait remarquer Lécorché, ce n'est que dans les phases ultimes des néphrites, chez les épuisés et les cachectiques, que l'intolérance aux médicaments est redoutable ; dans les périodes moyennes, le danger est beaucoup moindre, quoique toujours possible.

Lorsque les reins sont insuffisants, on voit des médicaments produire des accidents graves, à des doses habituellement inoffensives : le jaborandi et son alcaloïde la pilocarpine, peuvent provoquer des nausées, des vomissements, du hoquet, de la tendance à la syncope et au collapsus ; même, dans un cas d'Œrtel, de l'œdème pulmonaire, et dans un autre de Dujardin-Beaumetz, la mort. Dickinson, Roberts, Bouchard, tous les syphiligraphes ont noté la fréquence de l'intolérance pour le mercure chez les malades atteints d'une lésion rénale, même syphilitique. Lécorché accuse le chloral (2 à 4 grammes) d'avoir déterminé de la congestion pulmonaire avec crachats hémoptoïques, dans les mêmes circonstances. Chauvet (1877) démontre la lenteur de l'élimination de la quinine chez les brightiques: cette élimination peut persister pendant quatre à sept jours. Quant à la morphine, elle a donné lieu à des assertions contradictoires : Lécorché, Huchard et de nombreux médecins ne craignent pas de la prescrire dans les dyspnées cardio-urémiques : je l'ai vue si funeste dans plusieurs cas de dyspnée urémique que je me garderais de la prescrire dans ces cas.

Les sujets dont la bouche est en mauvais état ont facilement de l'intolérance pour le mercure, et ceux dont la réaction buccale devient habituellement acide, de l'intolérance pour les iodures.

Il n'est point nécessaire qu'un médicament ait été mis en contact avec un organe ou ait porté son action sur lui pour provoquer de sa part des phénomènes d'intolérance : la voie nerveuse peut servir d'intermédiaire. Ainsi l'intolérance morphinique se traduit souvent par des vomissements, même après injection sous-cutanée. La susceptibilité excessive du système nerveux favorise les éruptions médicamenteuses. Mais c'est surtout le réflexe d'origine gastrique qui doit être pris en considération dans la production des phénomènes d'intolérance. Dès que l'impression d'un médicament s'est exercée sur un estomac irritable, les réflexes les plus divers peuvent en être la conséquence. Si, par surcroît, cette impression est redoutée, l'auto-suggestion intervient pour en augmenter les effets. On peut voir alors des doses infimes d'un médicament quelconque provoquer des palpitations, des intermittences, des vertiges, des sueurs froides, des lipothymies. On connaît aussi l'intolérance au chloroforme des sujets dont l'estomac contient des aliments ou des liquides, et inversement l'intolérance à la cocaïne des sujets dont l'estomac est à l'état de vacuité.

Les états pathologiques généraux modifient profondément les dispositions à la tolérance. Nous avons eu, à différentes reprises, l'occasion de signaler la tendance des fébricitants au collapsus sous l'influence de doses d'antithermiques qui eussent été vraisemblablement inoffensives en état d'apyrexie. L'antipyrine notamment dont le public fait, dans sa conception simpliste de la thérapeutique, un si fâcheux abus, peut provoquer chez les fébricitants, surtout chez les hyperthermisants, des accidents graves, par l'action combinée de la suppression brusque de la stimulation cardiaque que crée l'hyperthermie, et de la dépression nerveuse concomitante. Nous avons signalé plus haut que, expérimentalement, l'élévation de température du corps exagère l'activité des substances toxiques. Nous ajouterons ici que le morphinisme, le diabète, l'alcoolisme, dans leurs phases avancées, créent un état de susceptibilité sur lequel nous nous sommes expliqué à propos de la tolérance, et que toutes les cachexies, tous les états de dépression, toutes les asthénies favorisent souvent l'intolérance.

On met généralement sous la dépendance de lésions artério-cardio-rénales, et surtout de l'urémie, les accidents qui surviennent quelquefois, chez les vieux goutteux, à la suite d'une médication active dirigée contre la goutte. Cette explication est-elle toujours suffisante? Sans méconnaître la participation de pareilles lésions dans la production des accidents dits de *goutte remontée*, tant redoutés des anciens médecins, il est fort possible aussi qu'une médication antigoutteuse intensive soit de nature à mobiliser brusquement, soit des quantités plus ou moins importantes d'acide urique retenues dans les tissus, soit d'autres substances que nous ignorons, et à provoquer des accidents imprévus. Tant que la pathogénie de la goutte et le mode d'action des traitements antigoutteux ne seront pas élucidés avec certitude, l'intervention thérapeutique chez les vieux goutteux devra être très modérée et très lente. On donnera plus d'importance au régime anti-uricémique (aujourd'hui bien établi), indéfiniment nécessaire, aux eaux minérales et aux soins hygiéniques, qu'aux médicaments souvent si mal tolérés.

La morphine, que l'on est parfois tenté de prescrire contre les douleurs des goutteux, est contre-indiquée chez ces malades ; elle risquerait d'entraver leur élimination urinaire qui a tant besoin d'être maintenue correcte. Pour la même raison le vésicatoire cantharidé est suspect. Il en est autrement du cautère qu'on a tenté de réhabiliter dans ces dernières années. Sa valeur n'est point établie, mais ne saurait être niée de parti pris.

Il se manifeste parfois de l'intolérance, sans qu'on en puisse pénétrer le mécanisme. On l'attribue alors à un état particulier qu'on appelle *idiosyncrasie*. C'est la réaction propre et exagérée d'un individu à l'impression d'un remède. Elle résulte de conditions individuelles dont l'analyse est pour l'instant impossible. Des exemples familiers relatifs à l'alcool, au tabac, au café, aux fraises [1], à certains aliments comme les œufs, etc., démontrent que la matière vivante n'a pas une réaction de valeur identique, chez les divers individus, sous l'impression de substances usuelles. Il en est de même avec les médicaments. Les auteurs de

1. J'ai connu une jeune fille chez laquelle *une seule fraise* ingérée suffisait à provoquer des démangeaisons au niveau de la langue, du palais, de la gorge, puis des douleurs très vives au niveau de l'estomac.

thérapeutique citent de nombreux cas d'intolérance idiosyncrasique avec certains d'entre eux, en particulier l'opium, la belladone, la jusquiame, l'émétique, l'antipyrine, la quinine, l'arsenic, même la rhubarbe. J'ai observé un homme qui ne pouvait ingérer la plus faible dose de quinine, même 10 centigrammes, sans avoir, peu après, une éruption prurigineuse à deux doigts d'une main. Un purgatif, même doux, peut, chez certaines personnes très susceptibles, provoquer un état lipothymique inquiétant.

Cependant il est rare que l'idiosyncrasie entraîne des accidents d'intolérance aussi graves que ceux qui résultent de lésions organiques ou d'états pathologiques généraux. Avec de bons organes, le sujet intoxiqué sous l'influence d'une dose qui, par définition même de l'intolérance, sera toujours relativement modérée, arrivera à se débarrasser assez facilement du médicament mal toléré, tandis que les phénomènes d'intolérance provoqués par une lésion rénale, une asthénie cardiaque ou une dépression nerveuse prononcée, pourront revêtir les caractères de la plus haute gravité et même aboutir à la mort.

L'intolérance étant une manifestation toxique, à peu près tous les tissus, tous les organes et toutes les fonctions peuvent devenir le siège d'une réaction de cet ordre, sous l'influence d'un médicament actif.

Du côté de la peau on observe des sueurs et des *éruptions* de toute nature : érythèmes, urticaire, papules, vésicules, ulcérations, pemphigus. L'antipyrine et la plupart des antithermiques, la quinine, les iodures le copahu, la belladone, l'arsenic, le phénol, l'iodoforme, les sérums d'animaux, sont les substances qui donnent le plus souvent lieu à des éruptions ; mais il en est beaucoup d'autres susceptibles de provoquer des manifestations cutanées, tels l'arsenic, la rhubarbe, le chloral, l'opium, le tannin.

Les muqueuses sont aussi très sensibles aux médicaments : la stomatite (mercure), le coryza et l'angine (iodures), la gastrite médicamenteuse (tous les médicaments irritants administrés pendant trop longtemps), l'entérite (laxatifs d'origine drastique répétés) sont souvent le siège de l'intolérance.

Le système nerveux réagit vivement, parfois d'une façon très dramatique, aux substances qui portent son action sur lui ou qui l'impressionnent par voie nerveuse: la céphalée, les vertiges, le délire, les tremblements, la somnolence, l'apathie, le collapsus, le coma, les convulsions, l'anesthésie peuvent résulter, les uns ou les autres, de l'administration, à doses trop élevées pour le sujet, d'un grand nombre de médicaments tels que caféine, digitale, quinine, alcool, tous les antithermiques, salicylates, tous les hypnotiques, belladone, opium, purgatifs mal tolérés, vomitifs, etc.

Les voies digestives manifestent leur intolérance par des nausées, des vomissements (morphine), des coliques et de la diarrhée (mercure, huile de foie de morue, copahu) ; les reins, par de l'albuminurie (mercure), de l'oligurie ou de l'anurie (morphine, antipyrine, cantharide) ; les voies respiratoires, par de la dyspnée (caféine), l'accélération ou le ralentissement de la respiration ; le cœur par des palpitations (caféine, spartéine, phosphates), un ralentissement excessif (digitale), des irrégularités (*id.*), le collapsus cardiaque (tous les dépresseurs cardiaques, les antithermiques).

Le sang traduit son atteinte par l'hémoglobinurie ou l'hématoporphyrinurie.

Les iodures portent quelquefois leur action sur les parotides, le larynx, les poumons, peut-être le cerveau ; les ferrugineux, sur la vessie, etc.

J'ai largement insisté dans mon *Traité de thérapeutique* sur les phénomènes d'intolérance, à propos de chaque médicament, parce que le médecin doit les connaître très exactement afin de pouvoir faire le départ entre les modifications qui résultent de la maladie et celles qui pourraient provenir d'un médicament.

La répétition d'un même médicament peut imprimer à la tolérance deux modifications inverses : l'accentuation de cette aptitude par accoutumance, et l'intolérance, soit par exaspération de la réaction habituelle (hyperesthésie à l'action médicamenteuse), soit par accumulation.

L'*accoutumance* ou *assuétude* ou *mithridatisme médicamenteux* est généralement définie la tolérance acquise par l'habitude. Elle permet de supporter, au moyen d'une augmentation progressive, des doses qui, données d'emblée, eussent été mortelles ou au moins toxiques. Ainsi la dose de 1 gramme de morphine en injection sous-cutanée (mortelle pour un sujet non accoutumé) est très bien tolérée par beaucoup de morphinomanes.

Pour comprendre l'accoutumance, il faut se reporter à ce que nous avons dit de l'adaptation de la matière vivante aux divers milieux. Elle est rendue saisissante par l'adaptation des amibes d'eau douce à l'eau salée, grâce à des passages successifs dans des solutions salines de plus en plus concentrées. Au point de vue des substances médicamenteuses, elle s'établit chez l'homme pour la morphine, l'héroïne, la cocaïne, le chloral, l'arsenic, le café, l'alcool, l'atropine, l'éther, peut-être l'iode et le mercure, etc. D'un cas que j'ai observé, je la crois possible pour la digitaline [1].

L'accoutumance n'est cependant pas toujours exactement de la tolérance acquise par l'habitude ; elle est plus souvent une manière d'intoxication en ce sens que, sous son influence, la matière vivante a adopté un mode de réaction différent de celui de la santé. Il arrive même que l'équilibre et la fixité de cette matière vivante ne sont plus possibles sans l'impression du médicament. C'est pourquoi l'accoutumance crée si souvent le *besoin impérieux* du même médicament, besoin qui conduit au renouvellement et à l'élévation progressive des doses, d'où résulte l'intoxication chronique [2].

L'état d'intoxication ne se révèle parfois, pendant longtemps, que par le besoin impérieux ; mais si l'impression de la substance toxique est continuée pendant un temps assez long, il en résulte des lésions ou une

1. Il s'agit d'un malade qui, pendant les cinq dernières années de sa vie, a pris chaque semaine, et sans autre interruption que, à deux reprises, trois mois, entre 1 et 2 milligrammes de digitaline cristallisée de Nativelle (de 50 à 105 gouttes de la solution au millième).

2. On a expliqué le besoin impérieux des substances auxquelles un sujet est accoutumé, par la formation de substances antitoxiques qui, n'ayant plus d'objet, deviendraient de véritables poisons. C'est là une hypothèse possible, mais qui n'est point nécessaire.

déchéance par suite des perturbations apportées dans le métabolisme normal. Ainsi le sujet accoutumé à une forte dose d'alcool pourra faire une crise de *delirium tremens* s'il supprime l'apport habituel du poison ; mais, s'il le continue, il est exposé à des troubles nerveux ou cardio-vasculaires ou rénaux ou hépatiques définitifs. Le morphinomane auquel on supprime la morphine peut présenter un collapsus cardiaque mortel; mais, si on ne la supprime pas, c'est le développement assuré de la cachexie morphinique et la déchéance probable de la personnalité dans un temps plus ou moins éloigné.

L'accoutumance n'est donc pas toujours un phénomène utile; elle le devient lorsqu'il s'agit de faire tolérer, à dose assez élevée, un médicament qui ne produit ses effets curateurs qu'à cette condition. Ainsi on arrive à administrer, après accoutumance, des doses d'iodure de potassium ou de mercure ou d'arsenic qui, données d'emblée, eussent pu ne pas être sans inconvénients. Mais on ne peut considérer cette accoutumance ni comme certaine, ni comme définitive : des phénomènes d'iodisme ou d'intoxication mercurielle peuvent se manifester, à un moment donné, au cours d'un traitement auquel le malade paraissait bien accoutumé.

On ne saisit pas toujours les raisons pour lesquelles la tolérance fait place à l'intolérance, parfois subitement. On peut invoquer cependant, en général, soit une accumulation du médicament [1], soit un fléchissement

1. Le mercure, par exemple, peut s'accumuler dans le foie ou surtout dans le tissu cellulaire sous-cutané, et être livré inopinément à la circulation en trop grande quantité.

subit des voies d'élimination, soit une disposition individuelle intercurrente, telle que la menstruation chez la femme.

L'accoutumance peut conduire à l'inertie médicamenteuse; il y a intérêt, dans ce cas, à l'éviter. A cet effet, il est recommandable de ne pas donner le même médicament durant un temps trop prolongé (voir alternance), et de ne pas s'attarder trop longtemps à des doses insuffisantes. Cette dernière règle est surtout importante lorsqu'il s'agit de thérapeutique étiocratique, car les agents pathogènes subissent vraisemblablement l'accoutumance comme les éléments de nos organes; il faut donc les attaquer vigoureusement aussitôt que possible. Il est simplement nécessaire de s'assurer de la tolérance du malade par de faibles doses; mais, cette constatation établie, on les élèvera rapidement.

La répétition d'un même médicament peut engendrer, avons-nous dit, l'*accumulation*. On en distingue deux modes : l'accumulation des doses, l'accumulation d'action.

Les doses s'accumulent quand elles s'entassent, sans être absorbées, en un point quelconque de l'économie (voies digestives, tissu cellulaire sous-cutané, foie) pour être livrées, à un moment donné, à une absorption massive ; de là des accidents toxiques plus ou moins graves. Des accidents de cette sorte ont été observés avec des pilules d'opium accumulées dans les voies digestives, mais surtout avec des préparations mercurielles insolubles, injectées dans le tissu cellulaire sous-cutané.

L'accumulation d'action résulte de la persistance de

l'action des premières doses, au delà de l'administration des suivantes. Bien maniée, elle est favorable puisqu'elle permet de bénéficier de plusieurs actions successives. La digitale est le médicament qui permet le mieux d'observer cette accentuation des effets produits. La guérison de la plupart des maladies à traitement spécifique ne s'explique que par l'accumulation des actions successivement exercées par les prises du médicament.

Fonssagrives distingue l'accumulation, de l'éréthisme médicamenteux. Celui-ci consisterait dans un excès de réaction à un médicament, sous l'influence de la répétition de son action. Cette sorte d'*hyperesthésie* à l'action d'un médicament est assez rare ; elle s'observe cependant quelquefois, surtout chez les sujets nerveux. Il en est qui, après avoir pris une certaine quantité de quinine, ne peuvent plus en tolérer la plus petite quantité sans bourdonnements d'oreilles insupportables ; la répétition de certains médicaments irritants pour l'estomac (iodiques, ferrugineux, copahu) finit quelquefois par engendrer un tel malaise gastrique qu'on est obligé d'y renoncer. L'abus de l'eau de Vichy entraîne parfois une alcalinité des urines sous l'influence d'un seul verre (Bouchard). Les longues cures mercurielles rendent beaucoup de malades très sensibles au mercure : sous l'influence de petites doses ils accusent alors de la nervosité, de l'insomnie, un état pénible de dépression. D'autres personnes deviennent intolérantes pour certains laxatifs qu'elles avaient longtemps très bien supportés, pour les iodiques, etc.

Beaucoup de ces faits s'expliquent par une modification organique appréciable, telle que la gastrite médicamenteuse, l'entérite provoquée par l'abus des laxatifs; mais beaucoup n'ont pas d'explication connue. C'est à eux que s'appliquerait la dénomination d'éréthisme médicamenteux, que leur donne Fonssagrives, ou mieux, à mon avis, celle d'*hyperesthésie médicamenteuse*. L'auto-suggestion ou même la lassitude des médicaments peuvent, chez certains malades, expliquer ces susceptibilités excessives. La distinction entre ces divers états n'est pas toujours possible ; mais le remède s'impose : à moins d'indication contraire pressante, laisser reposer le malade en supprimant le médicament pendant un temps assez long pour le faire oublier, ou le remplacer, dans la mesure du possible, par un similaire.

CHAPITRE VIII

Influence du milieu sur les résultats thérapeutiques.

Température; — Lumière et couleurs ; — Climat; — Saison ; — Habitation; — Mobilier; — Entourage ; — Gardes-malades; — Médecins ; — Consultations ; — Changement de médecin ; — Pharmaciens ; — Prêtres.

Presque tous les éléments qui composent le milieu d'un malade peuvent avoir une influence plus ou moins marquée sur l'évolution de la maladie. Ils sont constitués par la température, la lumière et les couleurs, le climat, la saison, l'habitation, le mobilier et un entourage de personnes, les unes qui vivent plus ou moins avec le malade (famille, gardes-malades, infirmiers, voisins, amis), les autres qui le voient plus rarement (médecins, consultants, prêtres) ou même ne le voient jamais (pharmaciens). Tous ces éléments méritent de retenir l'attention. Le mot θεραπεύω signifie, au propre, *servir ;* il est aisé de comprendre que le thérapeute ne doit rien négliger de ce qui peut servir le patient.

Température. — La température dans laquelle vit le malade a une influence manifeste sur la gravité de beaucoup de maladies.

En principe, dans les états aigus, on s'efforce d'éviter au patient les impressions thermiques brutales, capables d'avoir des répercussions fâcheuses sur les grandes fonctions, en particulier sur le système nerveux, la circulation et les fonctions de la peau. Quand on fait appel à l'action de l'eau froide, c'est d'une façon exceptionnelle et sous la réserve d'une tolérance assurée et d'une réaction surveillée. Il s'agit alors d'un procédé thérapeutique qui a ses indications et sa technique, et point d'une condition de milieu.

L'optimum de température du milieu varie avec les maladies : un milieu à température relativement basse convient dans la *fièvre typhoïde.* Autant que possible il ne doit pas offrir plus de 17°; au-dessus de 18° et surtout de 20°, la température du malade s'élève, le pouls s'accélère, il se développe un malaise fâcheux qui entretient ou provoque de l'insomnie et de l'énervement. Il faut se défier cependant de l'intervention brutale du refroidissement, qui peut favoriser l'éclosion d'une détermination pulmonaire funeste. Le typhoïdique doit donc vivre dans un milieu frais (16°-17°), mais protégé cependant contre l'action trop directe des écarts thermiques.

Il n'est pas nécessaire que les *varioleux* soient placés dans un milieu à température élevée : une température modérée de 17°-18° leur suffit.

Dans les hémorragies, il y a avantage à maintenir le malade dans un air relativement frais, en évitant toutefois de le laisser sous l'action directe de l'air froid.

Il est tout un groupe de maladies pour lesquelles

une température *constante* du milieu acquiert l'importance d'une prescription capitale, telle est la *rougeole* dans ses formes communes : une température de 18°-19° donne beaucoup de chances d'en éviter les complications pulmonaires. Les affections aiguës des voies respiratoires (*pneumonie* et *broncho-pneumonie*, *bronchites*, *pleurésie*), la *coqueluche* au début, le *rhumatisme articulaire aigu* exigent la même condition. La constance d'une température relativement élevée (18°-19°) est le meilleur moyen de prévenir les complications pulmonaires de la *grippe*. Très souvent l'apparition des noyaux successifs de la broncho-pneumonie coïncide avec un refroidissement appréciable. Dans tous ces cas, l'indication qui domine est la *constance* de la température ambiante plutôt que son élévation. On évitera par conséquent de placer le malade dans un courant d'air habituel, par exemple entre une porte et une fenêtre ou une cheminée.

D'autres maladies exigent non-seulement la constance de la température extérieure, mais encore une température un peu élevée : telles sont l'entérite aiguë et toutes les maladies à tendance algide (choléra, entérite cholériforme, certains ictères graves, urémie).

Les scarlatineux ne craignent pas un peu de chaleur, à la condition que leur température propre ne soit pas trop élevée, car, avec de l'hyperthermie, ils se trouveraient mieux dans un milieu un peu frais. La constance d'une température un peu élevée (18°-19°) aide à éviter les complications streptococciques de la scarlatine (suppurations ganglionnaires, otites, arthropathies, etc.); elle est surtout nécessaire quand la fièvre est tombée, à partir du cinquième jour et jusqu'au trentième et au delà, afin d'éviter la néphrite due au streptocoque, qui se développe si facilement dans les reins des scarlatineux sous l'influence du froid ou des écarts de régime.

Dans les maladies chroniques, l'influence de la température extérieure n'est pas moins importante : la chloro-anémie, la syphilis, l'entérite chronique, les scrofulides, les affections chroniques de la muqueuse des voies respiratoires, le rhumatisme chronique, les néphrites chroniques fournissent l'indication d'une température un peu élevée et plutôt sèche. Une température modérée avec un peu d'humidité convient de préférence aux nerveux, surtout s'ils dorment mal, aux dyspeptiques, aux eczémateux, aux cardiaques. Les températures élevées sont particulièrement défavorables aux cardiaques : elles fatiguent le cœur en lui imposant un travail énorme pour renouveler rapidement le sang à la périphérie du corps en vue de son refroidissement.

Les tuberculeux s'accommodent assez bien de toutes les températures qui ne sont pas extrêmes, même du froid, à la condition d'en être protégés. Ce qui leur est le plus nuisible, ce sont les températures très élevées et l'impression des variations brutales de la température. Il est nécessaire de leur éviter ces variations à l'aide d'artifices de vêtements, d'habitation et de chauffage.

Couleurs ; lumière. — A côté de la température, nous devons signaler l'influence des couleurs : on ne met guère en doute que la lumière rouge n'évite, dans une certaine mesure, la suppuration des pustules de la variole ; on lui a attribué aussi une action heureuse sur l'évolution de la rougeole, de la scarlatine, de l'eczéma aigu. Par contre elle est excitante et parfois très fatigante. Si elle a paru convenir à quelques mélancoliques, la lumière bleue, au contraire, devient favorable aux agités.

Il ne faut pas exagérer l'importance de ces conditions de couleur ; mais il est nécessaire d'en tenir compte.

Il est incontestable qu'une demi-obscurité favorise le repos dans les maladies aiguës, et qu'au contraire la lumière est plutôt favorable dans les maladies chroniques.

Climats ; — saisons. — Les effets des médicaments ne sont pas absolument les mêmes dans tous les pays et en toutes saisons. Les saisons chaudes et les pays chauds, les saisons froides et les pays froids présentent de grandes analogies. L'alcool, à dose non toxique, est infiniment mieux supporté au Nord qu'au Midi, en hiver qu'en été. Inversement et expérimentalement une température légèrement élevée diminue les dangers de l'alcool à dose toxique. De tout temps on a considéré les grands froids et les grandes chaleurs comme contre-indiquant l'émétique à dose contro-stimulante.

Il semble *à priori* que les modifications physiologiques exercées par un climat ou une saison doivent s'ajouter à celles produites dans le même sens par un médicament, et atténuer celles de sens contraire. D'où la règle de craindre les médicaments capables de déprimer, dans les saisons et les climats déprimants et d'éviter les excitants dans les conditions inverses. Mais ce principe reste un *à priori :* les faits manquent pour en préciser les applications. Plusieurs malades m'ont déclaré avoir plus facilement de l'iodisme sur la Riviera qu'à Paris. Je ne saurais dire si l'observation est juste. Il semble que beaucoup d'affirmations contradictoires, touchant les effets des médicaments, notamment des diurétiques et des somnifères, tiennent en partie à l'influence du pays où les observations ont été prises. Il faut tenir compte en outre des réactions variables des races. Des différences notables dans l'activité des plantes, suivant leur pays d'origine (aconit, digitale), expliquent un certain nombre des différences signalées dans l'action des médicaments en divers pays.

D'ailleurs les climats et les saisons (sans doute aussi les races) ont une influence marquée sur la gravité des maladies : la fièvre typhoïde est plus grave dans les climats chauds que dans les climats tempérés, en été qu'en hiver. Inversement la scarlatine est plus grave en hiver qu'en été, en Angleterre qu'en France.

Il est probable que l'impression médicamenteuse détermine une réaction un peu variable suivant la température du milieu ; mais ces variations ne nous sont guère connues que pour les températures extrêmes et pour quelques médicaments seulement. D'une façon générale on peut admettre que les actions s'ajoutent : ainsi un organisme déprimé par le froid ou par l'extrême chaleur pourra être gravement impressionné par l'action brutale de l'alcool ; mais ces cas extrêmes ne se trouvent que très rarement réalisés en pratique thérapeutique. Cependant on remarquera que la diurèse est plus facilement provoquée en hiver ou par le froid, et la sudation en été ou dans un milieu chaud. Certains sujets sont très sensibles à la température du milieu, au point de vue de la prédisposition au sommeil, à celui de la digestion et de l'exonération intestinale. Beaucoup de dermatoses guérissent difficilement dans un milieu froid; cependant l'eczéma est souvent exaspéré par la forte chaleur. Dans ces diverses conditions, l'action thérapeutique perd de son efficacité habituelle.

Aération. — L'air s'use vite dans une chambre de malade et s'y charge rapidement d'émanations odorantes et de corps étrangers de toute espèce. Il est donc indispensable d'assurer le renouvellement de l'air sans que le malade en souffre. Nous avons insisté sur ce point en traitant des besoins des malades au point de vue de la température du milieu.

Mobilier. — Si l'hygiène conseille qu'il n'y ait rien d'inutile dans une chambre de malade et que tout puisse y être désinfecté au besoin, la thérapeutique exige que l'air, qui entoure immédiatement le patient, ait des échanges faciles avec l'atmosphère ambiante. Rien n'est plus pénible et à la fois plus funeste à un fébricitant, surtout hyperthermique, que de vivre dans le même air. Il est nécessaire que celui-ci puisse soustraire incessamment un peu de calorique par son passage à travers les voies respiratoires et même au niveau de la peau. Les rideaux épais, sous lesquels certains malades s'obstinent à respirer, sont pernicieux. Le lit doit toujours être assez éloigné des murs pour que la circulation de l'air puisse s'effectuer autour de lui. Il en résulte aussitôt un bien-être marqué pour les fébricitants et souvent un abaissement de température, surtout chez les enfants. Tout ce qui entrave la circulation de l'air dans la chambre d'un malade doit donc être écarté. Cependant, si cette circulation devait être brutale, il y aurait avantage à l'atténuer à l'aide de paravents, dans les cas où la constance de la température serait une nécessité.

Le lit doit toujours être placé de telle façon que la lumière ne frappe pas directement les yeux du malade : on facilite ainsi le sommeil et le repos.

Entourage, gardes-malades, etc. — L'influence du milieu sur l'action de certains médicaments est de tout premier ordre : les somnifères n'agissent bien que dans le silence. Le calme et l'isolement relatif du malade sont des conditions souvent indispensables à l'action thérapeutique des médicaments. Inversement toutefois, certains nerveux éprouvent de l'appréhension s'ils n'ont personne pour les observer et leur porter secours en cas de besoin. Ces circonstances dictent donc ce principe que, si un malade ne doit pas rester complètement isolé, il est nécessaire qu'il soit soustrait à un entourage nombreux et bruyant qui l'observe curieusement, cause plus ou moins discrètement, donne son appréciation sur toutes choses et engendre la fatigue ou même parfois l'inquiétude. Dans certains milieux, on croit faire œuvre de solidarité ou manifester de l'intérêt au malade en l'accablant de démonstrations amicales. Dans toutes les maladies fébriles ou importantes, ces manifestations sont fâcheuses.

Les gardes-malades jouent un rôle considérable dans le traitement de beaucoup de maladies. Propres, dociles, silencieuses et instruites, elles rendent les plus indispensables services, secondent l'observation du médecin et assurent l'exécution, souvent plus difficile que la prescription, de moyens thérapeutiques délicats, comme les bains froids dans la fièvre typhoïde. Malpropres, personnelles, bruyantes ou ignorantes et prétentieuses, elles causent les plus graves préjudices. L'écueil des gardes-malades est le manque de modestie. Plus d'une a tôt fait son diagnostic et rectifié à l'occasion celui du médecin ; plus d'une critique la thérapeutique qu'elle est chargée d'exécuter. Le faible de beaucoup est de croire que le médecin ne purge pas assez ; aussi donnent-elles spontanément des lavements ou forcent-elles la dose des laxatifs, conduite téméraire dans nombre de cas (appendicite, fièvre typhoïde, entérite, etc.). Que de fois n'est-ce pas la garde-malade qui provoque une consultation inutile ou suscite de la défiance à l'égard du médecin traitant !

Au point de vue thérapeutique, les fonctions de garde-malade ne devraient être confiées qu'à des femmes ayant subi un stage dans les hôpitaux et reçu une instruction technique suffisante. Il est naturel que ces fonctions soient très largement rétribuées, car elles sont très délicates et très pénibles à remplir. Plus le salaire des gardes-malades sera élevé, plus leur recrutement donnera de garanties et plus on pourra exiger d'elles de soins éclairés et d'habitudes d'une bonne éducation.

Il est indispensable que les gardes-malades, infirmiers et en général toutes les personnes appelées à donner des soins à un malade, jouissent d'un repos suffisant. Un excès de zèle ou une affection très vive portent souvent ces personnes à se prodiguer sans ménagement. Cette manière de faire est préjudiciable à la fois au malade et à ses assistants : la fatigue engendre le manque de précision, des oublis regrettables, un relâchement dans les soins hygiéniques, des écarts dans le caractère, une prédisposition à la maladie, toutes choses fâcheuses et parfois funestes.

Il est à peine besoin de dire que le dévouement exige qu'on prenne les plus grandes précautions pour ne pas être contagionné par le malade, sous peine de s'exposer à lui faire défaut au moment du plus grand besoin. C'est pourquoi le médecin veille à ce que les assistants d'un malade, quels qu'ils soient, ne s'exposent jamais inutilement à la contagion et prennent ou acceptent toutes les mesures prophylactiques indiquées (vêtements spéciaux, lavages, parfois sérum préventif, abstention de toute promiscuité inutile, etc.).

Médecin. — Le rôle du médecin auprès d'un malade est naturellement le plus important. Il est parfois aussi le plus méconnu. J'entends par là que le médecin n'est pas toujours apprécié à sa juste valeur. On le juge trop souvent sur tout, excepté sur la médecine, ce qui est assez naturel puisqu'on n'a aucun élément pour l'apprécier avec certitude à ce point de vue. Le choix et l'autorité d'un médecin dépendent de sa situation honorifique, de sa réputation, de la sympathie qu'il impose par son langage, ses manières, son savoir-faire et surtout son autorité. Comment le public connaîtrait-il la valeur des moyens qu'on lui propose ? Il ne peut juger que par instinct et d'après les résultats qui tombent sous les sens. Mais ces résultats ne valent que par l'idée qu'on s'en faisait à l'avance, c'est-à-dire par le pronostic, qui est la partie la plus difficile de la médecine.

On conçoit à quelles erreurs d'interprétation le pronostic du public, ou celui qu'on lui suggère, peut conduire. Aussi, sans être paradoxal, pourrait-on dire qu'un médecin véritablement instruit et bon thérapeute, qui d'ailleurs manquerait de diplomatie, ne pourrait s'attendre qu'à un succès médiocre. Un tel homme, en effet, n'opérera jamais de guérison miraculeuse. Ne se trompant que rarement dans le diagnostic et formulant en général un pronostic juste, il n'a aucune raison de passer pour un grand guérisseur : la guérison annoncée comme probable sera toujours considérée comme naturelle, et ce sera toujours un échec de ne pas empêcher de mourir, même ceux dont le pronostic était fatal.

Combien est plus brillant le médecin moins instruit qui, aussi étonné et inquiet que la famille en présence d'un phénomène banal, comme une température élevée, partage avec elle ses angoisses jusqu'à ce que la défervescence naturelle ou provoquée donne raison à la médication employée, et entraîne une reconnaissance durable pour le sauveur ! Que d'angines blanches non diphtéritiques, mais présentées comme telles, ont valu de reconnaissance pour une erreur de diagnostic, alors que le médecin expérimenté qui, dans les vingt-quatre premières heures, a pratiqué une injection de sérum antidiphtéritique, peut être remercié froidement, le lendemain, et même soupçonné d'avoir été alarmiste à tort, parce que la maladie aura guéri trop facilement ! Que de fois on attribue à un médecin l'avortement d'une fièvre typhoïde, qui n'était qu'une grippe un peu prolongée, ou une infection gastro-entéritique sans gravité! Voici un médecin qui pratique un cathétérisme selon toutes les règles de l'asepsie : tout se passant sans incident, on n'aura aucune raison de le louer outre mesure d'une chose aussi simple. Mais tel autre infectera les voies urinaires, provoquera un accès de fièvre violent que jamais l'entourage ne croira attribuable à une manœuvre aussi banale que le passage d'une sonde; il bénéficiera de la guérison de la fièvre, et sera même considéré comme un habile praticien. Pour la plupart des gens, le critérium de la bonne thérapeutique manque, et le jugement sur un médecin dérive de tout, excepté du véritable savoir. Le médecin instruit n'a point à se préoccuper de ces sanctions injustes; sa conscience et la satisfaction d'avoir été un homme probe autant qu'expert dans son art, même s'il reste obscur, seront une compensation inappréciable du jugement des gens incompétents.

Mais le médecin traitant n'est pas toujours seul à influencer le traitement d'un malade ; souvent il faut compter avec l'intervention d'un autre praticien, tantôt par voie de consultation, tantôt parce que le malade ou son entourage, mécontents, défiants ou mal conseillés, auront changé de médecin; toujours la thérapeutique en est modifiée.

Consultations. — Laissant de côté tout ce qui appartient à la déontologie, je me bornerai à attirer l'attention sur les conséquences thérapeutiques des consultations. A ce point de vue exclusif, ces conséquences peuvent être *nulles*, *bonnes* ou *mauvaises*.

Une consultation ne peut avoir aucun effet thérapeutique utile (tout en ayant généralement son utilité à d'autres points que je n'ai point à étudier ici), quand on appelle un consultant pour couvrir une responsabilité *in extremis*, ou même lorsque la vie du malade est définitivement compromise, ou dans le cours d'une maladie incurable à terminaison proche, ou enfin lorsque la valeur du consultant est par trop inférieure à celle du médecin traitant. Dans ces divers cas, la consultation est une simple formalité ou une satisfaction donnée à la famille ou au médecin. Elle ne saurait changer l'état du malade. On ne peut rien en attendre non plus dans le cas où le médecin traitant, mis en présence d'un consultant, s'en tient à une certitude préalable qu'il est dans la bonne voie, tant au point de vue du diagnostic qu'à celui du traitement, et qu'il a fait tout ce que la science est capable d'inspirer d'utile. Devant ce parti pris, la consultation devient une conversation inutile, où les tentatives pour faire changer d'avis un confrère, buté dans une idée, sont le plus souvent superflues.

La consultation ne peut avoir d'effet, au point de vue thérapeutique, que lorsque les médecins en présence recherchent simultanément, sans préoccupation personnelle, sans parti pris et en toute conscience, les intérêts du malade, surtout si son état soulève quelque difficulté. Il est encore nécessaire que l'accord soit complet sur tous les points du traitement et surtout sur sa marche ultérieure, car rien ne serait plus funeste qu'une direction simplement approximative, qui ne représenterait aucune pratique bien définie et qui pourrait causer de grands embarras au médecin appelé à assurer l'exécution du traitement.

Une consultation peut avoir des conséquences fâcheuses lorsque le médecin consultant se trompe, lorsqu'il est insuffisant ou lorsque son conseil, quoique judicieux, n'est point accepté. Un médecin consultant, même très instruit, peut se tromper, pour la suffisante raison que, n'ayant vu généralement le malade qu'une seule fois, il ne peut connaître aussi exactement ses réactions diverses que le médecin traitant. Ce dernier, quelquefois un peu amoindri dans la circonstance, ne peut toujours faire prévaloir les justes objections qu'il apporte : de deux bonnes volontés, toutes les deux consciencieuses et réfléchies, il peut résulter une erreur pratique, par suite du rôle prépondérant du médecin qui connaît le moins le malade.

D'autres fois le médecin consultant est un de ces hommes, de plus en plus rares, qui se sont fait, par leur savoir-faire plus grand que leur savoir, la réputation injustifiée d'une valeur exceptionnelle. Par principe, il considère le confrère comme un inférieur. Il commence par réformer son diagnostic sans se douter qu'il substitue le plus souvent une erreur à une réalité. Puis il propose un traitement nouveau. En cas de guérison il en a le bénéfice ; en cas d'insuccès, sa réputation le sauve.

Mais il est un autre écueil : le médecin traitant a su, par ses manières, capter la confiance du malade et de son entourage. Devenu inexpugnable, c'est lui qui, dans un cas qui ne guérit pas, demande un consultant. Tout est correct en apparence : le médecin consultant est fort bien accueilli ; on l'écoute avec déférence ; on écrit ses moindres conseils ; on se sépare dans les termes les plus courtois et, les jours suivants, sans tenir le moindre compte de ses avis, on passe à un autre consultant. On va quelquefois jusqu'à dépasser la demi-douzaine : il s'agit d'en trouver un qui soit de l'avis du médecin traitant et ratifie son insuccès ou qui, par la force de la répétition des mêmes conseils, ait la bonne fortune de provoquer des réflexions salutaires et d'être écouté.

Le rôle thérapeutique du médecin consultant est ordinairement des plus faciles. Celui-ci arrive d'habitude à un moment où, la maladie n'étant plus à ses débuts, le diagnostic est facilité. Il peut profiter, s'il sait en tirer parti, des observations que le médecin traitant a eu le temps de faire. Si la maladie est grave, on ne peut lui en vouloir ; si elle est bénigne, il partage le bénéfice de la guérison. Le médecin consultant, en dehors de sa valeur technique, n'a besoin que de trois qualités pour rendre les plus grands services : la conscience, la modestie et la correction confraternelle. Consciencieux, il étudiera avec le médecin traitant, les cas difficiles, sans morgue ni absolutisme ; modeste il saura écouter le médecin traitant et tenir compte des observations et objections que celui-ci aurait à faire valoir ; confraternel il évitera, en face d'une maladie grave, un optimisme déplacé qui mettrait le médecin traitant en fâcheuse posture devant les progrès du mal [1].

1. Il y avait jadis à Paris un consultant célèbre qui tenait pour principe, en consultation, de ne jamais avouer un diagnostic de can-

Quant au médecin traitant, mis à l'abri d'une responsabilité exagérée, par l'intervention du consultant, il devra, lui aussi, être consciencieux et modeste : consciencieux, il écoutera sans parti pris toutes les observations qui pourraient lui être faites ; modeste, il ne s'entêtera point dans une erreur possible et saura faire, le cas échéant, une évolution honorable dans le sens de la vérité qu'il aura reconnue. Rien n'est plus facile en pratique.

Changement de médecin. — L'évolution d'une maladie est souvent influencée par un changement de médecin. La mort, une maladie, une absence forcée, un dissentiment avec le malade ou son entourage, peuvent mettre tout d'un coup, une personne en cours de maladie, entre les mains d'un nouveau médecin. Les malades atteints d'une maladie aiguë se trouvent quelquefois mal d'un changement de médecin, tandis que ceux atteints d'une maladie chronique s'en trouvent souvent mieux. C'est là une observation qu'on pourrait facilement vérifier dans les services des hôpitaux au moment où l'on change les chefs de service. Il est probable qu'il n'est pas bon de trop modifier la manière d'être d'un patient dans le cours d'une maladie aiguë. Il est cependant d'heureuses suppressions de médicaments. J'ai vu cesser le délire par la suppression de doses élevées de caféine, l'agitation désordonnée du cœur par celle de l'aconit. Mais ces cas sont rares et il me semble qu'en principe il ne convient, à

cer. En sortant de chez le malade, il laissait derrière lui la joie et l'espérance ; mais était-ce une excuse suffisante à la réputation injuste qu'il préparait pour l'avenir à son confrère traitant ?

aucun point de vue, de changer brusquement la conduite générale tenue par un prédécesseur. On s'assurera simplement qu'il n'y a aucune suppression à faire d'un médicament qui n'aurait plus d'indications, ou qui aurait été pris assez longtemps, ou qui donnerait lieu à des phénomènes d'intolérance.

Dans les maladies chroniques, au contraire, le mode de traitement, auquel le malade était accoutumé, ne produit quelquefois plus aucun effet. Une nouvelle médication pourra faire mieux. Il arrive aussi que le médecin traitant, habitué à voir toujours le même malade, a de la tendance à s'immobiliser dans l'observation des troubles qu'il a vus se développer, et, il est possible que, même attentif, il ne s'aperçoive pas de l'installation lente et insidieuse de troubles surajoutés qui ne le frappent point. Le nouveau médecin ne s'explique pas que ces troubles n'aient point attiré plus tôt l'attention : un peu d'albumine ou même de pus dans les urines, une glycosurie récente ont pu cependant fort bien passer inaperçus dans le cours d'un état chronique différent. Il faut toujours être indulgent quand on n'a pas assisté à l'évolution des états morbides, comme d'ailleurs toutes les fois qu'on n'a pu se rendre compte des raisons d'une faute ; mais il est certain que la révélation d'un fait nouveau peut devenir la source d'indications utiles pour le malade.

Inversement pourtant, le changement de médecin auprès d'un chronique a parfois de funestes conséquences : c'est généralement dans le cours d'une affection incurable à laquelle le patient ne peut se résigner. Il change de médecin jusqu'à ce qu'il en trouve un qui lui promette la guérison. Souvent ces essais successifs lui coûtent la vie. Trois fois dans une même année j'ai vu mourir des malades dans ces conditions. Tous les trois étaient des brightiques dyspnéisants. Lassés d'un traitement hygiénique qui ne leur conférait qu'un *modus vivendi* sans autre issue qu'une mort plus ou moins éloignée, ils cherchèrent la guérison en dehors du régime, et la cessation du symptôme dyspnée dans l'action médicamenteuse. Deux d'entre eux furent soumis à la morphine, qui est conseillée dans ces cas par d'éminents praticiens dont je ne saurais toutefois partager la manière de voir. Tout d'abord ces malades respirèrent mieux ; mais bientôt le rein se ferma, l'œdème fit des progrès rapides et moins d'un mois après tous deux mouraient. Le troisième fut traité par une médication iodique intensive qui parut réussir tout d'abord ; mais, au bout de quelques semaines, il se déclara une complication pulmonaire qui emporta le malade.

En présence d'une affection incurable, il faut s'efforcer de faire comprendre au malade, et surtout à son entourage, soit personnellement, soit à l'aide de consultants bien choisis, qu'une vie assez longue est encore possible avec un genre de vie donné, c'est-à-dire à la condition que l'activité physique restera en rapport avec les forces, et que le régime sera approprié à la capacité des organes digestifs et aux puissances de dépuration, mais que, chercher la guérison à l'aide de médications actives, serait une erreur qui pourrait coûter la vie. Dans l'accomplissement de ce programme fastidieux, indéfini et décevant, l'influence du milieu est considérable, car c'est l'entourage qui entretient la confiance ou provoque la défiance. Le médecin est dans l'obligation d'en tenir compte.

Pharmaciens. — *Une part importante des succès thérapeutiques revient aux pharmaciens;* il est juste de le reconnaître, de le dire et de le répéter, afin que ces honorables collaborateurs bénéficient autant qu'ils le méritent de leurs efforts à bien faire. Il n'y a pas de bonne thérapeutique sans bon pharmacien. La prescription la plus judicieuse aboutirait à un échec, si le médicament livré était impur ou mal dosé, ou si la préparation était défectueuse. Je reviendrai sur ce sujet à propos des formes pharmaceutiques.

Prêtres. — Dans la religion catholique il est habituel qu'un prêtre assiste ses coreligionnaires avant la mort. L'arrivée du prêtre est donc, pour beaucoup de gens qui ne pratiquent pas ou ne pratiquent que fort peu leur religion, l'annonce officielle d'une fin prochaine, tant redoutée de la plupart des hommes de notre race et de notre éducation morale. C'est dire que ce n'est point un événement qu'on puisse négliger, ni au point de vue de son influence sur l'état physique du malade, ni à celui de sa tranquillité morale.

En principe, le médecin doit rester *neutre* au point de vue confessionnel ; il n'a le droit d'intervenir que s'il s'aperçoit d'une pression fâcheuse exercée sur son malade. Même lorsqu'il est consulté par la famille, il ne lui appartient guère d'aller au delà de l'expression d'un pronostic probable et toujours réservé. Sa qualité de médecin l'autorisera simplement à ajouter son appréciation sur les conséquences favorables, indifférentes ou fâcheuses de l'intervention d'un prêtre. Il se trouvera cependant des cas difficiles dans lesquels il ne pourra se soustraire à l'obligation de donner son avis : il devra s'efforcer de concilier le principe fondamental du respect des opinions du malade, les égards pour les scrupules de la famille et, en même temps, la stabilité et la quiétude du patient.

Quand un malade, sincèrement religieux, réclame un prêtre,il y a avantage à lui donner satisfaction, car son dynamisme nerveux ne peut qu'être exalté par l'accomplissement d'un devoir qui lui est cher, et par la quiétude qui en résulte. La seule condition à imposer est que le prêtre soit un homme intelligent et compatissant, car un prêtre fanatique qui représenterait à un malade l'au-delà comme un épouvantail, pourrait faire beaucoup de mal.

Si le malade est un indifférent en religion et si l'assistance du prêtre est considérée par lui et par son entourage comme une simple formalité, il faut être très réservé et bien sûr que cette intervention n'aura pas d'action fâcheuse sur l'évolution de la maladie. A cet effet, il semble correct d'attendre,pour donner un avis approbatif, que le pronostic soit définitivement compromis, c'est-à-dire en raison de l'incertitude d'un pareil pronostic, presque les derniers moments. Mais comment avoir la certitude qu'on ne sera pas devancé par la mort ? La conscience de chacun doit intervenir en toute liberté ; nul n'a le droit de lui assigner de règle.

CHAPITRE IX

Des variations de l'activité thérapeutique inhérentes aux médicaments et à leur mode d'administration.

Causes des variations de l'activité des substances sur l'organisme : — Propriétés physiques; — Dissociation ionique; — Structure chimique ; — Principes actifs; — Incompatibilités; — Spécialités ; — Injections sous-cutanées et intraveineuses; — Fractionnement des doses et alternance.

Les causes capables de faire varier l'activité d'une substance sur l'organisme sont innombrables. Les unes, qui se rattachent directement au mode d'emploi des remèdes, doivent être minutieusement familières au praticien ; les autres, qui dérivent des propriétés physiques de la matière ou de la structure chimique des médicaments, sont sans doute moins indispensables à connaître au point de vue pratique ; il est bon cependant de ne pas les négliger, si l'on veut pouvoir juger sainement les affirmations des promoteurs de nouveaux remèdes, et ne pas s'exposer soi-même à formuler des hypothèses ou des vues de l'esprit qu'une connaissance plus exacte des notions physico-chimiques aurait permis d'éviter.

Voici, dans un tableau méthodique, l'énumération des principales causes de variations dans l'activité médicamenteuse, inhérentes aux médicaments; nous insisterons seulement sur les moins connues et les plus importantes.

I. — Variations d'activité inhérentes à l'agent thérapeutique.

A. — *Suivant son état et ses propriétés physiques:* solubilité ; — Concentration ; — Diffusibilité ; — État de division mécanique ; — Température ; — Degré de dissociation.

B. — *Suivant sa composition chimique:* Structure chimique ; — Proportion de base active ; — Action additionnée des composants.

C. — *Suivant la préparation pharmaceutique :* Principes actifs ; — Préparations galéniques ; — Pays d'origine ; — Solutions ; — Poudres ; — Cachets ; — Gélules ; — Comprimés ; — Dragées ; — Capsules ; — Pilules ; — Granules ; — Associations ; — Nature de l'excipient ; — Spécialités ; — Asepsie des préparations.

II. — Variations d'activité inhérentes au mode d'administration.

A. — *Suivant les voies d'introduction dans l'organisme :* Injections sous-cutanées, intra-musculaires et intra-veineuses ; — Ingestion ; — Lavements ; — Absorption par la peau, les voies respiratoires, les plaies, les muqueuses ; — Injection intra-rachidienne.

B. — *Suivant la répartition de la dose :* Dose massive ; — Dose fractionnée ; — Alternance.

I. — Variations d'activité dérivant des propriétés physiques des médicaments. — Nous nous bornerons à signaler rapidement les variations, bien connues, qui proviennent de l'état physique des médicaments, et relatives à leur degré de *solubilité*, de *concentration*, de *division mécanique*, de *diffusibilité* et de *température*, nous réservant de nous étendre davantage sur l'influence de la *dissociation électrolytique*.

D'une façon générale, plus un corps est soluble et plus la solution en est concentrée, plus il est actif ; mais *activité* ne veut dire ni *utilité*, ni *efficacité*. Tel corps très irritant, et par conséquent très actif, en solution concentrée, est inutilisable en cet état, mais devient très *utile* en solution diluée : tels sont les sels purgatifs, le bicarbonate et le salicylate de soude, l'iode, etc. Le calomel, en injection intra-musculaire, bien qu'insoluble au moment où on l'administre, est plus *efficace* que les préparations mercurielles solubles dans le traitement de la syphilis. Les antiseptiques intestinaux n'ont de chance de remplir leur fonction que s'ils sont lentement et difficilement solubilisables (benzonaphtol, salacétol, tannigène). Il est même des corps, par exemple le sous-nitrate de bismuth, qui n'agissent qu'en raison de leur insolubilité même.

Par contre l'extrême division d'une poudre est une condition d'activité et d'efficacité, soit qu'elle en facilite la solubilisation nécessaire (sulfonal, trional), soit qu'elle en favorise l'action mécanique (sous-nitrate de bismuth).

La rapidité de l'absorption et de l'élimination d'un liquide est directement proportionnelle à sa vitesse de diffusion. Cependant ce n'est là qu'une règle générale : certains médicaments, comme les iodures, malgré la rapidité de leur diffusion, séjournent assez longtemps dans l'organisme, peut-être parce que la quantité qui en est éliminée par les voies digestives (glandes salivaires dans le cas d'un iodure) est absorbée de nouveau. Pour d'autres raisons mal connues, des substances volatiles et très diffusibles, mais prises en excès, peuvent être retenues dans certains organes : ainsi l'alcool séjourne longtemps dans le cerveau et dans le foie.

Température. — Il n'est point indifférent que la température d'une boisson médicamenteuse ou hygiénique soit laissée à la disposition du malade : il y a souvent un parti important à en tirer, et des indications à observer. Les boissons modérément chaudes atténuent les réflexes et la sécrétion de l'estomac, d'où leur utilisation dans l'hyperchlorhydrie, et lorsqu'il y a spasme du pylore ; elles aident à la dissolution de certaines substances ingérées sous forme solide (sulfonal, par exemple) ; elles calment la toux, provoquent la sudation. Par contre, les boissons froides excitent l'estomac et favorisent la diurèse. C'est pour cette dernière raison qu'on préfère les boissons froides dans les pyrexies hyperthermisantes qui exigent le maintien d'une diurèse active (fièvre typhoïde). Inversement on prescrit plus volontiers les boissons chaudes dans les maladies qui se trouvent bien d'une température constante (rougeole, pneumonie, grippe, parfois scarlatine). Les boissons glacées atténuent les nausées et provoquent la contraction des vaisseaux périphériques, utilisable dans certaines hémorragies ; elles excitent la sécrétion chlorhydrique de l'estomac.

L'eau tiède (38°) est moins excitante pour l'estomac

que l'eau chaude (55°-60°) et que l'eau fraîche (17°) d'après les expériences de M. Linossier.

Les solutions chaudes seraient plus facilement absorbées que les froides, aussi bien par le rectum et par le tissu cellulaire sous-cutané que par l'estomac, suivant Sassesky.

Dissociation électrolytique ou ionique. — On a fait jouer récemment, à cet état particulier des molécules, un rôle capital dans l'activité toxique et médicamenteuse. Peut-être même en a-t-on exagéré l'importance ; ou du moins la démonstration de cette importance n'a-t-elle pas été complète. Quoi qu'il en soit, en raison de son actualité, je définirai les principaux termes de la question.

Tout d'abord remarquons qu'il y a parallélisme entre les propriétés physiques liées au nombre des molécules d'une solution, tant au point de vue de la pression osmotique et de la tension de vapeur qu'à celui du point de congélation. L'étude de ce dernier étant familière aux médecins, c'est le seul que j'envisagerai. Les conclusions seraient les mêmes en invoquant les deux autres points de vue.

On sait depuis longtemps que la dissolution de substances dans l'eau abaisse le point de congélation de ce liquide. M. Raoult a montré qu'il en était de même quel que fût le dissolvant. Le degré de cet abaissement n'est pas soumis à une loi unique ; on peut considérer deux cas : 1° les solutions non électrolytiques, c'est-à-dire celles qui ne conduisent pas l'électricité (sucre, urée, alcool, acide acétique, albumine) ; 2° les solutions électrolytiques, qui conduisent l'électricité (solutions aqueuses de sels, acides forts, bases fortes).

Il résulte des études de M. Raoult que l'abaissement du point de congélation des corps dissous, non électrolytes, est indépendant de la nature du corps dissous et de la nature du dissolvant; il ne dépend que du nombre des molécules de l'un et de l'autre, et se trouve proportionnel au nombre des molécules dissoutes. Mais s'il s'agit de solutions conductrices de l'électricité (électrolytes), l'abaissement du point de congélation est *plus grand* que celui prévu par le calcul, d'après le nombre des molécules, et varie, suivant le sel en dissolution, dans des proportions notables. Les choses se passent donc comme s'il y avait dans la solution un nombre de molécules plus grand que celui déterminé par le calcul.

Afin d'expliquer cette exception à la loi générale énoncée d'après la considération des solutions non électrolytiques, plusieurs hypothèses ont été émises; la plus en faveur est celle de Swante Arrhénius (1887), d'après laquelle un certain nombre de molécules, dans les solutions électrolytiques, se dissocieraient spontanément, du fait même de la dissolution dans l'eau, en fragments qui concourraient, comme des molécules entières, à abaisser le point de congélation. On a appelé *ions* ces fragments moléculaires supposés libres, par assimilation aux éléments libérés au niveau des électrodes quand un courant électrique traverse une solution d'un sel dans l'eau (ιων voyageurs). Ces fragments moléculaires dissociés devraient être considérés comme des atomes ou des groupes d'atomes (radicaux) plus ou moins complexes. Leur libération n'est pas sous la dépendance du passage d'un courant ; elle résulte du fait même de la dissolution dans l'eau, et rend électrolytique la solution, c'est-à-dire qu'elle permet le passage du courant électrique, ce dernier étant précisément transporté par les ions.

Les ions dissociés se trouvent dans un état particulier : ils restent isolés et n'ont aucune tendance à se combiner, tant qu'ils ont une charge électrique, ce qui a fait supposer (Nerntz) que cette charge électrique satisfaisait leur affinité.

La théorie d'Arrhénius a soulevé des contradictions (Chroustchoff, Ponsot, Reychler). On lui a opposé la théorie des *modules* qui fait intervenir la nature des corps dans l'explication de l'abaissement du point de congélation, et celle des *monades*, d'après laquelle les ions ne seraient pas en liberté dans les solutions électrolytiques : les sels en dissolution seraient dédoublés en deux molécules physiques ou monades, l'une basique, l'autre acide, qui, bien que se neutralisant exactement, auraient chacune une influence sur l'abaissement du point de congélation ; par exemple :

$$NaCl + H^2O = NaOH + HCl.$$

Quoi qu'il en soit de la nature exacte de la dissociation qui s'opère au sein des solutions électrolytiques, il est acquis qu'un phénomène de dissociation intervient, et que, suivant le degré de cette dissociation, l'activité médicamenteuse paraît en être notablement modifiée.

Voici quelques exemples de ces modifications, donnés par M. le professeur Leduc (de Nantes) : le phénol, très caustique en solution dans l'eau à 5 0/0, ne l'est plus dans la vaseline ou dans la glycérine, au même titre, parce que, d'après M. Leduc, ces solutions ne conduisant pas l'électricité, la dissociation ne se manifeste pas et les effets ioniques sont supprimés. Les actions chimiques, toxiques et médicamenteuses seraient même proportionnelles au nombre des *ions* dans un volume donné, c'est-à-dire dépendraient uniquement du degré de dissociation. Ainsi les acides forts sont très dissociés et les acides faibles le sont très peu. Les sels de mercure à acides organiques sont beaucoup moins toxiques que le sublimé, parce que les premiers ne sont nullement dissociés ou font partie d'ions complexes, tandis que, dans les solutions de sublimé, le degré de dissociation est très marqué. Il faut tenir compte en effet de la complexité des *ions :* en entrant dans un ion complexe, les atomes changent complètement leurs propriétés. Les ions complexes sont beaucoup moins actifs que les ions plus simples. C'est ainsi que les phosphures doivent à l'ion phosphore une grande toxicité, alors que les phosphates sont très inoffensifs parce que, dans ces derniers, le phosphore fait partie d'un ion complexe. De même, dans les cacodylates, l'arsenic fait partie d'un anion complexe dans lequel il perd ses propriétés fondamentales. Citons encore, d'après M. Leduc, les expériences de Paul et Krönig (1896-1897) qui démontrent que l'action antiseptique des sels de mercure, contenant une même proportion de métal, est variable et directement proportionnelle à leur degré de dissociation.

Il est impossible de prévoir exactement, à l'heure

actuelle, les conséquences thérapeutiques de la notion de dissociation des molécules dans les solutions aqueuses. Elle explique pour l'instant que l'eau intervienne pour conférer une grande activité à des substances beaucoup mieux tolérées dans d'autres véhicules.

Structure chimique. — L'influence de la structure chimique des composés chimiques médicamenteux est plus importante à connaître des chercheurs qui s'occupent de créer de nouveaux remèdes que des praticiens. A ceux-ci il convient de faire remarquer, avant tout, *qu'en pratique il n'y a aucune conclusion certaine à tirer de la structure chimique d'une substance.* Il peut simplement exister des *probabilités* qui ne se changeront en certitude qu'après une étude expérimentale préalable indispensable. Dans aucun cas (et surtout dans un cas modifiable heureusement par des moyens connus), la structure chimique ne peut être considérée comme suffisante pour autoriser d'emblée l'essai clinique. Sous cette réserve, on a été amené à reconnaître un certain nombre de notions générales utiles à rappeler.

Comme toujours en thérapeutique, celles qui ont revêtu la forme d'une loi ont été reconnues inexactes. C'est ainsi que Blake, puis Rabuteau, avaient cru pouvoir soutenir que *les métaux sont d'autant plus actifs que leur poids atomique est plus élevé.* La comparaison des sels de sodium, métal dont le poids atomique est de 23, et des sels de potassium, métal dont le poids atomique est de 39, semblait donner raison à cette prétendue loi. Mais celle-ci est en défaut si l'on considère le lithium, dont le poids atomique n'est que de 7, et qui est cependant très toxique (Husemann, Ch. Richet). Ch. Richet conclut de ses expériences sur les chlorures, bromures et iodures de lithium, de potassium et rubidium, que c'est le *poids moléculaire* qui importe et non le poids atomique. Mais, comme le fait judicieusement observer Stokvis, ces tentatives resteront infructueuses aussi longtemps qu'on n'aura pas établi l'identité absolue, pour toutes ces substances, du processus intime qui provoque la mort. Comment en effet, comparer entre elles des substances qui n'impressionnent pas exactement les mêmes organes ? Il se trouve que, lorsqu'on a voulu expérimenter dans ce sens, c'est-à-dire sur un tissu identique, on n'a plus trouvé aucun rapport, ni avec le poids atomique ni avec le poids moléculaire (expériences de Lauder Brunton et Cash, de Binet). Il faut donc se défier des lois ou prétendues lois qui régiraient la thérapeutique : la complexité de cette science a défié jusqu'ici toute tentative de généralisation et de systématisation.

Ce n'est point à dire qu'il n'y ait des notions intéressantes à connaître sur les rapports entre la constitution chimique des substances médicamenteuses et leur action thérapeutique. Le plus souvent au contraire, tous les composés qui empruntent leur activité à une même substance jouissent de propriétés plus ou moins analogues : ainsi les divers sels de quinine, ceux de mercure ont des effets analogues, encore qu'il n'y ait pas identité absolue d'activité. Dans le domaine de la chimie organique surtout, la structure moléculaire exerce une action manifeste sur l'activité médicamenteuse. Les propriétés enivrantes communes aux *alcools monoatomiques de la série grasse* (méthylique, éthylique, propylique, etc.), le pouvoir antiseptique des *phénols*, les propriétés antithermiques des *dérivés de la quinoline*, la fonction anesthésique des produits de substitution chlorée de certains hydrocarbures de la série grasse, les propriétés purgatives d'un grand nombre de quinones, démontrent que les composés chimiques de constitution analogue présentent une action physiologique comparable. Voici encore le groupe méthyl, CH^3 : sa présence dans la chaîne d'un corps de la série aromatique, impose à ce corps des propriétés analgésiques (Bardet). Le radical éthyle, C^2H^5, possède une action hypnotique qu'il transporte dans diverses combinaisons. Ainsi la puissance hypnotique des dérivés sulfonés est d'autant plus grande qu'ils renferment un plus grand nombre de groupes *éthyle* : le sulfonal en renferme deux ; le trional, plus actif, en renferme trois ; le tétronal encore plus hypnotique, mais plus dangereux aussi, en possède quatre.

Toutefois les exceptions sont si nombreuses que la connaissance de la structure chimique des médicaments n'a qu'une valeur très restreinte pour le praticien. *Tout changement, même minime, dans cette structure, peut engendrer des modifications importantes dans l'action physiologique.* Ainsi il peut arriver que des corps homologues aient des propriétés tout à fait différentes : la cocaïne, par exemple, jouit d'une action analgésiante remarquable ; mais, parmi ses homologues, il en est qui ne jouissent point de cette propriété et d'autres qui sont des poisons violents du cœur. Il y a plus, les substances isomériques peuvent présenter des différences considérables soit dans l'activité, soit dans l'action physiologique. Ces différences peuvent être déterminées tantôt par des isoméries de position, tantôt par des isoméries stéréo-chimiques, c'est-à-dire dans lesquelles les groupements constituant la molécule diffèrent par la position dans l'espace.

Les explications de ces différences n'ont pas manqué. Aucune n'a permis jusqu'ici de prévoir d'une façon certaine l'action physiologique d'une substance chimique. Plus importante pour le praticien paraît être l'application que l'on peut faire de la connaissance des proportions de base active contenue dans un sel. Des erreurs relatives à cette question nous obligent à y insister davantage.

Tout d'abord on admet que les sels de quinine sont d'autant plus actifs que leur teneur en quinine est plus grande. Il doit en être ainsi, pour les raisons que j'indiquerai plus loin. Toutefois on doit remarquer que c'est là une notion *à priori* et fort difficile à prouver. Comparons en effet les deux sels les plus employés : le sulfate basique de quinine (ancien sulfate neutre) qui contient 0 gr. 743 de quinine par gramme et le chlorhydrate basique qui en contient 0 gr. 817. Cette comparaison nous montre une différence de 0 gr. 074 par gramme, absolument négligeable pour les doses faibles (inférieures à 0 gr. 60 par exemple) et peu importante pour les doses élevées de 0 gr. 80 à 1 gramme. La différence n'est plus que de 0 gr. 022 par gramme avec le bromhydrate basique et 0 gr. 017 avec le valérianate. Vraiment pour un composé dont la posologie est aussi élastique que celle de la quinine, les différences de quantité de la base active des sels les plus usuels sont pratiquement négligeables.

Beaucoup de médecins ont adopté le chlorhydrate basique de quinine, d'après deux considérations d'ordre théorique : 1° le *chlorhydrate* contenant plus de quinine serait plus actif. Nous venons de montrer la faible importance de cet argument ; il ne compte plus du tout, si l'on réfléchit qu'on peut toujours en élevant la dose, donner exactement la quantité de quinine à laquelle on tient. 2° Le chlorhydrate est plus soluble. Cela est vrai *in vitro* et dans l'eau ; mais dans le milieu acide de l'estomac la différence devient négligeable. Pour moi, je suis resté fidèle au sulfate. J'ai traité avec ce médicament un très grand nombre d'impaludés, non seulement d'Algérie, mais encore du Tonkin, du Dahomey et de Madagascar ; je n'ai pas encore trouvé de raison suffisante pour l'abandonner. Néanmoins on peut soutenir avec vraisemblance (quoique sans preuve absolue) que les sels des bases organiques sont d'autant plus actifs que leur teneur en base active est plus grande. En effet, ces sels organiques sont généralement assez instables ; leur combinaison se dissocie sous des influences parfois minimes, et c'est en définitive la base seule qui agit.

On s'est autorisé de cet exemple de la quinine pour soutenir qu'il en serait de même des sels de mercure et que l'efficacité de ceux-ci dépendrait uniquement de la quantité de mercure introduite dans l'organisme en un temps donné. Mais comment apprécier cette quantité ? On connaît simplement la teneur respective des divers sels de mercure, en mercure, et l'on n'en peut tirer aucune conclusion, puisque l'on convient qu'il faut tenir compte de la mise en liberté du métal et du temps qu'exige celle-ci à s'effectuer. Or nous connaissons trop mal les conditions de dissociation et d'échange de base et d'acide des sels mercuriels dans les humeurs de l'organisme, pour tirer une conclusion quelconque relativement à l'efficacité relative de ces sels; sans compter que, procéder par *à priori* est toujours une méthode vicieuse. Il eût été étrange que cet *à priori* se réalisât en pratique. Et, de fait, la clinique montre une telle différence d'activité entre les divers sels de mercure (à dose égale de mercure), qu'elle condamne l'assimilation qu'on a voulu établir entre les sels de quinine et ceux de mercure au point de vue de l'importance de la quantité de base active.

La seule conduite conforme à la rigueur scientifique est jusqu'ici de considérer les différents sels de mercure dans leur combinaison, et d'en rechercher la valeur relative cliniquement, empiriquement si l'on préfère, d'après le temps et la dose nécessaire pour guérir des lésions en apparence semblables. Le procédé est peut-être défectueux en ce que l'on ne peut jamais affirmer l'identité absolue de deux cas ; mais il l'est moins qu'une théorie bâtie sur une hypothèse, et c'est à lui en définitive que nous sommes obligés d'avoir recours. Or les faits cliniques démontrent que la teneur en mercure des sels hydrargyriques est un élément d'appréciation insuffisant et imparfait [1]. Si l'on voulait recher-

1. A. Manquat. *Province médicale*, décembre 1906.

cher, en dehors de l'expérience clinique, des éléments de comparaison entre ces sels, on devrait tenir compte, avant tout, de la nature organique ou minérale de l'acide (encore qu'il y ait de grandes différences entre la posologie des composants de chaque groupe) et du degré de dissociation électrolytique. Malgré tout, il faudrait encore demander à l'observation clinique la confirmation des vues auxquelles les considérations physico-chimiques auraient abouti. Ne vaut-il pas mieux commencer par elle et perdre l'habitude de prétendre établir des lois pour la thérapeutique?

En résumé la constitution chimique d'un médicament est très intéressante à connaître au point de vue de la recherche de médicaments nouveaux et à celui de l'expérimentation pharmacodynamique ; mais elle est beaucoup moins importante pour le praticien. Celui-ci envisage les substances médicamenteuses telles qu'elles sont mises à sa disposition, telles que l'expérimentation les a étudiées, et telles que l'observation clinique permet de les juger. C'est là proprement sa tâche.

Les considérations chimiques exclusives deviennent facilement un danger : elles conduisent à juger théoriquement les questions thérapeutiques, ce qui est habituellement une source d'erreurs. Il suffit d'une action à laquelle on n'avait point songé (celle de dissociation, d'instabilité chimique, de quantité de chaleur dégagée dans la combinaison, de saturation chimique, de toxicité, d'action locale, etc.) pour obliger le clinicien à rejeter un médicament qui paraissait devoir être excellent. On l'a bien vu notamment pour tant d'homologues de la cocaïne, qu'on a successivement essayés d'après des vues théoriques, et auxquels on a dû renoncer presque aussitôt. Les raisons d'ordre chimique ne devraient avoir d'influence sur la pratique qu'après avoir été confirmées par des études expérimentales suffisamment nombreuses, probantes et précises, pour que le point de vue théorique ait disparu sous la masse des faits impliquant une certitude.

L'action physiologique et l'action toxique d'une substance sont parfois complètement modifiées par leur entrée dans certaines combinaisons organiques. Ainsi l'arsenic, sous forme de cacodylate de soude, devient *latent* ou *dissimulé* et perd sa haute toxicité. De même le mercure, sous forme d'hermophényl ou d'énésol, est toléré à doses relativement très élevées.

La composition chimique des médicaments comporte encore une remarque : on s'efforce parfois de tirer parti de l'action simultanée des composants d'une substance. Ainsi on a imaginé de combiner la quinine avec l'acide glycéro-phosphorique ou la phytine, la quinine avec l'acide salicylique, le gaïacol avec l'acide cacodylique, etc. Pour qu'une substance ainsi formée soit rationnelle et ait chance d'être efficace, elle doit remplir un certain nombre de conditions.

Tout d'abord il est essentiel que la valeur des composants ne soit pas sujette à contestation ; ensuite que les composants entrent dans le médicament *avec leur dose active*, et qu'ils conservent leurs propriétés ; il est élémentaire encore que la combinaison soit réelle et qu'il ne s'agisse pas d'un simple mélange ; enfin il est nécessaire que le composé soit d'un emploi facile.

On peut juger quelques-uns des médicaments introduits récemment dans la thérapeutique, en les soumettant à l'épreuve de ces conditions. Prenons par exemple le salicylate de quinine, proposé pour permettre de cumuler les actions de la quinine et de l'acide salicylique. Le salicylate basique ne contient que 68,8 0/0 de quinine (c'est-à-dire 5,2 0/0 de moins que le sulfate) et 31,2 0/0 d'acide salicylique. Il demande 900 parties d'eau froide pour se dissoudre, c'est-à-dire 150 parties de plus que le sulfate. Ainsi, pour l'avantage théorique de combiner l'acide salicylique à la quinine, on imagine un sel faible en quinine, très peu soluble, et à peu près nul comme composé salicylique puisqu'on ne peut donner en 24 heures guère plus de 0 gr. 312 d'acide salicylique combiné avec la quinine. Pourquoi ne pas prescrire de préférence les deux médicaments associés, aux doses nécessaires ?

Beaucoup de ces médicaments se *dissocient* dès qu'ils sont au contact de l'eau, en sorte qu'on donne en réalité les deux substances d'origine, en mélange. Il n'y aurait aucun inconvénient à cette pratique si les résultats thérapeutiques étaient satisfaisants ; mais pourquoi parler d'un corps qui n'existe pas, lorsqu'il serait si facile de rester dans la précision scientifique, en se bornant à constater les avantages de l'association qu'on pourrait alors composer à son gré ?

INFLUENCE DES FORMES PHARMACEUTIQUES. — La première question qui se pose, au point de vue de la forme pharmaceutique, est celle de savoir s'il est préférable de prescrire les préparations galéniques de produits végétaux complexes, ou les principes définis, chimiquement purs, qu'on peut extraire de ces produits. Les deux pratiques ont trouvé des défenseurs convaincus. Comme toujours, en thérapeutique, la vérité n'est dans aucun système : les principes définis ont leurs indications aussi bien que les préparations galéniques. Ces indications dérivent du but qu'on se propose de remplir et de la facilité du mode d'administration.

Je rappellerai que, d'après les travaux de M. Pouchet, les matières *albùminoïdes* qui accompagnent les principes actifs dans les végétaux, mettent l'organisme en état de subir, d'une façon plus intense, l'action des *cristalloïdes* (glycosides, alcaloïdes) auxquels elles sont associées. Mais nous avons longuement exposé que cette action sur l'organisme avait plutôt besoin d'être précisée et mesurée que d'être intensive. Une grande activité importe peu, ou même peut être défavorable, lorsqu'il s'agit d'exercer une action organique et fonctionnelle, ou parfois symptomatique bien définie. Dans ce cas, il est incontestable que les principes actifs, bien définis eux-mêmes (morphine, digitaline, spartéine), auront une supériorité marquée sur les préparations galéniques. Mais si l'action que nous désirons exercer est mal déterminée, comme il arrive pour certains agents de la thérapeutique nosocratique et de la thérapeutique symptomatique, nous n'avons aucune raison de préférer un principe défini, dont l'action est parfois douteuse, à la préparation galénique correspondante qui a fait ses preuves. C'est pourquoi il me paraît qu'on doit prescrire le colchique plutôt que la colchicine, les préparations qui comportent la totalité des principes de la valériane plutôt que l'acide valérianique ou ses sels.

La digitale nous offre un bel exemple de cette distinction : lorsqu'on veut exercer une action toni-cardiaque exclusive, comme dans l'asystolie, on s'adresse avec succès à la *digitaline cristallisée* pure ; mais s'il s'agit de demander à la digitale son action spéciale sur la pneumonie, action qui n'est point seulement toni-cardiaque mais qui comporte une sorte de demi-spécificité, je crois qu'on fera bien de préférer la *feuille de digitale* ou, à défaut, son extrait hydro-alcoolique qui s'en rapproche le plus.

D'autres fois, nous prescrirons l'extrait végétal parce que le principe défini, en raison de sa haute toxicité, est d'un maniement difficile : l'extrait de strophantus, par exemple, est plus maniable que la strophantine, la teinture d'aconit que l'aconitine.

Enfin on fera intervenir aussi la facilité du mode d'administration : il est plus facile de prendre de la quinine que du quinquina, de la pelletiérine que de l'écorce de racine *fraîche* de racine de grenadier. Mais comme il est aussi facile d'ingérer du *semen contra* que de la santonine, on préférera généralement celui-là, plus actif, à celle-ci.

En *résumé :* si les principes définis des plantes, glycosides ou alcaloïdes, offrent une supériorité sur les préparations galéniques lorsqu'il s'agit d'exercer une action définie et mesurée sur un organe, une fonction ou un tissu sur lequel ces principes agissent électivement, et lorsque le mode d'administration des préparations galéniques est difficile, il y aura avantage à donner la préférence à ces dernières dans les cas où le mode d'action du médicament est mal connu et, dans ceux où la haute toxicité du principe défini en rend le maniement délicat.

Il est essentiel de présenter aux malades les médicaments sous des formes efficaces, agréables quand on le peut, pour le moins acceptables, et aussi peu agressives que possible pour les voies d'introduction.

Les médicaments s'administrent sous forme liquide ou solide, plus rarement sous celle de vapeurs ou de gaz quand le médicament doit être diffusé dans l'organisme.

La forme liquide est préférable, lorsqu'elle est possible, à la forme solide. Elle permet la dilution la plus favorable pour les tissus avec lesquels le médicament sera mis en contact ; elle facilite généralement un dosage rigoureux ; elle favorise l'absorption ; elle évite des erreurs, en permettant quelquefois de juger la nature du médicament par l'aspect, la consistance, la couleur, la saveur et, s'il y a lieu, l'odeur, caractères souvent dissimulés lorsqu'on emploie la forme solide en pilules ou en cachets. Par contre, elle est impossible pour certaines substances d'une dissolution difficile ou d'un goût trop désagréable.

La forme solide est quelquefois une nécessité pour que la substance soit active (sous-nitrate de bismuth, antiseptiques intestinaux, charbon végétal, etc.). Dans les autres conditions, elle a les inconvénients de n'être active qu'à la suite d'une dissolution, plus ou moins difficile et plus ou moins régulière, dans les voies digestives ou dans les tissus, de nécessiter une préparation pharmaceutique qui n'est pas toujours sans désavantages (pilules, cachets) ; enfin d'imposer aux voies d'introduction le maximum d'impression locale, généralement plus ou moins irritante ou même douloureuse.

Les formes liquides sont d'une consistance très variable : cette consistance rend parfois le mode d'administration un peu spécial (injection sous-cutanée d'huiles épaisses, par exemple le lipiodol).

La forme liquide provient, tantôt de ce que le médicament se présente naturellement ainsi (apiol, créosote, eucalyptol, huile de ricin, éther, etc.), tantôt de ce qu'il a subi une dissolution dans un liquide approprié tel que l'eau, l'alcool, l'huile, le vin, le vinaigre, la bière, le café, les sirops, les potions. On remarquera que, parmi les dissolvants, il en est qui exercent une action propre dont il y a toujours lieu de tenir compte, par exemple le vin, l'alcool, le café.

La solution la plus rationnelle est ordinairement la solution dans l'eau *distillée stérilisée*, suffisamment étendue pour qu'aucun effet fâcheux ne puisse se produire sur les voies digestives. Elle n'altère pas les médicaments et se conserve généralement bien. Cette forme est limitée par l'insolubilité ou la faible solubilité de beaucoup de substances dans l'eau, et par le goût trop amer ou nauséeux ou désagréable, de certains médicaments. La saveur désagréable peut être corrigée parfois par l'addition de gomme ou de sucre (potions et sirops) ou par un *correctif* (sirop d'écorce d'orange amère, essences diverses) sans action propre ou, plus rarement, synergique.

Les solutions peuvent être introduites dans l'organisme sous forme de lavement. Nous avons étudié ailleurs leur utilisation (Voir p. 197 et 278).

La forme solide la plus simple est celle de poudre ; elle est assez rarement employée dans cette simplicité.

Une excellente forme, lorsqu'elle est possible, est celle des *comprimés*; mais le médicament ne s'y prête pas toujours.

La forme *pilulaire* exige une préparation très soignée, car le dosage y est difficile, surtout si l'on associe dans la même unité plusieurs médicaments. On comprend en effet que, dans ce cas, il ne soit pas facile d'assurer une répartition régulière des différentes substances dans une même unité. Cette irrégularité est surtout à craindre lorsque les doses respectives des composants sont très différentes ; des centigrammes associés à des milligrammes par exemple. On peut corriger partiellement cet inconvénient en limitant le nombre des pilules (voir p. 156).

On a reproché aux pilules de ne pas toujours être dissociées dans les voies digestives et d'être parfois expulsées intactes. Cet inconvénient n'est guère à craindre que lorsque les pilules sont très anciennes ou lorsqu'elles sont enveloppées ou mélangées de substances (gomme par exemple) qui deviennent très dures et que les sucs digestifs du malade ne parviennent pas toujours à dissoudre.

On s'est ingénié souvent à fabriquer des pilules destinées à traverser l'estomac sans se dissocier et à ne subir de solubilisation que dans l'intestin. Deux procédés sont employés à cet effet : la kératinisation et l'enrobage glutino-résineux.

La *kératinisation* a pour inspirateur Unna. Elle consiste à envelopper la pilule de kératine, substance extraite du tissu corné et qui n'est solubilisable que dans l'intestin grêle. C'est une opération assez délicate ; imparfaitement menée, elle n'empêche pas les pilules de se dissocier dans l'estomac.

L'*enrobage glutino-résineux* de Fumouze remplit bien le but qu'on lui assigne, mais la dissociation de la pilule est extrêmement lente ; elle ne commence guère que quatre ou cinq heures après l'ingestion et dure au moins quatre ou cinq heures. C'est dire qu'on ne peut compter sur ce moyen si l'on désire une action rapide.

Il ne paraît donc pas démontré, malgré les efforts tentés, qu'on ait réalisé jusqu'ici ce double desideratum d'épargner à l'estomac le contact du médicament et de ne nuire ni à la rapidité, ni à l'intensité de l'action de ce dernier.

Les substances déliquescentes (iodure de sodium) ou détonantes ne doivent pas être prescrites en pilules.

En France les pilules sont sphériques. La forme aplatie, lenticulaire, des Anglais paraît supérieure ; mais elle est plus difficile à obtenir.

Une pilule pèse moyennement 0 gr. 12 à 0 gr. 15, et au maximum 0 gr. 30.

Les *dragées* sont de grosses pilules (0 gr. 30 à 1 gramme) entourées de sucre.

Les *granules* sont de petites dragées qui pèsent moins de 0 gr. 05 et renferment en général de un dixième de milligramme à deux milligrammes de principe actif ; c'est dire les difficultés d'un dosage rigoureux.

A côté des pilules il faut mentionner les cachets, les gélules et les capsules.

Les *cachets* constituent une forme très commode et

très usitée pour administrer les médicaments. Ils offrent cependant l'inconvénient, parfois grave, de mettre au contact direct de l'estomac des substances, souvent irritantes, sous forme solide (quinine, salicylate de soude, etc.); en outre, les anciens cachets exigeaient une manipulation assez longue, qui n'était irréprochable qu'avec des soins qu'on ne prenait pas toujours, notamment pour le collage des bords, opéré quelquefois avec des liquides suspects; enfin ils emprisonnaient, en dehors de tout contrôle ultérieur, la substance médicamenteuse. Aussi a-t-on eu l'heureuse idée de façonner les cachets sous forme de petites boîtes qu'on peut ouvrir et fermer à volonté, sans qu'il soit nécessaire par conséquent de procéder au collage des bords. Cette forme, doit être partout substituée à l'ancienne comme plus commode, plus propre et moins dangereuse que celle-ci.

Les *gélules*, qui sont de petits étuis en gélatine, rendraient les mêmes services que les cachets boîtes ; mais elles sont d'une déglutition plus difficile.

Avec les *globules*, les *perles*, les *capsules*, les *capsulines*, le médicament, généralement liquide (éther, créosote, copahu, essence de santal), est renfermé dans une enveloppe de gélatine, ronde pour les premiers, ovoïde pour les deux dernières. Cependant, en pratique, la désignation n'est pas absolument en rapport avec la forme. La quantité de médicament renfermée dans ces enveloppes varie de 0 gr. 05 à 0 gr. 50.

La forme de *pastilles*, de *tablettes* ou de *pâtes* ne convient qu'aux médicaments peu altérables. Celles de ces préparations, destinées à une action sur les voies digestives, bénéficient de la sécrétion salivaire, souvent énorme, qu'elles nécessitent.

On prescrit plus rarement les médicaments sous forme d'électuaires, d'opiats, de conserves, de biscuits, de chocolats.

Les *suppositoires,* d'une utilisation très fréquente, permettent d'introduire dans le rectum un principe actif incorporé à un corps gras qui est généralement du beurre de cacao pur ou associé avec de la cire, de la lanoline ou une pommade. On emploie aussi des suppositoires à la gélatine et à la glycérine. Leur poids est ordinairement de 3 à 4 grammes ; ils contiennent un maximum de principe actif de 30 0/0 environ.

Les *ovules* permettent de porter des topiques importants dans le vagin et de modifier heureusement le col de l'utérus. Le médicament actif est incorporé à un mélange de glycérine et de gélatine.

Les *crayons* sont de deux sortes : les uns comportent le médicament pur (nitrate d'argent); les autres, destinés à porter un modificateur dans des canaux étroits (col de l'utérus, fistules), présentent ce remède incorporé à un corps solide (gomme, beurre de cacao, gélatine).

Une mention spéciale est due, en raison de l'importance qu'elles ont prises dans ces dernières années, aux *spécialités pharmaceutiques.*

Pour juger la valeur thérapeutique des spécialités, il faut faire une grande différence entre celles qui ne comportent qu'une substance médicamenteuse à l'état de pureté *(spécialités simples)* et celles qui représentent une association de médicaments *(spécialités composées).* Les premières offrent de grands avantages quand elles sont fabriquées par l'industriel même qui prépare la substance originaire à l'état de pureté aussi grande que possible, ou quand elles donnent une garantie certaine contre toute sophistication ; les secondes nécessitent les plus grandes réserves. Il est fort utile, en effet, dans certains cas, de pouvoir prescrire, avec la certitude qu'il aura toute son activité et toute sa pureté d'activité, un produit d'une importance capitale comme la quinine, la digitaline, la spartéine, la théobromine, etc. De l'excellence de ces médicaments peuvent résulter la vie ou la mort. Il ne s'agit donc pas en réalité, dans ces cas, de s'adresser à une spécialité quelconque qui pourrait fort bien être de qualité inférieure ; il s'agit de prescrire une spécialité dont l'excellence soit reconnue. Il va sans dire aussi que cette qualité, qu'on demande parfois à une spécialité, n'est pas exclusive à ce mode de préparation : nombre de pharmaciens peuvent offrir les mêmes médicaments, valant les meilleures spécialités, avec les mêmes garanties que celles-ci. Il ne faut pas ignorer en effet que parmi les fabricants de spécialités, même simples et excellentes, il en est beaucoup qui ne préparent pas eux-mêmes les produits qu'ils spécialisent ; ils se les procurent aux mêmes sources que les pharmaciens et se bornent à leur donner une forme pharmaceutique appropriée.

Le but est la qualité du médicament, la spécialité n'est qu'un des moyens de l'atteindre et d'éviter que les médicaments les plus indispensables ne soient rendus moins actifs ou dangereux par des impuretés ou des modifications dans le mode de préparation. Certains produits sont particulièrement sujets à de grandes variations d'action suivant leur provenance; tels sont: la théobromine, la quinine, le salicylate de soude, la digitaline, l'aconitine, l'atropine, le chloroforme, les iodures.

Dans certains cas on ne peut faire autrement que de prescrire un produit spécialisé, par exemple lorsqu'il s'agit d'un médicament nouveau et, forcément, pendant un certain temps, le monopole de la maison qui le fabrique.

Toutes les spécialités, même simples et soigneusement préparées, ne sont pas recommandables. Telles sont celles qui représentent la réalisation pharmaceutique d'une idée malheureuse, généralement appuyée sur des faits insuffisants, ou simple produit d'une théorie fantaisiste.

Les spécialités composées, qui encombrent les pharmacies, sont beaucoup moins défendables : à l'exception de très peu d'entre elles qui sont excellentes, ce ne sont le plus souvent que des associations dont le principe, purement théorique, a été imaginé par quelque pharmacien plus ou moins ingénieux, aidé ou non d'un médecin. Ainsi sont lancés tous les sirops pectoraux, les calmants de la toux dans lesquels entrent de la codéine ou de la morphine, de l'aconit, quelquefois du polygala, du bromoforme ou des infusions dites pectorales ; les cachets et comprimés analgésiques ; les pilules purgatives; quelques hypnotiques. D'autres fois on associe de la créosote à quelque prétendu reconstituant et à des calmants pour en faire un spécifique de la tuberculose.

La variété de ces produits est innombrable. Leur

utilisation rationnelle est limitée par les contre-indications que l'un des composants actifs du mélange peut imposer dans un cas donné, c'est-à-dire par la crainte d'une intolérance spéciale du malade à ce composant : par exemple l'aconit, qu'on associe souvent à la codéine, trouve de nombreuses contre-indications. Il en est de même de la cocaïne, du bromoforme. Aussi les accidents graves provoqués par des spécialités ne sont-ils point inédits. Il faudrait en effet un hasard bienfaisant pour que la composition et les proportions préconçues des composants fussent exactement celles qui conviennent à un malade donné. La thérapeutique exige plus de précision. Cependant quelques-unes de ces préparations rendent des services qu'il serait injuste de méconnaître.

Je range dans la même catégorie des spécialités malheureuses, les produits simples, même excellents et bien connus, mais dont l'action peut être modifiée par l'association maladroite d'une autre substance dont le mode d'action est mal connu ou suspect, sinon dangereux, ou même simplement inutile. D'autres fois c'est l'excipient qui est mal choisi et qui concourt à faire d'un bon produit un produit médiocre, ou encore la forme médicamenteuse qui, imposée pour les besoins de la conservation, ne convient pas aux malades.

Une remarque s'impose à l'égard de la grande majorité des spécialités simples ou composées, et même des meilleures : *ne jamais s'en rapporter, ni comme indications ni comme doses, aux prospectus et étiquettes qui accompagnent le médicament.* Les indications sont presque toujours démesurément étendues et les doses trop élevées.

Que dire des spécialités dont la composition exacte n'est point connue ? En principe elles sont condamnables et ne doivent pas être prescrites, mais en principe seulement, parce que la vraie science ne rejette rien de parti pris et sans examen préalable : *Nihil contemnendum*. Il faut simplement ne pas les prescrire sans de bonnes raisons, qui sont presque toujours, dans l'espèce, l'opinion d'un observateur vraiment consciencieux, qualifié pour les faire valoir. Il y a en outre un nombre infime de spécialités, dont la composition est restée mal connue, et qui cependant jouissent d'une valeur thérapeutique rendue incontestable par l'observation clinique ; ce sont de très rares exceptions, mais qu'on n'a pas le droit de rejeter.

Les médecins se désintéressent peut-être trop de la pharmacie, pourtant partie agissante de la thérapeutique médicamenteuse, et de son évolution. A y regarder de près, l'extension des spécialités pourrait avoir une influence capitale sur cette évolution et mettre en question l'existence même de la pharmacie, car, si les médecins prenaient l'habitude facile de ne plus prescrire que des spécialités, les pharmacies ne deviendraient bientôt plus que des dépôts de spécialités. J'ai exposé ailleurs [1] que les médecins ont le plus grand avantage à ce que la pharmacie soit prospère, et qu'ils doivent s'opposer par conséquent à l'envahissement des spécialités, mais à la condition cependant que la

1. Préface du formulaire des spécialités du Dr Gardette.

pharmacie soit strictement correcte. Si cette correction était impossible à obtenir n'en arriverait-on pas à envisager la monopolisation de la pharmacie par l'Etat ? Monopolisation qui aurait pour conséquences immédiates : la suppression de l'exercice illégal de la médecine par les pharmaciens, la bonne pharmacie entre les mains de savants, comme il arrive pour les pharmacies des grands hôpitaux, enfin, au point de vue thérapeutique, la certitude de ne prescrire que des produits suffisants et toujours identiques.

La justification de cet aperçu résulte des nécessités nouvelles que la thérapeutique moderne impose à la pharmacie. Le temps n'est plus où, avec des sels minéraux, des plantes et de rares alcaloïdes on satisfaisait aux besoins de toute la médecine. Le nombre des produits chimiques délicats et très toxiques est devenu considérable ; il n'est point raisonnable de les mettre entre les mains du premier élève venu, inconnu la veille du pharmacien responsable. D'autre part, l'asepsie qui a pris une place si importante en thérapeutique n'a pas encore pénétré dans les habitudes de toutes les pharmacies. L'*aqua simplex* ou l'eau de pluie, le torchon à tout essuyer, les pots poussiéreux au fond desquels on se contente de souffler, pour enlever la poussière, avant d'y mettre une pommade destinée à être appliquée sur des dermopathies ouvertes, le bouchon de liège que l'élève mouille entre ses lèvres pour en faciliter le glissement dans le goulot du flacon, le cachet dont il colle les bords avec un peu de salive, la carte à jouer qui sert à racler les pilons dans la confection des pommades, n'ont pas toujours été des mythes ; ce furent simplement des exceptions, heureusement de plus en plus rares, que les pharmaciens doivent bannir définitivement de leurs officines.

L'asepsie des préparations s'impose en pharmacie comme elle s'est imposée pour la pratique de la médecine. J'ai vu des pharmacies dans lesquelles tous les flacons et tous les pots étaient stérilisés, où l'eau distillée était tenue soigneusement stérile, où les spatules étaient régulièrement flambées. Pourquoi tous les pharmaciens n'en font-ils pas autant? Tout produit pharmaceutique (et je ne parle pas seulement des solutions destinées à pénétrer sous la peau) devrait être stérile. Sans cette précaution, les sirops, les potions, et les solutions s'altèrent, les pommades et les sparadraps peuvent infecter les plaies, l'eau contaminée peut engendrer des maladies; en un mot les résultats attendus ne se produisent pas ou même des accidents imprévus (érysipèles, érythèmes, furoncles, infections intestinales) s'observent quelquefois à la suite de l'emploi des remèdes.

J'ai dit et je répète qu'il ne peut y avoir de bonne thérapeutique sans bonne pharmacie, et, que les thérapeutes doivent encourager les efforts de tous les bons pharmaciens : ceux-ci sont nombreux et comprennent fort bien les desiderata de leur profession. J'en ai la preuve dans un judicieux article que j'ai lu avec le plus grand plaisir dans le *Bulletin du Syndicat des pharmaciens des Alpes-Maritimes* sous la signature du distingué président de ce syndicat, M. G. Pégurier, docteur en pharmacie. Si l'on suivait les conseils de M. Pégurier, les spécialités seraient bientôt facilement réductibles à un minimum négligeable : « L'industrie pharmaceutique, celle des spécialités et des produits spécialisés, dit excellemment M. Pégurier, ne se sont développées que par l'ignorance dans laquelle les Ecoles de pharmacie ont tenu leurs élèves des choses de la pharmacie... Il est inconcevable que les étudiants sortent des écoles sans avoir préparé : un sérum artificiel, une injection hypodermique, un extrait, un sirop, une stérilisation de pansements ou d'objets de chirurgie, une pommade ou une poudre purifiée, une ovule quelconque. »

J'ajouterai qu'il est surtout regrettable qu'on n'ait pas inculqué aux jeunes cerveaux des étudiants les raisons qui rendent nécessaire l'asepsie en pharmacie, afin de les éduquer à vivre toute leur existence avec cette pensée. J'ai insisté à plusieurs reprises sur la nécessité de l'*éducation médicale ;* celle de l'*éducation pharmaceutique* n'est pas moindre.

Pour en finir avec cette question des spécialités et de la pharmacie, je tiens à protester contre une assertion que M. Pégurier, se faisant sans doute l'écho de beaucoup de ses collègues, ajoute au travail précité. Il n'est point exact, je l'affirme, à de rares exceptions près, que le médecin, comme le dit M. Pégurier, *méprise la science pharmaceutique du pharmacien en ordonnant telle ou telle spécialité.* Sa pensée est tout autre : en prescrivant une des spécialités que j'ai admises comme recommandables (c'est-à-dire représentant un médicament dont l'action soit aussi rigoureusement connue que possible et dont on puisse tirer un parti considérable, à la condition que ce médicament réponde par sa pureté et sa constance d'activité à l'effet qu'on en attend), le médecin n'a d'autre intention que de donner à son action thérapeutique le maximum de précision et de probabilités favorables. Il a en effet le choix entre cette préparation qu'il considère, à tort ou à raison, comme réalisant les meilleures garanties, et un médicament similaire livré par une droguerie qu'il ne connaît pas, et dont il ne peut apprécier la valeur. A moins d'une confiance tout individuelle dans l'origine des produits du pharmacien, peut-il hésiter entre les deux, dans un cas grave? Supposons encore qu'il soit nécessaire d'injecter 1 litre d'eau physiologique sous la peau d'un malade: le médecin a le choix entre le liquide d'une maison qu'il sait munie d'appareils spéciaux et d'un personnel exercé en vue d'une stérilisation parfaite, et le même liquide préparé chez un pharmacien dont il ne connaît ni l'outillage ni la main-d'œuvre ; pense-t-on qu'il risquera aisément les conséquences d'une stérilisation insuffisante ? L'exemple d'une officine dans laquelle le pharmacien prépare lui-même, avec des appareils irréprochables et coûteux, les solutions stérilisées, est-il donc si fréquent?

La vérité est que la pharmacie moderne exigerait pour être parfaite, des installations et un personnel tels qu'il me paraît difficile qu'on puisse les attendre de tous les pharmaciens.. Les spécialités sont destinées précisément à suppléer aux imperfections créées par ces difficultés; il me semble que les pharmaciens seraient les premiers à se réjouir, si elles ne dépassaient pas ces limites dans lesquelles les thérapeutes doivent s'efforcer de les maintenir, en les restreignant même à l'occasion, quand ils connaissent des pharmaciens qui font des efforts personnels et des sacrifices méritoires en vue de fournir des préparations irréprochables.

Influence de la voie d'introduction des médicaments dans l'organisme sur leur activité. — Pendant longtemps on n'a guère connu que l'administration des médicaments par les voies digestives. C'est encore le procédé le plus simple et le plus employé, mais non toujours le plus recommandable. Les substances introduites dans l'estomac perdent souvent de leur activité pour plusieurs raisons : la première est que l'absorption est relativement lente dans les voies digestives, surtout dans l'estomac ; elle l'est surtout si, le pylore livrant irrégulièrement passage au contenu stomacal, les médicaments ne parviennent que tardivement dans l'intestin qui est le siège habituel de l'absorption. D'autre part le contenu des voies digestives altère un certain nombre de médicaments (cacodylate de soude par exemple). Inversement certaines substances ne deviennent actives qu'après solubilisation dans l'estomac; si cette opération est rendue incomplète par l'insuffisance du suc gastrique, le remède reste inactif (sulfonal). Le foie intervient encore pour retenir et fixer partiellement certaines substances (mercure), pour diminuer l'activité de quelques autres. La posologie des préparations introduites dans les voies digestives est donc un peu spéciale et plus élevée que si le mode d'introduction était plus direct. Enfin le contact des remèdes avec les muqueuses digestives n'est pas toujours inoffensif. En sorte que si les voies digestives restent et resteront la voie la plus usitée pour introduire les médicaments dans l'organisme, ce ne peut être que sous certaines conditions de tolérance, de régularité fonctionnelle et d'indifférence dans la rapidité de l'intervention.

Dans les conditions inverses, c'est-à-dire lorsqu'il s'agit de ménager les voies digestives et d'exercer une action sûre, rigoureusement dosée et rapide, on a recours à d'autres modes d'introduction dont le plus usité consiste en injections hypodermiques ou piqûres. Ces injections ont pris une extension considérable depuis que leur emploi a été rendu inoffensif par un ensemble de conditions qui permettent de les pratiquer aseptiquement.

C'est d'abord la seringue en verre ou en cristal, avec piston de même substance ou formé par un bloc de nickel; cette seringue a remplacé toutes les autres. Il en existe plusieurs modèles : dans les unes le corps de l'instrument est d'une seule pièce, dans les autres il est formé de deux pièces. Celles-ci offrent quelques légers avantages : le piston étant terminé par une surface bien dressée qui vient s'appliquer exactement sur la surface correspondante de la pièce intérieure du corps de la seringue, il ne reste aucune parcelle de liquide dans celui-ci lorsque le piston est arrivé à la fin de sa course. Le dosage du médicament est donc absolument rigoureux. En outre, le piston ne venant point frapper contre une soudure de verre, l'instrument est plus résistant. Néanmoins on peut dire que pratiquement les imperfections des seringues ordinaires sont négligeables et compensées par la modicité de leur prix. Elles sont suffisamment résistantes et, avec un peu d'habitude, on en obtient d'excellents et durables services. Ce n'est que dans les cas où une grande précision serait nécessaire qu'on serait obligé de faire usage des seringues à piston dressé, en cristal ou en nickel.

En fait, tous les modèles sont acceptables à la condition de ne servir qu'après stérilisation. Cette stérilisation, non absolue, mais suffisante en pratique, est obtenue par une ébullition de dix minutes dans de l'eau (bouillie). Toutefois une ébullition d'une heure, dans une solution antiseptique, ou mieux une stérilisation à l'autoclave, serait nécessaire en cas de contamination [1].

La contenance des seringues actuelles varie de 1 à 20 centimètres cubes; nous sommes loin de la seringue primitive de Pravaz, invariablement de 1 centimètre cube; le modèle le plus pratique est probablement celui de 3 centimètres cubes, qui permet facilement de pratiquer des injections de 1 à 5 centimètres cubes. Toutefois celui de 1 centimètre cube, correspondant au dosage le plus fréquent, conserve l'avantage d'éviter une cause d'erreur. Pour les sérums le modèle de 10 centimètres cubes est très recommandable.

Les aiguilles en platine iridié, qui supportent sans altération la température du rouge, sont le complément précieux et indispensable des seringues en verre. Il faut exiger que la soudure soit en argent, afin de pou-

1. Afin d'éviter le plus possible les contaminations, il est prudent de ne point pratiquer les ponctions exploratrices ni les injections au sein de tissus pathologiques, avec les instruments qui servent pour les injections hypodermiques.

voir supporter toutes les températures du flambage.

Enfin les solutions stérilisées (surtout celles qui sont renfermées dans des ampoules scellées, c'est-à-dire aussi peu altérables que possible), complètent un outillage qui permet de pratiquer des injections sous-cutanées véritablement aseptiques. Personne n'ignore cependant qu'il est nécessaire, dans ce but, d'ajouter à ces précautions le soin de faire un lavage soigné de la peau sur laquelle va porter la piqûre : deux ou trois frictions successives avec des tampons d'ouate stérilisé, imbibés d'un mélange à parties égales d'alcool à 90° et d'éther, suffisent.

Il n'est point superflu d'ajouter (tant j'ai vu l'erreur fréquemment commise) que le contenu d'une ampoule n'est pas rigoureusement de 1 centimètre cube ; très souvent il s'élève à 1 c. c. 1/2 et même à 1 c. c. 3/4, afin de prévoir des pertes. La contenance de l'ampoule n'a donc aucune importance et ne doit pas être prise en considération ; c'est *exclusivement* d'après la graduation de la seringue que doit être établie la quantité à injecter. On ne devrait donc jamais dire : j'ai injecté une ampoule de telle solution, mais : j'en ai injecté 1 centimètre cube.

Les divers perfectionnements que nous venons de signaler ont rendu les injections hypodermiques d'un emploi très fréquent. Leurs seuls obstacles sont : les propriétés irritantes ou douloureuses du médicament pour les tissus sous-cutanés, le volume du médicament, son état solide ou difficilement solubilisable en dehors des voies digestives (hypnotiques en général), enfin le contact répété du malade avec le médecin.

Le premier de ces obstacles est parfois annihilé par l'emploi des injections intra-musculaires, qui sont beaucoup mieux tolérées mais qui exigent des précautions et offrent des difficultés déjà signalées (p. 196).

Un autre moyen de faire tolérer les injections sous-cutanées irritantes, est de diluer, beaucoup plus qu'on ne le fait habituellement, les solutions destinées à ces injections. Prenons l'exemple du chlorhydrate neutre de quinine : on s'étonne qu'il soit douloureux ou même qu'il provoque des abcès et parfois de véritables escharres. Comment en serait-il autrement, si l'on fait usage de la formule du *Codex*[1] de 1884? On s'est efforcé de faire entrer, dans 1 *centimètre cube*, une dose de 0 gr. 50 de ce sel de quinine *neutre*, c'est-à-dire de réaction nettement acide au tournesol. Il n'y a d'autre raison à cette concentration, que l'habitude ancienne de formuler les solutions, pour injection sous-cutanée, sous le volume de la seringue primitive de Pravaz. Or si l'on veut faire entrer 0 gr. 50 de chlorhydrate neutre de quinine dans 1 centimètre cube, on est obligé de faire la solution dans 0 gr. 60 d'eau! Lorsqu'une telle solution aura pénétré dans les tissus, il s'y trouvera, du fait de la dissociation, environ 0 gr. 05 d'acide chlorhydrique pur. C'est donc comme si l'on injectait sous la peau une solution d'acide chlorhydrique pur à 5 0/0 avec

1. Au moment même où ces lignes étaient imprimées, paraissait le *Codex* de 1908 qui supprime le soluté de chlorhydrate neutre et maintient le soluté de chlorhydrate basique avec antipyrine, lequel renferme par centimètre cube : 0 gr. 30 de chlorhydrate basique de quinine et 0 gr. 20 d'antipyrine. Quand on ne voudra pas donner d'antipyrine, il faudra bien prescrire le chlorhydrate neutre, mais dilué comme je l'indiquerai plus loin.

la quinine en plus ! Mais qu'on prenne soin de formuler une solution qui ne contienne pas plus de 0 gr. 15 de chlorhydrate neutre de quinine pour 1 cc., solution qui permettra d'injecter 0 gr. 45 de sel en 3 centimètres cubes, la quantité d'HCl libre sera assez diluée pour qu'aucune action caustique ne soit à craindre. Je n'ai jamais vu cette solution produire aucun accident, sur un très grand nombre de cas. Que si l'on avait affaire à un sujet très délicat (enfant, adolescent, femme), rien n'empêcherait de diluer la solution plus encore et de répartir 0 gr. 50 de chlorhydrate de quinine en 4 ou 5 centimètres cubes ou même plus. Il n'y a pas plus de difficulté à injecter ces volumes, qu'à se borner à la quantité fatidique de 1 centimètre cube.

D'autre part, pharmaciens et chimistes s'efforcent de trouver des substances inoffensives pour les tissus. Puisque je viens de citer la quinine, je puis signaler, dans cet ordre d'idées, le formiate de quinine que M. Lacroix propose de substituer au chlorhydrate. L'électrargol, substitué au collargol, a permis d'injecter sous la peau de l'argent colloïdal.

Les injections sous-cutanées sont d'autant mieux tolérées par les tissus, qu'elles sont pratiquées plus loin du derme ; l'aiguille doit donc pénétrer dans la partie la plus profonde d'un gros pli fait à la peau. Si le tissu cellulaire est abondant, comme à la fesse, il est plus simple d'enfoncer l'aiguille perpendiculairement au plan cutané, et dans toute sa longueur, à travers la peau tendue entre deux doigts de la main gauche.

Les régions les plus fournies en tissu cellulaire lâche sont les plus favorables aux piqûres (fesses, région inter-scapulaire, flancs, ventre). On évitera les régions sillonnées de nombreuses veines.

Il est toujours prudent d'enfoncer l'aiguille sans la seringue, et de s'assurer qu'il ne s'en écoule pas de sang, avant de pousser l'injection, afin d'être certain de ne pas injecter la solution dans une veine.

On aura toujours soin de chasser complètement l'air qui pourrait avoir été introduit dans la seringue en même temps que la solution.

On reproche quelquefois à la méthode hypodermique de faciliter l'abus de l'intervention du médecin. Il est possible que ce reproche soit quelquefois fondé ; mais jamais un médecin consciencieux ne sera suspect d'abus : il aura le tact de ne proposer d'injections, faites par lui-même, qu'à ceux qui peuvent les agréer sans dommage. Pour les autres, il aura recours à des moyens différents. Si la piqûre est nécessaire, il saura souvent faire acte de générosité. Parfois il pourra faire appel à une garde-malade ; d'autres fois il trouvera une personne de la famille, à qui il apprendra à faire correctement une injection sous-cutanée. Cependant il faut être très réservé dans ces initiations qui ne sont point sans inconvénients : le principal est de mettre, entre les mains d'un ignorant, une pratique dont il pourra abuser à tous les points de vue, pour lui et pour les autres. Dans certaines villes, on cite des *pharmaciens* qui se sont fait une spécialité de pratiquer les injections hypodermiques. Cette confusion des attributions est tout à fait regrettable, en dehors même de son illégalité; car le pharmacien qui a commencé par pratiquer des piqûres d'après une prescription de médecin, sera fatalement entraîné à en prescrire lui-même à ses clients. On devine les abus et surtout les dangers qui peuvent résulter d'une intervention aussi incompétente; sans compter que, pratiquer aseptiquement une injection hypodermique, n'est pas aussi simple qu'il peut paraître au premier abord, lorsque l'éducation médicale fait défaut.

Dans les cas d'urgence, où il est indispensable d'obtenir une action à la fois rapide et énergique, on peut avoir recours aux injections intra-veineuses qui comportent le maximum d'activité médicamenteuse. Mais cette voie est très limitée et son utilisation exceptionnelle; elle suppose en effet que le liquide injecté sera parfaitement miscible au sang, qu'il n'en altérera pas sensiblement les éléments, que son action ne sera point trop brutale, que l'opérateur sera quelque peu chirurgien, qu'enfin la piqûre ne sera point l'origine d'une coagulation de la fibrine du sang.

La voie rectale vient au secours des précédentes quand celles-ci sont contre-indiquées. Elle n'est probablement pas assez utilisée. A la condition que l'anus soit sain, elle est pourtant très précieuse et peut souvent éviter l'injection hypodermique; mais il est essentiel de ménager le rectum dont la susceptibilité est très grande à certains médicaments (au mercure par exemple), et à la répétition des contacts à son niveau : la rectite, extrêmement douloureuse, est facile à provoquer. Il faut se défier notamment des lavements alimentaires répétés, autant que des substances irritantes. On sait aussi que le rectum absorbe mal les solutions acides. C'est pourquoi les lavements de quinine sont un procédé défectueux d'administrer ce médicament. Par contre la créosote, incorporée à un corps gras, les iodures, la belladone, la morphine, etc., sont fort bien tolérés et absorbés par le rectum. Cette voie d'introduction ne convient pas aux médicaments qui doivent pénétrer lentement dans la circulation (voir p. 197). Les lavements thérapeutiques seront d'autant mieux tolérés par le rectum que celui-ci aura été évacué préalablement au moyen d'un lavement simple, et que le liquide à garder, préalablement tiédi, aura été porté plus haut dans l'intestin.

La pénétration des médicaments à travers la peau (méthode *épidermique* ou *percutanée*) comporte des considérations de deux ordres : l'un expérimental, l'autre pratique. Ce dernier seul doit nous occuper. La peau recouverte d'épiderme *intact* n'absorbe *pratiquement*, c'est-à-dire en quantité thérapeutique, que les gaz et les substances volatiles ; mais, si l'épiderme est altéré soit par des frictions prolongées, soit par des substances irritantes, elle peut absorber des médicaments dissous ou incorporés à des corps gras. D'où ces conclusions pratiques : 1° ne compter sur l'absorption que des gaz ou des substances volatiles ; 2° favoriser l'absorption des substances qu'on veut faire pénétrer par la peau, à l'aide d'un décapage soigné et de frictions vigoureuses et prolongées ; 3° ne jamais se fier à la non-absorption de la peau pour laisser en contact avec elle des substances très actives, surtout chez les enfants et les sujets à peau délicate, car si l'épiderme avait subi une altération quelconque [1], il pourrait s'ensuivre une absorption imprévue.

1. Il est probable aussi que les substances, qui pourraient pénétrer

La peau est, pour ces motifs, une voie d'introduction limitée et irrégulière, mais très précieuse, quand elle est possible, par sa continuité d'absorption et son absence habituelle d'inconvénients. On l'utilise surtout pour le mercure, le salicylate de méthyle et ses similaires, certains composés iodiques et le collargol; mais la peau absorbe encore l'iode, le gaïacol, le chloroforme, l'éther et peut-être, par imbibition de l'épiderme, le chlorure de sodium (Garrigou), l'atropine et la pilocarpine (Aubert).

Les autres voies d'introduction des médicaments dans l'organisme (voie intra-trachéale, voie épidurale, voie rachidienne, voie intra-viscérale) ne sont qu'exceptionnellement usitées en raison de leurs inconvénients et quelquefois de leurs dangers. Ce n'est point ici le lieu de discuter la valeur de la *rachi-anesthésie ;* je tiens cependant à dire qu'à mon avis elle offre plus d'inconvénients que d'avantages, et que son utilisation ne peut que se restreindre.

Les accidents causés par la pénétration accidentelle de substances toxiques au niveau de plaies (iodoforme, phénol, sublimé) ou de muqueuses (cocaïne, mercure) exigent qu'on évite de laisser trop longtemps de hautes doses de médicaments actifs au contact de ces surfaces absorbantes.

Variations d'activité suivant la répartition de la dose. — C'est un des points les plus importants de l'administration des médicaments que celui de la ré-

dans les conduits excréteurs des glandes sébacées et sudoripares, seraient absorbées par le réseau capillaire qui entoure ces glandes, ainsi que Fürbringer l'a démontré pour le mercure.

partition de la dose. Une dose active pourrait être trop forte et dangereuse, si elle était prise en une seule fois, alors que, fractionnée dans les vingt-quatre heures, elle aurait produit les meilleurs effets. Ainsi le salicylate de soude et ses dérivés ne manifestent tous leurs effets dans le rhumatisme articulaire aigu qu'à bonne dose. Prise en une fois, cette dose provoquerait des effets toxiques ; fractionnée dans les vingt-quatre heures, elle est rapidement curative. Inversement une dose qui, prise en une fois, eût été active, cesse parfois de l'être par suite d'un fractionnement excessif. Tel est le cas de la quinine dans la fièvre intermittente : une dose de 0 gr. 80 à 1 gramme de sulfate de quinine, prise en deux ou trois fois huit à dix heures avant le moment présumé de l'accès, empêche presque avec certitude le retour d'un accès de moyenne intensité. Le résultat serait beaucoup plus aléatoire si la même quantité était fractionnée dans les vingt-quatre heures. Les hypnotiques, les purgatifs ne donnent également leurs effets qu'à dose un peu massive.

Le fractionnement de la dose assure la *continuité* de l'action médicamenteuse. Il est de telle importance qu'il peut transformer complètement cette action : ainsi le calomel, à dose massive, est simplement purgatif ; à dose fractionnée il fait pénétrer une quantité notable de mercure dans l'économie.

Nous avons insisté ailleurs (p. 156) sur le fractionnement des doses pour favoriser la tolérance, et sur l'alternance des médicaments (p. 134), dans le but d'éviter l'inactivité par assuétude et l'intolérance par accumulation.

CHAPITRE X

Des actions thérapeutiques non médicamenteuses. Physiothérapie.

Physiothérapie ; — Actions hygiéniques ; — Actions psychiques ; — Actions mécaniques ; — Actions physiques ; — Actions chirurgicales.

Bornée à l'administration stricte des médicaments, la thérapeutique serait le plus souvent bien décevante et bien impuissante. L'action médicamenteuse conserve, dans certains cas, une prépondérance qu'elle doit à son intensité d'action et à ses résultats immédiats qui sont parfois la guérison, parfois un soulagement merveilleux, parfois enfin le relèvement fonctionnel d'un organe essentiel, comme le cœur, relèvement capable d'empêcher une mort imminente ; mais, dans un très grand nombre d'autres circonstances, le médecin ne peut se passer d'actions thérapeutiques d'un ordre différent, qui accompagnent toujours plus ou moins l'action médicamenteuse, et qui deviennent même souvent prépondérantes. Ce serait donc une erreur grave que de limiter la thérapeutique à l'utilisation des moyens fournis par la matière médicale et par la chimie.

La thérapeutique non médicamenteuse utilise le plus

souvent les modifications heureuses qui peuvent résulter de l'impression des agents naturels et des influences de milieu. Ces dernières offrent le grand avantage de pouvoir être employées pendant très longtemps sans créer ni intolérance ni accoutumance fâcheuses (climats, régimes, exercice, repos) ; parfois même elles peuvent être utilisées toute la vie (climats, régimes).

On a accepté communément pour le groupe des actions thérapeutiques qui dérivent de l'emploi des agents naturels tels que l'eau, l'air, les climats, l'électricité, etc., le nom de *physiothérapie* (de φύσις *nature*) que lui a donné M. Landouzy. La physiothérapie comprend toutes les *médications qui empruntent leur agent à la matière médicale naturelle*. La physiothérapie a donc englobé la plus grande partie des actions thérapeutiques non médicamenteuses et même la médication hydro-minérale. On aurait même pu donner à ce chapitre le titre de *physiothérapie*, s'il n'avait fallu faire une place, dans la thérapeutique non médicamenteuse, à la thérapeutique chirurgicale et à l'hygiène prophylactique.

La physiothérapie comprend aujourd'hui : la médication hydro-minérale, l'hydrothérapie, la climatothérapie, l'électrothérapie, la photothérapie, l'orthopédie, la kinésithérapie, la mécanothérapie, la diététique, qu'on retrouvera classées dans les catégories formées par l'action qu'elles représentent.

Nous classerons les actions thérapeutiques non médicamenteuses en cinq groupes : Actions *hygiéniques*, A. *psychiques*, A. *mécaniques*, A. *physiques*, A. *chirurgicales*.

Actions hygiéniques et hygiène thérapeutique. — Peut-être plus que toute autre science, la thérapeutique a besoin de précision sous peine d'aboutir, en raison de sa complexité, à des idées inexactes. C'est ainsi qu'on définit souvent l'hygiène, d'après son étymologie (ὑγίεια, *santé*) « la partie de la médecine qui dicte des préceptes pour conserver la santé et empêcher le développement de la maladie » (Roger). S'il en était ainsi, il n'y aurait jamais lieu de faire intervenir les notions d'hygiène en thérapeutique, puisque celle-ci ne s'applique qu'à l'état de maladie. Cette idée, d'ailleurs, a été soutenue par des thérapeutes, et non des moindres. Mais il suffit d'ouvrir un *Traité d'hygiène* pour se convaincre que la définition de l'hygiène que nous avons reproduite plus haut est absolument incomplète; elle ne s'applique qu'à l'hygiène prophylactique.

En réalité les hygiénistes ont étendu les sujets de leurs préoccupations bien au delà de la prophylaxie; ils ne bornent pas leurs efforts à édicter les préceptes utiles à la conservation de la santé, ce qui n'est que la déduction ultime de leurs recherches, mais, avant tout, ils s'efforcent de préciser l'influence, sur la santé, de tous les milieux, des ingesta, et des activités voulues. Si bien que *l'hygiène* pourrait être définie : *la partie de la médecine qui étudie l'influence des milieux, des ingesta et des activités volontaires sur l'organisme à l'état de santé.*

Dès lors rien de plus aisé que de comprendre *l'hygiène thérapeutique* qui étudiera *l'influence des milieux, des ingesta et des activités volontaires sur les organis-*

mes malades. Elle arrive ainsi à déterminer *l'optimum de fonctionnement* de ces organismes amoindris par la maladie, et à favoriser la guérison ou la prolongation de l'existence. Elle n'est ni la physiologie qui étudie simplement le jeu des fonctions, ni l'hygiène qui se borne aux modifications imprimées à ces fonctions par les influences diverses que les circonstances imposent à l'homme sain dans ses rapports avec le monde extérieur; elle est partie intégrante de la thérapeutique, et devient indépendante de toute autre science, en reprenant pour son compte les mêmes sujets d'étude que l'hygiène, mais appliqués aux malades.

La prophylaxie appartient exactement à l'hygiène. Cependant il existe une *thérapeutique prophylactique* : c'est celle qui intervient pour empêcher le développement d'une maladie dont le germe vient d'être inoculé ou pourrait avoir été inoculé (sérum antitétanique, sérum antidiphtéritique). Les moyens de cette thérapeutique ne ressortissent donc pas tous de l'hygiène.

La conception de l'hygiène thérapeutique que nous avons exposée, permet d'en énumérer les moyens très simplement et très complètement :

I. — **Influence et utilisation des milieux en faveur des malades :**

1° *Éléments abstraits du milieu naturel* (sol, eau, air, température extérieure, pression atmosphérique).

2° *Éléments naturels associés* (climats, eaux minérales, aminéralisées et thermales).

3° *Éléments de milieu dérivés de l'industrie et de l'activité humaine* (habitation, vêtements, soins de propreté).

4° *Milieu social et groupements* (ville, campagne, profession, situation sociale, armée, écoles, prisons).

II. — **Ingesta.**

Alimentation des malades (diététique).

III. — **Activités volontaires.**

1° *Exercice, gymnastique* (kinésithérapie).

2° *Repos* (physique, intellectuel, sexuel).

Il n'est aucune de ces influences qui ne soit utilisable en thérapeutique : les unes ressortissent de la thérapeutique fonctionnelle (climats et ses éléments, hydrothérapie, exercice, repos, milieux humains); les autres, de la thérapeutique réparatrice (diététique). Quelques-unes sont applicables à tous les malades comme à tous les humains, mais sont plus impérieuses et plus délicates à utiliser chez les premiers : telles sont les conditions d'habitation, de chauffage, d'aération, de vêtement, de propreté individuelle, etc.; d'autres ont été érigées en véritables procédés thérapeutiques, parfois presque exclusifs. En effet, si la plupart de ces moyens confèrent simplement un *modus vivendi* qui met les malades dans les meilleures conditions possibles de guérison ou de vie, il en est cependant dans le nombre qui jouissent d'une véritable action curative. La *diététique*, par exemple, constitue une partie capitale de la thérapeutique infantile : la diète hydrique, dans la gastro-entérite aiguë du premier âge, est véritablement facteur de guérison. Combien de troubles de la santé à cet âge (vomissements, diarrhée, insomnie, eczéma) ne voit-on pas disparaître par une simple réglementation dans la dose et la répétition des tétées ? Plus tard les troubles digestifs ne trouvent de remède que dans un régime approprié, dont les éléments se sont enrichis si copieusement dans ces dernières années (babeurre, laits fermentés, bouillons de légumes, bouillies maltosées, régimes féculents).

Chez l'adulte le régime est devenu (avec ou sans les eaux minérales) la base du traitement des affections gastro-intestinales, en particulier de l'ulcère de l'estomac avec ou sans hématémèse, des dyspepsies, de l'entérite muco-membraneuse, des maladies de la nutrition (régime des diabétiques, des goutteux, des oxaluriques), de l'uricémie (régime privé de bases puriques), des néphrites épithéliales (régime des albuminuriques).

Dans les maladies aiguës, l'importance de la diététique n'est pas moindre.

On arriverait, dans beaucoup de cas, à faire une bonne thérapeutique sans médicaments ; dans bien peu, on en réaliserait une sans diététique. Que de fois un médicament usurpe la part qui revient, dans le succès d'un traitement, aux actions hygiéniques concomitantes.

Il est juste d'abstraire des éléments de la diététique, en raison de son importance majeure, *l'eau*. L'eau n'est peut-être pas un médicament à proprement parler, mais c'est *le premier et le plus indispensable des remèdes*. Outre le rôle qu'elle joue dans les phénomènes de la vie, l'eau a l'avantage de s'infiltrer partout, de diluer tous les déchets solubles de l'organisme, de favoriser toutes les sécrétions et toutes les excrétions, d'activer en particulier la diurèse, la sueur et l'excrétion biliaire. Elle est la grande dépuratrice de l'organisme.

L'action thérapeutique de l'eau presque aminéralisée d'Évian en est le témoignage. Il existe en France un grand nombre de sources qui offrent la même pureté et la même absence de minéralisation qu'Évian ; il est regrettable qu'on les laisse perdre sans les utiliser, comme on le pourrait, chez les chroniques qui ont besoin de cette lixiviation que seule l'eau peut effectuer *tuto, cito* et *jucunde*.

Par les modifications qu'ils apportent dans l'organisme, les changements appropriés de *climats* sont utilisables au point d'améliorer, à eux seuls, divers états morbides comme le paludisme, le rhumatisme, l'asthme, l'emphysème pulmonaire, les catarrhes chroniques, certaines manifestations nerveuses (insomnie), les états neurasthéniques, dans une large mesure la dyspepsie et la constipation, l'anémie, la scrofule, certaines formes de tuberculose pulmonaire. La cure marine favorise la guérison de certaines manifestations scrofuleuses (adénopathies).

D'autres fois les climats agissent simplement à titre d'adjuvance thérapeutique. Mais j'insiste à nouveau, comme je l'ai fait déjà dans d'autres publications [1], sur leur pouvoir d'augmenter la longévité des valétudinaires et des vieillards. Il existe en effet, dans certains climats, des conditions de température, de pression, de sécheresse ou d'humidité de l'air, de calme, etc., à l'aide desquelles le fonctionnement d'organes importants acquiert son maximum de perfection. Si l'on parvient à trouver celles de ces conditions qui satisfont le mieux

1. *Bulletin médical*, 1901, 27 nov., déc., janv. 1902 et rapport au Congrès de climatothérapie et d'hygiène urbaine de Nice, 1904.

aux besoins de l'organisme, on met les organes souffrants, mais non irrémédiablement compromis, dans un *optimum de fonctionnement* qui constitue pour le malade une nouvelle vie, sinon équivalente à la guérison, du moins réalisant une amélioration permanente, et assurant une prolongation de l'existence. Ainsi un cardiaque éprouvera d'un long séjour dans un pays très chaud une fatigue prématurée du cœur, qu'on lui évitera dans un climat à température modérée et à air calme; un catarrheux se trouvera bien de passer l'hiver dans un pays chaud, etc.

J'ai établi, dans un précédent travail [1], que l'*optimum de fonctionnement* d'un organisme pouvait être réalisé par un changement de climat, de trois manières différentes : 1° Par l'adaptation *compensatrice* qui exige des cellules et des organes un travail nécessaire pour que l'organisme puisse vivre dans le nouveau climat. Il résulte de cet effort fonctionnel, obtenu sans médicament, et simplement provoqué par les conditions de milieu, un nouveau fonctionnement de l'organisme, plus favorable que l'ancien, si le climat répond aux indications fournies par l'état du malade. Ces compensations sont surtout remarquables dans les altitudes, dans les pays froids et dans les pays chauds ;

2° *Par stimulation*, c'est-à-dire par l'excitation que certains éléments climatériques suscitent sur des fonctions déprimées. Ce procédé diffère du précédent en ce que la stimulation en vue de l'adaptation de l'organisme aux conditions de milieu est une nécessité à laquelle

1. A. Manquat. L'adaptation en climatothérapie. *Ier Congrès français de climatothérapie*, Nice, 1904.

nul n'échappe, parce qu'elle est une condition vitale, tandis que la stimulation par des éléments climatériques peut être sans effet marqué, par suite du défaut de réaction de l'organisme ;

3° Par la recherche d'un milieu *passif* au sein duquel l'organisme n'aura aucun effort inutile d'adaptation à faire et sera soustrait à toute excitation nuisible. Aucun organe, aucune fonction ne subiront la moindre fatigue dans ce milieu : les organes lésés, amoindris ou souffrants et les organismes déchus y trouveront leur optimum de fonctionnement sans courir le risque d'une action perturbatrice. La recherche d'un climat passif équivaut à soustraire le malade ou le valétudinaire à toute perturbation fonctionnelle nuisible d'ordre climatérique : les vieillards, les cardiaques, les rénaux, certains névropathes, beaucoup de tuberculeux (formes actives), les catarrheux, les eczémateux, les syphilitiques se trouvent particulièrement bien d'un milieu passif. Ce sont les climats passifs qui présentent l'utilisation la plus fréquente et la moins risquée.

J'ai encore insisté sur la possibilité d'isoler en quelque sorte les éléments climatériques et de bénéficier des éléments favorables, tout en se préservant de ceux qui pourraient être nuisibles. On y parvient aisément à l'aide d'artifices d'habitation et de vêtement, et du genre de vie. Ces conditions artificielles étendent considérablement le champ d'action des climats. On ne peut reprocher à nos climats de la Riviera, par exemple, certaines défectuosités, que lorsqu'on ne sait ni se servir de leurs merveilleuses qualités, ni éviter leurs inconvénients. Il en est des climats comme de tous les agents thérapeutiques : ils ont à la fois leurs indications, leur posologie et leur mode d'administration.

Les eaux minérales pourraient être considérées comme des médicaments, si leur complexité physico-chimique, si aisément dissociable (composition, radio-activité, thermalité, gazéification), et leur place dans la matière médicale naturelle, ne leur assignaient un rang privilégié en physiothérapie, et ne les éloignaient des médicaments proprement dits. Ce sont de puissants moyens thérapeutiques, capables, suivant leur nature, de corriger les troubles digestifs, la constipation et la circulation abdominale, de calmer le système nerveux, de *désencrasser* l'organisme, de laver tous les émonctoires, d'équilibrer la nutrition défectueuse, de régulariser la circulation générale et les circulations locales, d'agir puissamment sur les muqueuses altérées, sur les dermopathies, sur les engorgements viscéraux et articulaires, etc. La facilité des déplacements et les besoins de la vie intensive moderne assurent à ces moyens thérapeutiques un développement croissant.

L'hydrothérapie reste un moyen de choix pour équilibrer le dynamisme nerveux et pour modifier les circulations locales.

Le *bain froid* méthodique dans la fièvre typhoïde et dans quelques circonstances, au cours d'autres maladies infectieuses, constitue un moyen héroïque pour activer ou rétablir la diurèse, relever les défaillances du système nerveux, activer la circulation et combattre l'hyperthermie.

La vie à la campagne pour les tuberculeux, le

séjour à la ville pour les rhumatisants et les prédisposés au rhume des foins, sont des adjuvances thérapeutiques de première nécessité.

Le repos ou même l'alitement dans les états neurasthéniques, dans la chlorose et dans la tuberculose deviennent quelquefois des procédés curateurs. Le repos complet retarde l'évolution de la paralysie générale. Chez les syphilitiques nerveux, le repos intellectuel et le repos sexuel sont considérés comme prophylactiques, le premier de la paralysie générale, le second du tabes.

En outre, l'hygiène a une valeur prépondérante chez tous les sujets atteints d'une lésion définitive, comme une cardiopathie, une néphrite chronique, certains troubles du foie. Elle permet de proportionner le genre de vie des malades à leurs forces, et l'alimentation à leurs voies digestives et à leurs puissances de dépuration. Quiconque, atteint d'une diminution dans la résistance d'un organe essentiel, sait proportionner sa dépense à son dynamisme réel, se trouve en fait, au moins pendant de longues années, dans les conditions d'un sujet bien portant (rétrécissement mitral par exemple). Tous ces sujets se trouvent dans la situation du cheval atteint de claudication intermittente qui ne boite que lorsqu'il dépasse ses moyens de vitesse.

Actions psychiques. — Les actions psychiques sont celles qui agissent sur l'esprit des malades.

Leur ensemble constitue la psychothérapie. Celle-ci comprend : la *suggestion*, le *raisonnement* et l'*éducation* ou la *rééducation* des diverses facultés psychiques ; elle est aidée dans certains cas par des influences de milieu, en particulier l'isolement, et par un traitement somatique.

Je laisse de côté la suggestion charlatanesque et la suggestion par l'emploi des médicaments ou agents physiques, non qu'elles soient incapables de guérir certains phénomènes morbides, comme la suggestion proprement dite, mais parce que ce sont des moyens indignes de la thérapeutique scientifique. Je répéterai encore que la première qualité du thérapeute, qui veut ne pas sortir de la correction absolue, doit être la conscience. Celui qui tromperait systématiquement les malades, même dans un but louable, manquerait à cette condition. J'ai lu l'opinion inverse, soutenue par les hommes les plus sérieux. J'ai le regret de ne pouvoir les approuver. Je ne nie pas que, dans certains cas, d'ailleurs exceptionnels, la supercherie ne soit légitime, par exemple dans le cas où la mentalité d'un malade serait trop affaiblie pour admettre l'influence du raisonnement. Chez un morphinomane qui ne voudrait pas guérir, il serait certainement permis d'essayer de diminuer la dose de morphine à son insu ; mais il est bien rare que ce procédé réussisse.

De même il faut être très réservé dans l'appréciation des guérisons obtenues à l'aide d'une supercherie : un malade est excédé par une sensation qu'il attribue sans raison à la présence d'un corps étranger (aiguille, arête) ou d'un animal (serpent) en un point de son organisme ; on simule une opération ou on donne un médicament, et l'on montre au patient ce corps étranger ou cet animal que l'on dit avoir extrait ou fait expulser. Au premier moment la guérison peut paraître radicale; mais si la sensation qui a déterminé l'idée fausse persiste, le malade trouve bientôt un prétexte pour expliquer la reproduction de son mal primitif.

Chez un faible d'esprit en état d'amoindrissement notable, et atteint d'un état aigu, le médecin serait évidemment autorisé à dissimuler l'administration d'un médicament redouté et cependant indispensable, comme parfois la digitale, le salicylate de soude ou le colchique, ou inversement à faire croire à l'administration d'un remède dans lequel le malade aurait une foi déplacée et que l'on ne voudrait pas prescrire en raison de craintes sur ses effets. Mais ces moyens ne sont que des expédients auxquels le médecin ne se résout qu'avec répugnance et dans des cas exceptionnels. Ils ne méritent pas d'entrer dans le cadre de la thérapeutique scientifique. Même ceux qui pourraient agir sur l'esprit du malade n'appartiennent pas à la psychothérapie proprement dite [1].

Restent donc, comme procédés psychothérapiques la *suggestion*, le *raisonnement* et *l'éducation* des facul-

1. C'est dire que je n'admets point la psychothérapie *indirecte* qui, d'après M. Gilbert Ballet (*Journal des praticiens*, 1905, n° 38) alimenterait la moitié de la thérapeutique. « Un malade a confiance dans un remède. La foi dans un médicament assure sa vertu curative... C'est la raison pourquoi les médicaments nouveaux guérissent mieux : la foi dans leur action est plus grande. » Ces paroles ne représentent, je pense, qu'une boutade de sceptique. Quiconque voudra bien envisager la thérapeutique de la façon rigoureuse que nous avons cherché à lui donner dans notre exposé, n'aura à subir ni illusions ni déceptions. Il n'y a qu'une psychothérapie, c'est la psychothérapie directe, qu'il s'agisse de suggestion, de persuasion ou d'éducation.

tés psychiques. Celle-ci peut être aidée par l'isolement et par certaines circonstances morales comme la foi religieuse, les qualités affectives et morales de l'entourage, la confiance, enfin l'autorité du médecin.

Dans ces derniers temps on a beaucoup discuté la valeur et l'étendue de la *suggestion*. Comme dans beaucoup de polémiques, on a peut-être trop négligé de définir ce que l'on entendait par ce mot.

Qu'est-ce que la suggestion ? Depuis Braid, la plupart des auteurs définissent la suggestion comme un procédé par lequel on développe dans l'esprit d'un malade certaines idées qui n'y existaient pas spontanément. Mais Braid visait surtout la suggestion hypnotique. M. Bernheim, un des hommes qui connaissent le mieux la suggestion, a étendu démesurément le sens de ce mot; il définit la suggestion : *l'acte par lequel une idée est introduite dans le cerveau et acceptée par lui.* Toute idée acceptée par le cerveau constituerait donc une suggestion, pour M. Bernheim. Prise dans ce sens, la suggestion engloberait toute la psychothérapie, car la persuasion, le raisonnement et l'éducation développent ou introduisent dans le cerveau d'un malade, autant et mieux que l'affirmation pure et simple, des idées nouvelles. Rien cependant n'est plus différent, comme procédé thérapeutique que la suggestion et le raisonnement.

Un des premiers, à ma connaissance, M. Babinski a cherché à établir une distinction entre la suggestion et la persuasion. Pour cet auteur le mot *suggestion* doit exprimer « l'action par laquelle on tâche de faire accepter à autrui, ou à lui faire réaliser une idée manifestement déraisonnable [1], » et le mot *persuasion* doit s'appliquer aux idées qui sont raisonnables ou qui tout au moins ne sont pas en opposition avec le bon sens.

Cette distinction est-elle légitime ? Tout d'abord on pourrait lui reprocher de supprimer la suggestion de la thérapeutique, car, si elle ne sert qu'à faire accepter des idées déraisonnables, on chercherait en vain à quoi elle pourrait bien être utile. Le mal ne serait pas grand s'il était prouvé que, dans tous les cas, la persuasion peut remplacer la suggestion ; mais il faudrait une étude approfondie et précise d'un grand nombre de faits de guérison par simple persuasion, pour démontrer l'inutilité de la suggestion. Il y a plus : si la suggestion est un *procédé* pour faire accepter une idée, qu'importe que cette idée soit raisonnable ou non ? Le procédé n'en subsiste pas moins et n'a aucune raison de changer de nom avec le *but* qu'on se propose. On peut substituer, dans la pratique, la persuasion à la suggestion ; mais les deux procédés ont leur individualité, quel que soit le but visé par eux. D'autre part la distinction qu'établit M. Babinski pourrait cependant être légitime en ce sens qu'une idée raisonnable doit pouvoir être imposée, sans avoir recours à un procédé spécial qui serait la suggestion. Chez un sujet raisonnable, ce n'est point douteux ; mais en serait-il de même chez un malade ? est-il certain que l'idée la plus raisonnable se fixerait dans son esprit sous l'influence de la seule persuasion ?

Tant qu'une réponse décisive n'aura pas été fournie

1. J. Babinski. « Ma conception de l'hystérie et de l'hypnotisme. » *Bull. de la Soc. de l'internat des hôpitaux de Paris*, 11 juillet 1906.

à ces questions, j'estime qu'il faut maintenir la suggestion comme procédé thérapeutique, si exceptionnelles que puissent être ses applications, parce que l'on ne saurait affirmer ni son inefficacité ni sa superfluité. Peut-être restera-t-elle nécessaire, dans certains cas très exceptionnels, pour développer dans l'esprit d'un malade une idée raisonnable. Toutefois il faudrait préciser le sens du mot suggestion dont on fait un abus vraiment regrettable. Il suffit en effet de lire les travaux de M. Bernheim [1], pour se rendre compte que, sous sa plume, le mot suggestion a dévié de son sens primitif, en somme assez étroit, pour englober toute la psychothérapie, M. Bernheim ne craint pas de comprendre sous ce nom l'éducation et même l'éducation raisonnée, à côté de la suggestion inconsciente.

On est tenté, devant ce manque de précision des auteurs les plus recommandables, de dire avec M. Paul-Émile Lévy [2] qu'on devrait éliminer le mot suggestion de la thérapeutique. Mais peut-être le remède serait-il un peu radical ; il suffirait de définir le mot suggestion pour s'entendre. M. F. Regnault a fort exactement

1. M. Bernheim écrit dans le n° 16 du *Bulletin médical* de l'année 1907, p. 177, que l'hystérie est « toujours curable par l'*éducation* psychique du sujet, *c'est-à-dire par la suggestion* ». Plus loin, M. Bernheim répète « l'éducation psychique, c'est-à-dire la suggestion ». Ailleurs il écrit, « je *suggère* une crise par simple *affirmation.* » Suggestion est donc, sous sa plume, synonyme tantôt d'affirmation tantôt d'éducation. Mais il va plus loin : à plusieurs reprises il déclare qu'une douleur provoquée *suggère* une crise ; ailleurs encore qu'une simple exploration est une « *suggestion inconsciente* » ! Qu'est-ce qui n'est pas suggestion ?

2. Paul-Émile Lévy. *Bull. de la Soc. de l'internat des hôp. de Paris*, 22 nov. 1904, 23 mars 1905, septembre 1906 et juillet 1907.

précisé qu'on devrait limiter le sens du mot suggestion au fait de « provoquer l'obéissance du sujet au moyen de simples commandements. » C'est en effet le procédé d'*autorité* qui caractérise la suggestion ; mais l'autorité n'impressionne que les sujets prédisposés. C'est pourquoi je conçois, pour ma part, la suggestion comme *un procédé par lequel on développe certaines idées dans l'esprit d'un sujet prédisposé à les accepter, en les imposant par voie d'autorité* [1]. Si l'on emploie le raisonnement, il s'agit alors de persuasion, quelle que soit, dans l'un et l'autre cas, la valeur de l'idée.

Le mot suggestion évoque à la fois la notion d'idée *imposée* et celle de *suggestibilité*, c'est-à-dire d'anomalie. Que doit-on entendre, en effet, par suggestibilité ? Là encore le désaccord est complet entre les auteurs. Pour les uns, la suggestibilité est un trouble mental, par suite relativement rare ; pour d'autres (Liébault, Bernheim, Forel, Dubois, etc.), 90 à 97 0/0 des hommes, sinon tous, seraient suggestibles. On saisit cependant que, si la suggestion ne doit imposer que des idées déraisonnables, la suggestibilité suppose une mentalité incorrecte. Mais, remarquent les adversaires de cette manière de voir, tout homme est suggestible

1. Comment, avec cette conception, définir *l'auto-suggestion?* L'auto-suggestion n'est point un procédé thérapeutique ; elle n'a de commun avec la suggestion que la fixation d'une idée ; mais ici cette idée est forcément, sinon déraisonnable, au moins suspecte d'incorrection; car, si elle était raisonnable, il ne s'agirait point d'auto-suggestion, mais d'appréciation clairvoyante. Dans l'auto-suggestion, l'idée se fixe, par suite d'une disposition naturelle de l'esprit à accepter facilement l'explication quelconque d'une sensation ou d'une impression plus ou moins répétée, ou par suite de l'attention, ou lorsqu'elle est issue d'un raisonnement individuel sans cesse ressassé.

par quelque côté. Il faut entendre, par là, je pense, que tout homme est capable, à un moment donné, d'abdiquer son bon sens et sa faculté de raisonner, pour subir passivement des idées déraisonnables. A ce titre, il est certain qu'on voit les hommes les plus considérables se comporter comme des primitifs illettrés et obéir à une véritable suggestion absurde. N'avons-nous pas vu dans ces derniers temps, un ministre, un ambassadeur, un commandant de corps d'armée préférer l'empirisme ignorant de rebouteurs, au savoir et à l'expérience des premiers chirurgiens du monde qui étaient à leur disposition? Mais, entre ces défaillances, transitoires et limitées, je l'espère, à des sujets auxquels ces personnes étaient étrangères, et l'*habitude* d'accepter sans discernement toutes les suggestions, il y a d'innombrables intermédiaires.

Nous retrouvons ici, pour établir les limites de la suggestibilité vraie, c'est-à-dire morbide, et celle de la suggestibilité commune, naturelle à l'homme, les mêmes difficultés que nous signalions plus haut pour préciser les limites de l'état pathologique et de la santé. M. Dubois (de Berne) assure que la suggestibilité existe chez 97 0/0 des hommes, on pourrait dire aussi qu'il y a 97 0/0 des hommes, sinon malades au moins pathologiques, si l'on commettait la faute de comprendre dans ce chiffre tous ceux qui présentent quelque petite tare comme une inflammation limitée à une muqueuse (rhinite postérieure par exemple) ou une imperfection de la vision ou une altération plus infime encore.

Cette façon d'apprécier les choses me paraîtrait aussi exagérée d'un côté que de l'autre. S'il est incontestable que tout homme soit capable de se laisser impressionner ou même persuader par les affirmations ou les raisonnements d'une autre personne, qu'il s'agisse d'un avocat, d'un professeur, d'un marchand, d'un prédicateur, d'un médecin ou d'un orateur politique, et quand bien même l'objet de cette persuasion ne serait pas absolument raisonnable, il ne s'ensuit pas que tous accepteraient la suggestion proprement dite. Si l'on admet que *seule doit être considérée comme trouble mental* la *suggestibilité présentant ces trois caractères, d'être applicable à des idées déraisonnables, d'être habituelle, et d'être facile,* on conclura qu'en somme la suggestibilité est exceptionnelle. Quant à la suggestibilité *occasionnelle* que peut subir tout homme pour des idées, sinon déraisonnables, tout au moins suspectes, elle ne saurait être considérée que comme faiblesse inhérente à la nature humaine.

Interprétée comme nous venons de le faire, la suggestibilité est un trouble mental et explique le mot *prédisposé* que nous avons admis dans notre définition de la suggestion.

Le mot suggestion évoque encore, ai-je dit, le sens d'idée imposée. Or il y a une très grande différence entre les procédés d'autorité qui imposent, soit avec brutalité soit par insinuation, et ceux d'appel au raisonnement et à la raison, qui mettent en jeu le fonctionnement normal des centres de notre conscience. La suggestion qui impose une idée en s'adressant à la foi aveugle, ne fait que corriger un symptôme ; elle n'est point réellement curative [1], tandis que la cor-

1. M. Bernheim (*loc. cit.*) dit très justement à propos de la sugges-

rection apportée par le raisonnement logique réussit parfois à modifier le psychisme tout entier, sinon d'une manière définitive, au moins pour un temps plus ou moins long. Si elle est évidemment impuissante à corriger la faiblesse originelle, cause primordiale du trouble morbide, elle en instruit le malade. Averti, celui-ci deviendra plus prudent et moins vulnérable.

Tel est le résultat de la psychothérapie dans certains cas de psychasthénie. Il y a même une sorte d'antagonisme entre la suggestion imposée et la persuasion déduite du raisonnement logique : on devient d'autant plus facile à être suggestionné qu'on est moins apte à un raisonnement rapide et correct. C'est pourquoi les hommes, plus portés au raisonnement que les femmes, subissent moins aisément la suggestion que ces dernières. En outre, la suggestion autoritaire offre cet inconvénient grave, au point de vue social, de développer au maximum la suggestibilité qui constitue un état d'infériorité ; elle est donc vicieuse en ce que, entre des mains maladroites, elle peut ne faire disparaître le symptôme qu'en amoindrissant l'individu. A l'inverse de ce procédé, le raisonnement, en éduquant ou rééduquant les facultés psychiques du malade, relève le dynamisme nerveux et rétablit le jeu normal de fonctions troublées. Elle guérit donc le symptôme et, en même temps, elle élève la conscience du malade. Enfin la suggestion n'est applicable qu'aux

tion dans l'hystérie : elle « peut toujours supprimer les crises, apprendre au malade à en faire l'inhibition ; mais elle laisse subsister la maladie fondamentale dégagée de ces crises qui n'en sont qu'un épiphénomène. »

sujets suggestibles, tandis que le raisonnement peut être développé chez tous les hommes qui jouissent de l'intégrité de leur raison.

En résumé, la suggestion consiste à développer dans l'esprit d'un malade certaines idées qui n'y existaient pas, en les imposant à son esprit, facilement et habituellement suggestible. Ces idées sont forcément raisonnables, s'il s'agit de thérapeutique; mais elles pourraient être déraisonnables et seraient tout aussi bien acceptées. Inversement, le raisonnement éloigne en principe et tâche même de réduire la suggestibilité ; les idées qu'il développe dérivent du jeu normal et régulier des facultés intellectuelles, et, à moins d'un sophisme qui échappe à celui qui raisonne, elles sont, par définition, raisonnables. Voilà ce que l'on doit concéder à M. Babinski. Sans entrer dans des détails qui seraient déplacés dans un livre de principes, il est certain d'ailleurs que la suggestion autoritaire ne peut être qu'un procédé d'exception, applicable transitoirement à des hystériques, en vue de réduire d'urgence des phénomènes trop bruyants, ou à des enfants dont la faculté de raisonnement est insuffisamment développée, mais que toujours on devra bientôt la remplacer par des moyens plus rationnels [1].

1. La conception ingénieuse que donne M. Grasset de la suggestion mérite d'être signalée: la suggestibilité consisterait dans l'émancipation des centres psychiques inférieurs vis-à-vis du centre psychique supérieur (centre de la conscience personnelle), et la suggestion, dans la substitution de l'action de l'hypnotiseur ou du suggestionneur, à l'action du centre psychique supérieur sur les centres psychiques inférieurs. Si séduisante qu'elle soit, cette théorie est incomplète en ce qu'elle ne fait pas comprendre la différence, pourtant capitale, qui

Primitivement la suggestion thérapeutique était toujours obtenue en état d'hypnose, condition défectueuse et dangereuse, car le sujet qui avait pris l'habitude de se laisser hypnotiser, devenait de plus en plus hypnotisable et suggestible, et perdait peu à peu la maîtrise de sa personnalité, qu'il abandonnait à une influence étrangère. M. Liébault et M. Bernheim ont rendu un très grand service en démontrant que l'hypnose n'était point nécessaire pour obtenir les effets de la suggestion, et que l'état ne valait en réalité que comme moyen d'exalter la suggestibilité. La méthode n'est donc plus passible, au même degré, du reproche de développer la suggestibilité, et il est légitime d'en faire usage dans les cas que nous avons énumérés plus haut. Quant à la suggestion en état d'hypnose, elle a été à peu près abandonnée, et n'est plus guère appliquée, dans les milieux instruits, que dans des cas dont le nombre est extrêmement limité.

Mais combien est supérieure à la suggestion proprement dite, la persuasion par raisonnement logique ou éducation de l'esprit (Pierre Janet), et surtout par éducation moralisante (Dubois). Cette méthode a trouvé

existe entre l'hystérie et les états neurasthéniques. M. Dubois (de Berne) estime, contrairement à M. Grasset, que le centre psychique supérieur ne perd son influence sur les centres inférieurs que parce qu'il est affaibli ; mais que, tel qu'il est, la suggestion n'en passe pas moins par lui, et que, par conséquent, toute hétéro-suggestion doit passer à l'état d'auto-suggestion. Mais comment expliquer alors que la suggestion puisse s'exercer, et s'exerce même avec son maximum d'intensité en état d'hypnose, c'est-à-dire dans un état où il est difficile de comprendre comment le centre psychique supérieur pourrait être impressionné? Ne serait-ce pas que M. Dubois et M. Grasset, ne donnent pas le même sens au mot suggestion ?

un ardent propagateur en M. le professeur Dubois (de Berne) qui a montré, dans un fort beau livre [1], tout le parti qu'on pouvait tirer de la rééducation des facultés psychiques; c'est la méthode de choix dans les psychonévroses (états neurasthéniques, états psychasthéniques, états hystériques). Elle a pour but de rendre au malade la maîtrise de lui-même et de lui faire comprendre « l'influence désastreuse de la crainte, la nocivité du découragement, la laideur de l'égoïsme..., la nécessité pour nous tous de nous adapter à la vie.. » (Dubois). Elle exige, de la part du médecin, des qualités de patience, de raisonnement, de logique, de mémoire, d'esprit d'à-propos, et des connaissances psychologiques et morales qui ne permettent jamais au malade d'échapper par un sophisme au développement correct de la pensée.

On croyait autrefois qu'il fallait un tempérament de thaumaturge pour entraîner la conviction. Sans doute la fixité du regard, la fermeté de la voix, l'ascendant physique, peut-être des vibrations inconnues et extériorisées, capables d'impressionner le malade, ne peuvent qu'ajouter à l'autorité du psychothérapeute; mais c'est surtout la dialectique qui intervient; M. Dubois dit même « dialectique sentimentale [2] ». Comme

1. Dr Dubois. *Les psychonévroses et leur traitement moral*. Paris, 1904. — Voir aussi le rapport du Dr Dubois au Congrès français de médecine de Genève (1908) sur les états neurasthéniques. Ce remarquable travail est, en quelque sorte, une mise au point, très étudiée, du livre du même auteur.

2. M. Déjerine a dit également, au Congrès français de médecine tenu à Genève en 1908 : « On ne guérit pas les neurasthéniques par

dans tous les rapports d'homme à homme, l'autorité morale, qui dérive des qualités de l'esprit et du cœur, est un puissant auxiliaire. « La puissance d'action du médecin, dit encore M. Dubois, dépend de la profondeur de sa conviction. Mais pour qu'elle soit profonde, il faut qu'elle soit sincère. »

Mais les qualités du médecin ne suffisent pas toujours; il faut encore que le malade se prête au traitement, désire guérir et fasse les efforts nécessaires pour s'assimiler les éléments de l'éducation psychique qu'on cherche à lui inculquer. Ici intervient la *facilité d'adaptation*, aussi nécessaire au succès du raisonnement logique, que la suggestibilité est indispensable au succès de la suggestion. C'est pourquoi les femmes, si aptes à toutes les formes d'adaptation, sont plus aisément curables que les hommes.

Qu'il s'agisse de suggestion ou de persuasion, on est revenu de certaines espérances d'après lesquelles on pourrait agir, par des actions psychiques, sur la moelle, sur les nerfs et jusque sur certaines lésions organiques du système nerveux. La suggestion hypnotique la plus intensive ne peut rien ni sur ces organes ni sur ces lésions. La psychothérapie n'a de prise que sur les troubles psychiques, encore n'intervient-elle heureusement que dans les états que nous avons signalés (neurasthéniques, psychasthéniques et hystériques) et n'est-elle pas toujours suffisante. Elle doit toujours en effet être corroborée par un traitement *somatique*

des syllogismes, par la raison, mais par le sentiment. » C'est ce que j'appellerai plus loin : *éducation* ou *rééducation* des sentiments.

rationnel (traitement des états dyspeptiques, intestinaux, cardiaques, rénaux, etc.).

L'influence du milieu et de certaines adjuvances sur les résultats de la psychothérapie n'est point niable. C'est pourquoi, au début de l'application de la méthode, lui adjoignait-on l'*isolement*, l'*alitement* et la *suralimentation*.

L'isolement, beaucoup plus employé au début de la psychothérapie qu'aujourd'hui, avait pour but de supprimer les influences fâcheuses provenant de l'entourage, des habitudes, de la répétition des impressions qui avaient favorisé ou entretenu l'état morbide, et des préoccupations extérieures. Il avait l'avantage de soustraire le malade à toute suggestion de nature à entraver l'action psychique exercée par le médecin. Mais on a observé depuis, que le retour dans le milieu habituel du malade était souvent une occasion de rechute, que d'autre part l'isolement laissait au malade toute liberté de se confiner dans ses idées tristes (Paul-Émile Lévy) ; aussi en a-t-on singulièrement restreint l'importance. M. Paul-Émile Lévy s'est même fait le champion de la *cure libre*.

M. Dubois a renoncé à l'isolement, à moins qu'il ne s'agisse d'éliminer des influences familiales fâcheuses ; il n'a recours à l'alitement que dans les états de dénutrition et de fatigue extrêmes, quand il y a des céphalalgies et des rachialgies persistantes ; et il ne prescrit plus la suralimentation que là où l'émaciation est considérable.

L'influence religieuse est une action psychique qui doit être prise en grande considération, quelle que soit l'opinion qu'on professe à l'égard de la religion. La foi religieuse est une action puissante qui exalte plus ou moins, suivant les individus, le dynamisme cérébral, et aide l'organisme à supporter les atteintes de la maladie. Ce serait un grand tort, plus encore qu'une inconvenance vis-à-vis du malade religieux, que de le priver d'un si puissant auxiliaire. Voici ce que dit, à ce sujet, un des médecins qui ont le plus d'autorité dans les questions de psychothérapie, le Dr Dubois (de Berne) : « Dans cet état d'âme (le vrai stoïcisme chrétien), hélas si rare dans les milieux bien pensants, l'homme devient invulnérable. Se sentant soutenu par son Dieu, il ne craint ni la maladie, ni la mort. Il peut succomber sous le coup d'une maladie physique, mais moralement il reste debout au milieu de la souffrance ; il est inaccessible aux émotions pusillanimes des névrosés. «

« J'ai vu des chrétiens protestants accepter la vie la plus dure, les maladies les plus pénibles, envisager avec sérénité la certitude de leur fin prochaine, sans chercher même à échapper à leur inéluctable destinée en demandant les secours de la médecine ; ils savaient souffrir joyeusement. » Ne voilà-t-il pas une *force* dans toute l'acception du mot, donc une *action thérapeutique ?* Ce n'est point à dire qu'il faille recourir à des pratiques manifestement superstitieuses, ou exploiter le miracle qui ne se produit jamais, ou abuser de la suggestion dont nous avons montré les écueils ; mais, comme le dit encore le Dr Dubois : « il serait facile de profiter du culte, des fêtes religieuses, pour réveiller la ferveur et entraîner dans cette vie spirituelle ces âmes aveulies par les préoccupations matérielles ». En un mot la foi religieuse, sincère et conforme à la raison humaine, peut mériter, à l'occasion, le nom d'action thérapeutique ; les superstitions, les puérilités, les supercheries, les pratiques dérivées d'observations intéressées ou insuffisantes, n'ont rien à voir avec la médecine scientifique.

Lorsque le malade est guéri par les actions psychiques, aidées du traitement somatique, il faut éviter le retour des accidents. On y arrive par une hygiène nerveuse capable d'éviter les causes de fatigue, qui ont produit l'épuisement. Ces causes sont au nombre de quatre, d'après M. Dubois : *travail physique, travail intellectuel, abus des plaisirs,* et surtout *émotions*. Quiconque ne saura pas s'y soustraire retombera infailliblement en une crise d'épuisement.

En *résumé* les actions psychiques sont applicables aux psychonévroses (états neurasthéniques, psychasthéniques et hystériques). Elles s'exercent à l'aide des procédés suivants :

Suggestion : en état d'hypnose (d'une application infiniment rare) ; à l'état de veille (très rarement utile).

Éducation et rééducation psychiques : de l'attention, du jugement, de la mémoire, du sens moral, des sentiments, « dissociation de l'idée fixe » (P. Janet).

Influences adjuvantes : isolement, entourage, alitement, suralimentation, climats, configuration du pays, influence religieuse, traitement somatique.

Actions mécaniques. — Les actions mécaniques sont des actions qu'on exerce à l'aide des mains, d'appareils ou d'instruments, ou à l'aide de la position, sur un sujet passif, ou sur l'une des parties de son corps sans effraction sanglante de la peau. Cette dernière condition différencie les actions mécaniques des actions chirurgicales opératoires.

Les actions mécaniques sont extrêmement nombreuses, surtout si l'on y fait rentrer (et il n'y a aucune raison pour ne pas le faire) la réduction des luxations, celle des hernies, la compression digitale dans les anévrismes et, d'une façon générale, toutes les interventions chirurgicales non sanglantes. Elles sont, les unes curatives (expulsion, au moyen de l'inversion du corps, d'un objet arrêté dans les premières voies respiratoires, cessation de la syncope par la position déclive de la tête, réduction d'une luxation, etc.); les autres, fonctionnelles (action du massage sur la circulation, tractions rythmées de la langue, tubage du larynx); beaucoup restent symptomatiques (orthopédie, bandages herniaires); enfin un certain nombre représentent la thérapeutique réparatrice (lavage de la vessie, dilatation de l'urètre, par exemple).

Beaucoup d'actions mécaniques sont du domaine chirurgical, mais beaucoup aussi sont du domaine médical (ponctions d'épanchements, saignée, lavage de l'estomac). Il en est qui ont des applications à la fois chirurgicales et médicales: je veux parler de la méthode de Bier.

On sait qu'une arthrite tuberculeuse peut guérir par une compression exercée au-dessus de l'articulation malade. Les guérisons de ce genre démontrent l'utilité de l'hyperémie veineuse, c'est-à-dire de l'*asphyxie* imposée *localement* aux lésions tuberculeuses. Cette constatation est à rapprocher des résultats obtenus chez les tuberculeux pulmonaires, par le repos dans le décubitus horizontal, lequel constitue peut-être la partie plus efficace du traitement de ces malades. Elle est à rapprocher aussi de l'échec lamentable de toutes les tentatives de traitement par la suroxygénation et par l'ozone, imaginées d'après des vues théoriques. D'où cette conclusion probable, que le décubitus horizontal, chez les tuberculeux, agit en provoquant la congestion passive des poumons et en asphyxiant les lésions tuberculeuses.

En effet la cure de repos ne suffit pas; il faut qu'elle soit effectuée dans le décubitus horizontal. Que si le traitement sanatorial comporte simultanément l'aération continue, qui semble en opposition avec cette conclusion, il y a lieu de remarquer que cette aération agit sans doute en fournissant un milieu plus ou moins aseptique, c'est-à-dire qu'elle agit plutôt par la pureté de l'air au point de vue microbien, que par les qualités chimiques de l'atmosphère. Le séjour à l'air, sans le repos dans la position horizontale, ne réussit guère que chez les tuberculeux torpides, qui bénéficient du relèvement de leur nutrition défectueuse.

Il semble d'ailleurs que cette aération continue ne soit pas la partie la plus importante du traitement, car des tuberculeux ne se font pas faute de guérir à Paris et dans de grandes villes, où l'air est notoirement impur. La guérison, obtenue empiriquement dans des étables, est en faveur de l'importance prépondérante de l'asphyxie, comparée à celle de la pureté de l'air.

Les moyens mécaniques employés en thérapeutique peuvent s'exercer sur la totalité du corps (inversion);

sur la circulation générale (saignée, transfusion, massage) ; sur les circulations locales (position déclive de la tête, massage, méthode de Bier, décubitus horizontal, bas et bandes élastiques, compression digitale et compresseurs mécaniques) ; sur des organes (ceintures, bandages herniaires, pessaires, lavages de l'estomac, de l'intestin, de la vessie et des fosses nasales, prothèse dentaire) ; sur des fonctions (respiration artificielle, tractions rythmées de la langue, tubage du larynx) ; sur des canaux (dilatation de l'urètre, des voies lacrymales, du col de l'utérus) ; sur le squelette (orthopédie, mécanothérapie) ; sur des produits pathologiques (ponctions d'épanchements et d'œdème) ; sur des produits normaux retenus dans leur réservoir (cathétérisme de l'urètre, ponction de la vessie, lavements, évacuation de l'utérus rempli de caillots). On voit par cette longue énumération que les actions mécaniques ont une importance capitale en thérapeutique.

Actions physiques. — Les actions physiques sont celles qu'on exerce à l'aide d'un agent physique (chaleur, froid, électricité, radium, pression de l'air, lumière et couleurs, magnétisme, application de métaux).

Parmi ces actions, il en est qui ont déjà figuré parmi les actions hygiéniques puisque, parmi les éléments du milieu, il s'en trouve de physiques, comme la température, la pression et la lumière. Toutefois, on est amené à établir une distinction entre les éléments, tels qu'ils sont offerts dans la nature ou qui peuvent être réalisés sans trop s'éloigner de cet état, et ces mêmes éléments abstraits par la physique. C'est ainsi que la température, élément de climat et de milieu, appartient à l'hygiène, tandis que les températures élevées des cautères (thermo et galvano-cautères) sont plus spécialement des actions physiques. La réaction provoquée par l'eau froide est une application d'ordre hygiénique; mais le froid obtenu par l'évaporation du chlorure d'éthyle ou par un mélange réfrigérant, pour produire l'anesthésie locale, est plus exactement d'ordre physique. Il est infiniment probable que la lumière naturelle a une action très marquée sur l'organisme, action que la thérapeutique n'a encore su ni préciser ni utiliser, sans doute parce que l'on n'a pas assez étudié la quantité respective et l'action spéciale des rayons calorifiques et des rayons chimiques dans les divers pays; au contraire les éléments lumineux, abstraits par la physique, ont doté la thérapeutique de moyens très puissants.

Parmi les actions physiques il en est trois qui ont pris une extension considérable dans ces dernières années. C'est d'abord la *radiumthérapie* et en particulier l'action des rayons γ, très pénétrants, et qui ont manifesté une action curative remarquable sur les *angiomes* (*nævi vasculaires*), surtout chez les enfants, sur les *chéloïdes*, sur les *épithéliomas* surperficiels, enfin sur certaines éruptions lichénoïdes chroniques et les eczémas chroniques.

La radiothérapie, un peu diminuée dans le traitement des épithéliomas, conserve toute sa valeur curative dans le traitement des *teignes*, du *sycosis*, de certains *lupus*, et reste une ressource dans les diverses formes de la *lymphadénie* et de la *leucémie*.

L'électricité, au milieu de promesses trompeuses, a donné de tels résultats dans un certain nombre de cas que nous aurions de la peine à nous passer de ses services. Toutes ses formes sont utilisées (statique, galvanique, faradique, haute fréquence, étincelles). Énumérer les cas dans lesquels elle peut être utile, serait passer en revue une partie du cadre nosologique ; elle concourt en outre à préciser le diagnostic et le pronostic des lésions du système nerveux.

Une application récente des étincelles de haute fréquence, et qui paraît donner des espérances sérieuses, est la *fulguration* des tumeurs (de Keating Hart).

La guérison du *lupus* par la *photothérapie* (Finsen) est une des plus belles applications de la physique à la thérapeutique.

Citons simplement les modifications de pression de l'air à l'aide d'appareils (les modifications naturelles étant du ressort de l'hygiène) et dont l'application constitue la pneumothérapie ou aéropiésie, ou aéropiésothérapie.

On a même parlé de *musicothérapie*.

Cette énumération sommaire suffit pour montrer la puissance que la connaissance des agents physiques a mise entre les mains des thérapeutes.

ACTIONS CHIRURGICALES. — La thérapeutique chirurgicale est d'un ordre tellement spécial, qu'il serait superflu d'allonger ce livre de considérations inutiles sur cette branche de la thérapeutique.

CHAPITRE XI

De la méthode en thérapeutique.

Éléments de la certitude en biologie et particulièrement en thérapeutique ; — Faits, interprétations et opinions ; — Faits simples, faits composés et rapports ; — Raisonnement, théories, hypothèses ; — Appréciation de la valeur d'un fait thérapeutique ; — Méthodes d'étude des objets de la thérapeutique ; — Observation et expérimentation ; — Observations clinico-thérapeutiques ; — De la statistique ; — Résumé.

Me voici arrivé à la partie la plus ardue de la tâche que je me suis assignée ; n'en méconnaissant pas les imperfections, ce n'est point sans hésitation que je la livre. Puisse-t-elle être perfectionnée par de plus heureux et devenir ainsi utile à quelques-uns. Je crois que la thérapeutique ne rendra tous les services qu'on en attend, qu'elle ne progressera d'une façon décisive, et qu'elle ne se débarrassera de la fantaisie qui la dépare, que lorsqu'elle sera en possession d'une méthode rigoureuse et indiscutée. Qu'il me soit permis de préciser les principes d'une méthode, telle que je la comprends.

Les éléments de la certitude en biologie et particulièrement en thérapeutique. — La thérapeutique s'édifie peu à peu avec des éléments de valeur différente, qui sont :

des *faits*, des *raisonnements*, des *hypothèses* et des *théories*. Seuls les faits bien observés et les raisonnements corrects engendrent la certitude, c'est-à-dire la science. Les hypothèses et les théories n'interviennent que comme des moyens provisoires, sortes de jalons destinés à ébaucher la route à parcourir, en attendant que la certitude en ait établi des assises plus solides. *La certitude elle-même ne s'entend qu'au point de vue humain*, c'est-à-dire qu'elle est rarement *absolue*, et qu'il faut souvent se contenter des probabilités qui offrent des garanties pratiquement suffisantes. Cette distinction, qui résulte de la complexité des objets de nos études, apparaîtra mieux par la suite, à l'exposé de quelques exemples.

Bien que l'imperfection de nos moyens d'information puisse nous conduire à enregistrer quelquefois des erreurs, il ne faut point dédaigner l'importance de la probabilité. Elle est souvent une nécessité en thérapeutique, et constitue même le seul moyen d'appréciation auquel on puisse avoir recours dans l'établissement du *pronostic*, sans lequel il n'y a pas de jugement thérapeutique possible. Les probabilités sont admises même par les mathématiciens. Il convient, remarque d'Alembert, « de ne pas borner ses recherches aux seuls « objets susceptibles de démonstration, de conserver à « l'esprit sa flexibilité, en ne le tenant point toujours « courbé vers les lignes et les calculs, en tempérant « l'austérité des mathématiques par des études moins « sévères, de s'accoutumer enfin à passer sans peine de « la lumière au crépuscule » ; seulement « *plus l'art conjectural est imparfait de sa nature, plus on a besoin de règles pour s'y conduire* ». Ne semble-t-il pas que ces mots doivent s'appliquer en particulier à la thérapeutique, et en marquer l'écueil ? L'esprit trop exclusivement scientifique dédaigne les conjectures, et l'esprit qui ne l'est pas s'y abandonne sans règle. C'est surtout parce qu'elle manque de règles que la thérapeutique est encombrée d'un parasiticisme intense qui empêche souvent d'apprécier la valeur des vérités acquises.

A quelles exigences doit donc être soumis un fait pour engendrer la certitude ou une probabilité telle qu'on puisse la considérer comme pratiquement suffisante et scientifiquement acceptable ?

Il semble, au premier abord, que rien ne soit plus facile que d'apprécier la réalité d'un fait, et cependant il n'est point rare que, dans le langage courant ou dans les écrits sur la médecine, on désigne sous ce nom de simples interprétations, ou même de simples impressions sur lesquelles on se met à raisonner. Le point de départ étant incertain, comment s'étonner si les conséquences qu'on en fait découler sont elles-mêmes douteuses ou inexactes ?

Mérite seule le nom de fait, une manière d'être ou de se comporter absolument certaine. La certitude est la caractéristique du fait scientifique. Plus le fait sera simple, plus cette caractéristique sera facile à réaliser. Toute complexité comporte un ensemble de conditions dont les éléments et les rapports ne sont pas toujours exactement connus : or une seule inconnue suffit pour amoindrir la certitude, une seule inexactitude pour l'annihiler. C'est pour ce motif que l'*interprétation* devient si facilement suspecte. Elle s'efforce, en effet, d'attribuer aux faits une portée plus grande que n'en comporte la simple constatation, dans le but de les rattacher à leur cause ou d'en pénétrer le mécanisme. Elle serait exacte, si chaque élément dont elle se compose était certain, et si les rapports affirmés entre ces éléments étaient eux-mêmes exacts ; mais le danger est que ces conditions de certitude sont difficiles à réaliser.

La certitude s'acquiert soit par une impression *exacte* et *contrôlée* sur des sens *éduqués*, soit par un raisonnement qui ne pèche sur aucun point. Elle exige que le fait porte en lui-même, ou par les faits qui l'accompagnent, sa *caractéristique* ou *ses éléments de différenciation*, sans lesquels les sens les plus parfaits seraient impuissants à le caractériser ou à le différencier. Un fait simple répondant à ces nécessités, ou un raisonnement simple donnent une certitude suffisante, à la condition qu'on ne dépasse pas la notion précise révélée par les sens qui l'ont fait connaître, ou par le raisonnement dont elle est issue. Ces conditions faciles à réaliser dans les sciences mathématiques ou même physico-chimiques, pour lesquelles la vérification et le contrôle peuvent généralement être reproduits à volonté, sont beaucoup plus rarement réunies dans les sciences biologiques, plus complexes. Elles sont difficilement réalisables surtout en thérapeutique, parce que, dans cette science, la complexité est accrue de l'élément pathologique, de la difficulté d'apprécier les résultats des modifications imposées à l'organisme souffrant, et de la rareté du contrôle. C'est pourquoi l'observation clinique qui voudrait apprécier à elle seule (c'est-à-dire sans le secours de l'expérimentation et du laboratoire), et dans leur complexité, à la fois les propriétés des agents thérapeutiques et les effets de ces agents dans un cas donné, serait, en général, un procédé d'investigation rempli d'incertitude.

La contingence des faits cliniques ne résulte pas seulement de la difficulté de débrouiller le certain de l'incertain, elle tient encore à la personnalité de l'observateur. Tant vaut l'homme, tant vaut l'observation, ce qui ruine la prétendue expérience des observateurs insuffisants qui croient voir et ne discernent point. Si la valeur d'un fait d'observation est subordonnée à l'œil qui voit, à l'oreille qui entend, à la main qui touche, à la conscience qui affirme, on conçoit qu'un fait clinique n'entraînera la conviction et ne constituera un document utilisable qu'à la condition d'être accompagné de détails suffisamment précis et nombreux, capables de démontrer la compétence de l'observateur et, en même temps, de permettre la critique de ce fait. La certitude ne saurait dériver ni d'une interprétation, ni d'une opinion, si autorisée fût-elle. Il est donc nécessaire de toujours distinguer avec soin les faits, les interprétations et les opinions, et de donner aux autres les moyens de les distinguer.

Tout d'abord il importe de bien se pénétrer de la complexité des faits en médecine, afin de prendre l'habitude d'en pousser l'analyse et la critique jusqu'aux *éléments* les plus simples.

Un fait *simple* n'est que la constatation d'une chose existante. Il ne peut être qu'un point de départ, car, pour en tirer un enseignement, on est amené à le rapporter aussitôt à une autre constatation, c'est-à-dire à établir un *rapport* entre les deux. Ce rapport constitue un nouveau fait plus complexe, mais encore très simple relativement, et très certain, à la condition que les deux éléments qui le composent soient *eux-mêmes* très certains et que leur rapport soit *constant*. Prenons par exemple l'action convulsivante de la strychnine. Les faits qui en témoignent représentent le *rapport constant* entre deux éléments *simples* : 1° l'administration du poison ; 2° les convulsions.

Parfois l'un des termes d'un fait composé ou rapport nous échappe ; nous n'en savons pas moins qu'il existe : la fausse membrane de la diphtérie est en rapport avec le développement d'un bacille bien connu aujourd'hui ; mais, lorsque ce bacille nous échappait, nous ne doutions pas de l'existence du terme qu'il représente ; seulement nous l'ignorions et cherchions par des hypothèses et des théories à nous l'imaginer. Le second terme, la fausse membrane, tombe sous le sens de la vue. Aujourd'hui quand nous affirmons le fait de diphtérie nous énonçons un rapport entre le bacille de Lœffler et la fausse membrane existante.

Un fait thérapeutique est toujours très complexe : il exprime en effet un rapport entre la médication à laquelle a été soumis un malade et le résultat obtenu. Mais chacun des éléments de ce rapport est lui-même extraordinairement complexe. Le premier terme comporte à lui seul deux éléments dont l'un est le diagnostic de la maladie, l'autre la médication employée. Or le premier comporte déjà une difficulté très grave au point de vue de la certitude scientifique du fait.

Quand on dit d'un malade qu'il a la fièvre typhoïde,

par exemple, on n'énonce un fait que si le diagnostic est certain. Or ce diagnostic est établi d'ordinaire sur un ensemble de symptômes et de signes qui, pris isolément, sont incapables de fixer une différenciation quelconque. Il en est de même dans bien des cas. Ce qui peut donner alors au diagnostic d'une maladie la valeur d'une probabilité équivalente à la certitude clinique, telle qu'on l'accepte communément, c'est la réunion, sur le même sujet et dans un ordre chronologique habituel d'apparition, de symptômes et de signes dont quelques-uns ont le caractère de la certitude et dont les autres, interprétés à la lumière des premiers, prennent les caractères de la plus grande probabilité. En l'absence de signes de certitude, tout est interprétation, ce qui explique les erreurs. Reprenons l'exemple de la typhoïde. Dans cette maladie on fait grand cas, et à juste raison, des taches rosées. Une tache rosée aurait en effet la valeur d'un fait de certitude et donnerait ce caractère au diagnostic, si elle était certaine; mais, en réalité, elle n'a rien de sûrement caractéristique en elle-même ; elle se différencie plus par son siège, la date de son apparition et les symptômes au milieu desquels elle éclot, que par ses caractères propres. Aussi n'est-il point rare de la voir interprétée comme papule banale ou d'origine sudorale, et inversement.

La différenciation des symptômes et signes de la fièvre typhoïde est si peu précise qu'on a pu lire des relations d'épidémie de cette maladie, sous la rubrique de grippe à forme intestinale, qu'on a pu commettre un nombre incalculable d'erreurs de diagnostic et de thérapeutique par suite de confusion entre la dothiénentérie et la grippe où le paludisme ou la méningite tuberculeuse ou la fièvre de Malte. Toutes ces erreurs s'expliquent par cette circonstance que les raisons invoquées en faveur de tel ou tel diagnostic représentaient des *interprétations et non des faits*. Généralement ces interprétations ne trompent guère le clinicien exercé qui sait faire intervenir l'expérience et l'exactitude des impressions sensorielles, lorsqu'il s'agit d'apprécier la valeur des faits observables; mais elles trompent plus facilement ceux que l'amour du paradoxe, de la contradiction ou de l'originalité entraîne à faire intervenir des vues de l'esprit. Dans tous les cas, c'est l'interprétation substituée à la certitude qui explique les surprises d'autopsie, auxquelles personne n'échappe.

Mais qu'intervienne au milieu des discussions et interprétations un fait simple, portant en lui un élément suffisant de différenciation, que ce fait soit exactement observé par une personne d'une compétence indéniable, le diagnostic devient aussitôt certain et prend le caractère d'un fait. Ainsi le pouvoir agglutinatif du sérum sanguin sur une culture *jeune, diluée au cinquantième*, de bacille d'Eberth, entraînera le diagnostic certain de fièvre typhoïde, parce que le rapport entre l'agglutination de la culture spéciale et le sérum de typhoïdique est acquis par la constance qu'on lui reconnaît. De même l'agglutination du *micrococcus melitensis* par un sérum, démontrerait l'existence indéniable de la fièvre de Malte chez le malade fournisseur de ce sérum. Les quelques signes pathognomoniques dont nous disposons rendraient le même service, à la condition que les sens les perçoivent exactement.

Il faudrait, pour qu'il y ait erreur, qu'on eût négligé quelque élément important dans l'observation du malade. Je me rappelle avoir vu, dans une clinique étrangère, un malade qui, avec de la fièvre, des troubles gastro-intestinaux, du ballonnement du ventre, et une douleur à la pression dans la fosse iliaque droite, présentait une séro-réaction positive. On ne douta pas du diagnostic de fièvre typhoïde. Or, la suite démontra qu'il s'agissait d'une appendicite. La séro-réaction provenait de ce que le malade avait eu la fièvre typhoïde quelques mois auparavant. Il y a donc place pour l'erreur, même avec un fait de certitude, si l'on néglige quelque élément du diagnostic, dans le cas particulier, l'anamnèse.

On voit combien il faut être prudent, avant de donner à une observation clinique la valeur d'un fait acceptable pour la science.

Que dire des cas dans lesquels, de la meilleure foi du monde, on a donné, comme fait, une simple opinion ou impression ?

J'ai insisté sur la nécessité d'un diagnostic rigoureux, comme élément de fait thérapeutique, parce que dans un grand nombre d'observations on se contente d'indiquer, sans preuves à l'appui, le diagnostic de l'auteur.

Il existe, par exemple, des observations prises au point de vue thérapeutique, dans lesquelles on se borne à dire d'un malade qu'il est tuberculeux. Ce faisant, on n'énonce pas un fait pour le lecteur ; on exprime simplement une opinion qui n'a aucunement la valeur d'un fait scientifique. Si l'on énonce en outre que ce malade a eu une hémoptysie, on n'ajoute qu'une très faible présomption de probabilité, car l'hémorragie qu'on désigne ainsi peut avoir eu une autre origine qu'un vaisseau ouvert au niveau d'une lésion tuberculeuse. Il faudrait encore préciser que cette hémorragie est bien une hémoptysie pour telle raison d'évolution, de couleur, d'aspect, de troubles concomitants du côté de la circulation et de la respiration, de fièvre et d'absence parallèle de troubles du côté de l'estomac ou des voies aéro-digestives supérieures. Si l'on peut fournir la certitude de l'hémoptysie, la présomption de tuberculose est déjà beaucoup plus grande, parce que l'un des termes du rapport qui constitue le fait est plus précis ; mais si l'on prend la peine de donner la description des signes physiques et des symptômes qu'on est habitué à rencontrer dans la tuberculose, la présomption deviendra une probabilité grande, et, dans le plus grand nombre des cas, suffisante. La certitude absolue dériverait de la constatation directe, *par un préparateur compétent*, du bacille de Koch dans les crachats, parce qu'on serait en possession certaine de l'un des termes du rapport qui constitue le fait de la tuberculose.

Dans ce cas encore, il est cependant indispensable de ne pas donner à la constatation de ce fait simple et certain une portée plus grande qu'il ne convient, car il ne faut pas négliger le second terme du rapport constitué par l'état pathologique du malade. Si en effet le malade présentait en même temps des phénomènes qu'on ne rencontre pas habituellement dans la tuberculose, on aurait tort de croire qu'il faut les attribuer fatalement à cette infection sous prétexte de la présence de bacilles de Koch dans les crachats. Il faudrait même, dans certains cas, savoir faire abstraction de cet élément, si l'on constatait nettement l'évolution d'un autre état morbide sur le terrain tuberculeux (syphilis, cancer, dothiénentérie, etc.).

Le premier élément d'un fait thérapeutique, le diagnostic, est donc d'une appréciation difficile, et l'on ne saurait être trop réservé dans l'affirmation qu'on en donne.

Le second élément, le traitement employé, n'est vraiment facile à apprécier que lorsqu'il s'agit d'un traitement spécifique. Dans la plupart des autres cas, on formule un ensemble de prescriptions dont il est souvent fort difficile de démêler la plus efficace.

Enfin le rapport entre l'évolution de l'état morbide et le traitement, constitue un troisième élément qui, de tous, est le plus difficile à affirmer.

Nous essaierons de dire comment ces difficultés pourraient être réduites ; pour l'instant il nous suffit de les signaler et de montrer que, aussi bien lorsqu'il s'agit du diagnostic que du traitement et du rapport entre l'évolution de la maladie et ce dernier, il faut tenir compte de trois groupes d'éléments qui n'acquerront la valeur d'une certitude que lorsque tous les éléments simples qui les constituent, auront été dissociés et soumis à l'épreuve de l'examen critique. Ce dernier seul permettra de substituer une caractéristique scientifique ou de certitude, à l'impression vague ou à l'affirmation contingente.

Valeur du raisonnement, de l'hypothèse et de la théo-

rie. — Un raisonnement impeccable donne la même certitude que l'observation des faits : les mathématiques en témoignent. Mais le raisonnement n'acquiert cette valeur que lorsqu'il s'applique à des notions simples. Dès que le problème se complique, il devient facile de négliger l'un de ses termes ; dès lors le raisonnement conduit à l'erreur. En thérapeutique le grand écueil du raisonnement est de partir de faits mal observés, de notions insuffisantes ou de vues imaginatives de l'esprit qu'on prend pour des réalités. Voici, par exemple, le raisonnement qu'on faisait il y a trente ans lorsqu'un nourrisson était atteint de diarrhée aiguë : le lait de femme est l'aliment le mieux digéré par l'enfant ; il faut donc mettre le petit malade au sein, s'il ne l'est pas, ou s'il l'est, espacer les tétées. Comme le procédé était insuffisant pour guérir, on était amené à faire intervenir, en même temps, des médicaments (évacuants, ipéca, opiacés, bismuth, lavements, etc.), qui souvent n'avaient pour effet que d'aggraver le mal. Le raisonnement péchait par la base. Le lait de femme est bien digéré par l'enfant *à la condition que l'estomac soit sain;* mais la diarrhée aiguë des nourrissons est plus généralement une gastro-entérite qu'une entérite. Dès lors le lait, même de femme, ne sera plus digéré, et les médicaments augmenteront l'irritation gastrique. On en conclut aujourd'hui que la première indication est de mettre les organes de la digestion au repos, en ne donnant que l'eau (stérilisée), nécessaire à l'enfant.

Et cependant la thérapeutique doit être raisonnée sous peine d'être souvent nuisible ou inutile ; mais elle doit se borner à des raisonnements *simples* portant sur des faits *certains*. Le thérapeute ne s'exercera jamais trop à l'observation scrupuleuse des faits, à la critique et au contrôle de ceux qui lui sont présentés. A ces conditions, il se tiendra éloigné des engouements, du scepticisme, des théories hasardées et des variations incessantes.

La *théorie* ne doit pas être confondue avec le raisonnement : ce dernier procède par éléments de certitude, tandis que la théorie, partant de lois ou de faits certains, cherche, en s'appuyant sur eux, à *expliquer* d'autres faits certains dont le mécanisme nous échappe, mais en faisant intervenir des données incertaines et simplement possibles ou vraisemblables. Tel est du moins le sens que je donnerais à la théorie scientifique, la seule pratiquement acceptable. Mais il est d'autres façons d'entendre le mot théorie : on en fait quelquefois la désignation des connaissances spéculatives, sans applications. Les théories de ce genre deviennent extrêmement dangereuses quand on veut leur donner quand même une application. On dit encore d'une théorie qu'elle est un ensemble scientifique résultant d'une série de lois auxquelles on rattache des faits d'observation. Cette manière de comprendre la théorie se rapproche de la nôtre; mais elle est plus générale et n'a pas d'application immédiate.

La théorie telle que nous l'entendons, *explique*, elle ne donne point la certitude. Elle n'est cependant pas anti-scientifique quand elle est étayée sur des faits, les uns certains, les autres vraisemblables, et sur un raisonnement correct ; mais elle est souvent suspecte parce que, par définition, le raisonnement théorique ne peut répondre de la certitude de tous les éléments d'un problème biologique. En thérapeutique, une bonne théorie à laquelle on ne demanderait que ce qu'elle peut donner, pourrait avoir son utilité ; mais les éléments en seraient généralement si complexes, et les abus deviendraient si faciles et si fâcheux, qu'il est préférable de ne faire qu'une place très restreinte à ce mode d'information. L'intérêt de la théorie est de donner une satisfaction à l'esprit, de fournir un moyen de retenir les faits en les reliant entre eux, et de faire entrevoir de nouveaux faits, intermédiaires à ceux qui servent de base à la théorie.

L'*hypothèse* est un procédé qui, partant de notions incertaines, cependant rendues vraisemblables par les notions générales sur lesquelles on les fonde, aboutit, par voie de raisonnement, à des notions également incertaines, mais qu'on cherche à vérifier ou à démontrer. Il est évident que si le point de départ se trouve exact et le raisonnement correct, l'hypothèse offre les plus grandes vraisemblances d'aboutir à un fait scientifique nouveau. Mais l'écueil est de partir d'une erreur possible. Il n'y aurait d'autre inconvénient qu'une perte de travail, si l'on s'en tenait à la vérification des hypothèses ; mais en thérapeutique la vérification est tellement difficile qu'on peut se tromper de la meilleure foi du monde. Le procédé est donc par lui-même suspect; il devient dangereux par l'abus qu'on en fait pour lancer des remèdes nouveaux. Quelle chance d'utilité pourrait avoir un procédé thérapeutique qui dériverait d'une conception sur l'origine de la vie, dont la connaissance nous échappe totalement, ou sur telle autre conception imaginative aussi hasardée ?

Pour toutes ces raisons, la thérapeutique ne repose en réalité que sur la connaissance de *faits* et de *rapports* acquis soit par l'*observation*, soit par l'*expérimentation*, et qu'elle utilise pour remplir les indications révélées par l'examen des malades. Ces indications sont établies elles-mêmes par l'appréciation qui résulte des modifications organiques et fonctionnelles observées. Le raisonnement intervient pour relier entre elles les notions relatives aux remèdes et aux malades. Il permet de préciser si la médication sera nosocratique, organique et fonctionnelle, symptomatique ou réparatrice, et par là, le service qu'on en peut attendre.

Ces notions étant posées comment convient-il de les appliquer à l'étude de la thérapeutique ?

Appréciation de la valeur d'un moyen thérapeutique. — Lorsqu'on fait intervenir, dans une observation clinique, l'appréciation de l'influence thérapeutique, les difficultés sont vraiment très grandes. Il s'agit, en effet, de comparer l'évolution d'un état morbide, modifié artificiellement par des remèdes, à ce qu'aurait été cette évolution si elle s'était déroulée spontanément et en outre, d'établir la valeur respective des différentes parties du traitement. Il y a donc toujours, dans l'appréciation d'une influence thérapeutique, un *terme hypothétique*. Donner à ce terme les plus grandes chances de probabilité, est la première condition à remplir. A l'inverse des médecins qui, en présence d'un état morbide, se croient dans l'obligation de combattre chacune des anomalies qui se présentent, je crois que la première des préoccupations doit être, comme j'ai essayé de le montrer au chapitre de l'opportunité médicamenteuse, d'analyser ces anomalies, d'en établir le *pronostic probable* et de chercher à modifier ce pronostic, lorsqu'il est défavorable, bien plus encore que l'anomalie elle-même, laquelle peut fort bien être acceptable. Ce n'est qu'à cette condition, qu'on pourra parler d'amélioration ou de guérison.

Nous reviendrons ultérieurement sur la nécessité de fixer le pronostic probable, si l'on veut apprécier sainement la valeur d'un moyen thérapeutique. Ce pronostic établi, toutes les difficultés ne seront pas surmontées.

Le thérapeute vise la guérison du malade ou une modification favorable de son état. Or, il n'est pas toujours aisé de dire à quel moment un malade est guéri ni s'il est amélioré. Le fait est relativement facile pour une maladie aiguë, dont on affirmera la guérison lorsque tout symptôme morbide aura disparu et lorsque l'évolution pathologique sera terminée depuis un temps assez long pour qu'on n'ait plus à craindre, suivant le cas, ni rechute ni récidive ni complications. Mais, s'il s'agit d'une maladie chronique (tuberculose, cancer, syphilis) le critérium de la guérison fait souvent défaut. Parfois, il est absolument impossible d'affirmer la guérison. Cependant lorsque, après une durée assez longue, variable avec les maladies, la santé aura été irréprochable, et lorsque tout phénomène anormal aura disparu ou aura paru immobilisé dans une phase définitive, le malade atteint d'une maladie chronique pourra être considéré comme pratiquement guéri. Ce n'est point la certitude scientifique absolue ; c'est la probabilité, dont il faut se contenter : se montrer plus difficile serait nier la possibilité de conclusions pratiques.

Toutes ces difficultés ont obligé les thérapeutes à ne pas se contenter de l'observation clinique, et à rechercher, en dehors du malade, les raisons de l'activité des agents thérapeutiques. A cet effet on s'efforce de développer, chez des animaux, des maladies semblables à celles de l'homme, et d'étudier sur eux les effets des agents thérapeutiques qu'on suppose utiles ; ou bien on cherche à établir expérimentalement l'influence d'une substance présumée favorable, sur un phénomène pathologique pris isolément (douleur, sommeil), avec l'espérance de pouvoir appliquer à l'homme malade les résultats observés.

La thérapeutique ne vise pas seulement la guérison ou une amélioration ; elle prend encore en considération la durée de la maladie et celle de la convalescence, la gravité des symptômes et le développement des complications et des rechutes.

Méthodes pour étudier les moyens de la thérapeutique. — Toutes les méthodes qui concourent à l'établissement des faits relatifs à la thérapeutique peuvent se ramener à deux types : l'observation et l'expérimentation.

L'observation a précédé l'expérimentation. Quand celle-ci a pris naissance, elle a communiqué subitement une impulsion extraordinairement féconde à la biologie tout entière. Fière de la certitude qu'elle imposait en simplifiant l'objet de ses études, elle affectait un profond dédain pour l'observation, *forme contemplative des sciences*, disait Cl. Bernard ; tandis que l'expérimentation en serait *la forme explicative et conquérante*. Pendant longtemps on a continué à opposer ainsi l'expérimentation à l'observation. En fait cependant, l'expérimentation n'est que l'observation de faits simplifiés à dessein par un artifice d'étude. Il n'y a donc pas lieu d'établir une opposition entre les deux méthodes. Toutes les deux sont utilisables et se prêtent l'une à l'autre un mutuel appui.

Quand l'observation peut être simple (différenciation de produits pathologiques à l'aide de colorations diverses, observation d'un signe pathognomonique, réaction chimique caractéristique), l'observation directe offre, au point de vue de la certitude, la même valeur que l'expérimentation, et elle a sur celle-ci l'avantage de prendre les faits tels que la nature les présente.

Ce n'est pas tout : l'observation, à la condition d'être précise, a toujours, en biologie pathologique, le dernier mot sur l'expérimentation. En effet celle-ci se place dans des conditions déterminées et simplifiées, mais artificielles. Si c'est une cause de certitude scientifique, c'est une raison d'infériorité en face des problèmes complexes de la biologie pathologique. Les faits complexes que l'observation ne peut arriver à étudier, sont tout aussi inaccessibles, dans leur complexité, à l'expérimentation. Celle-ci ne peut être précise que dans les conditions de simplicité qu'elle crée volontairement ; mais, en simplifiant, elle s'éloigne de la réalité, quelquefois dans des proportions notables, et perd en vérité ce qu'elle gagne en précision, en sorte que ses résultats n'ont pas toujours d'application rigoureuse. Tandis que l'observateur consciencieux et précis, aux sens éduqués, à l'esprit prudent et pénétré de la valeur et des conditions de certitude des faits, envisagera le problème vrai, et lui seul jugera en dernier ressort les conceptions de l'expérimentateur.

Combien n'avons-nous pas vu de déductions très séduisantes, tirées de l'expérimentation, échouer lorsqu'on a voulu en faire l'application à l'homme malade ? Ici la simple observation, pour si contemplative fût-elle, n'affirmait-elle pas sa supériorité sur les conquêtes de l'expérimentation ? C'est surtout la tuberculose qui nous a donné de ces déceptions.

La valeur capitale de l'observation est d'étudier, de *contempler*, si l'on veut, le problème tel qu'il se pose naturellement, dans toute sa complexité et dans toute sa difficulté. Ces conditions sont de nature à rendre souvent le problème insoluble, mais souvent aussi elles engendrent des résultats de premier ordre.

L'observation directe est capable d'établir, à elle seule, des faits scientifiques certains ou d'une probabilité suffisante qui équivaut pratiquement à la certitude. A-t-elle eu besoin de l'expérimentation pour apprendre à vaincre les accidents syphilitiques et le paludisme, pour établir la valeur thérapeutique de la digitale dans l'asystolie, du colchique dans la goutte, pour exploiter la force agissante des eaux minérales, pour tirer parti du massage et de l'hygiène? Dans un autre ordre d'idées, Davaine et Laveran ont-ils eu besoin de procédés plus compliqués que l'observation pour découvrir et décrire, l'un le bacille du charbon, l'autre l'hématozoaire du paludisme ?

A force de patience, de précision et de contrôle, l'observateur finit souvent par débrouiller, dans les faits complexes, des faits simples utilisables et des constatations d'une interprétation difficile. Il a toujours la ressource de livrer les points douteux à l'étude de l'expérimentation pour leur donner ce caractère de certitude nécessaire et compléter les résultats de l'observation. Ainsi il y avait divergence dans les résultats de l'observation, relativement à la contagiosité de la tuberculose. Celle-ci était donc entrevue mais incertaine. Villemin intervient et, par l'expérimentation, fixe le fait de l'inoculabilité, qui donne raison aux partisans de la contagiosité. Pour ne point dépasser l'enseignement de ces études, il faut conclure simplement que la tuberculose est inoculable et contagieuse. Aller au-delà, et dire que la tuberculose serait toujours contagieuse et inoculée, serait dépasser l'enseignement du fait. Au point de vue thérapeutique pur, le clinicien constate, par l'observation, l'influence merveilleuse de la digitale sur l'asystolie. Mais une notion lui échappe: c'est le rapport entre le remède et les modifications du fonctionnement du cœur. Il le demande à l'expérimentation qui, par des procédés divers, arrive à déterminer l'action de la digitaline respectivement sur le myocarde et sur son innervation.

L'observation, souvent un peu fantaisiste des siècles passés, a paru éclipsée un instant par les découvertes de l'expérimentation, à une époque où, à l'aide d'une technique nouvelle, les découvertes lui étaient faciles. Ses efforts sont souvent réduits aujourd'hui à préciser certains points que l'observation lui demande ; tandis que l'observation, élargie par les techniques nouvelles du laboratoire, éduquée à la précision par les enseignements mêmes de l'expérimentation ainsi que par l'exemple des erreurs auxquelles le manque de précision peut conduire, a repris la marche en avant pour devenir prépondérante. Son écueil est de pouvoir être livrée au premier venu qui observe avec des sens mal éduqués, ou qui se laisse guider par des vues de l'esprit ou des raisonnements fantaisistes, trop souvent par des raisons d'intérêt personnel.

Quelle que soit l'importance de l'observation, la thérapeutique ne peut se passer de l'expérimentation, car il est nécessaire qu'elle tienne compte des électivités médicamenteuses, des effets de cette électivité et de l'action physiologique et toxique des remèdes, notions que seule l'expérimentation peut établir avec précision. Encore ici convient-il de remarquer que l'expérimentation portant sur des animaux, la réaction de ceux-ci n'implique que des conclusions très approximatives dans les applications à l'homme. L'expérimentation ne détermine guère que le sens de cette réaction et encore ne le fait-elle pas avec une certitude absolue.

Cependant il faut reconnaître que l'expérimentation acquiert une supériorité incontestable et même qu'elle est capable de conduire à des résultats remarquables, lorsqu'elle réussit à inoculer les germes de nos maladies aux animaux, et lorsqu'elle peut ainsi étudier sur ceux-ci des agents curatifs. Il ne reste à l'observation clinique qu'à confirmer, chez l'homme, les résultats annoncés, et à enregistrer la valeur pratique des remèdes.

Nous essaierons plus loin de déterminer les rapports entre un effort thérapeutique et ses effets.

Bien qu'il ne puisse y avoir de méthode thérapeutique uniforme, en raison de la diversité des objets de la matière thérapeutique et de la différence du but qu'on se propose de remplir, il y a cependant une méthode générale et des règles applicables dans la grande majorité des cas. Ce sont les seules que je veuille envisager.

Toutes les fois qu'on va prescrire un médicament il est indispensable de savoir : 1° la dose minima capable de tuer ; 2° l'action directe sur les tissus (action locale) ; 3° les tissus, les organes et les fonctions qui seront électivement impressionnés ; 4° les modifications fonctionnelles provoquées par les doses utilisables et exemptes de tout danger ; 5° les effets observés chez l'homme par l'emploi des doses appropriées à sa susceptibilité. Ces connaissances doivent dériver de faits rigoureux, acquis par l'expérimentation sur les animaux et par l'observation sur l'homme.

L'étude expérimentale de la dose mortelle minima ne donnera assurément qu'une notion très éloignée de celle qui pourrait entraîner le même résultat chez l'homme. Elle est néanmoins une indication indispensable de la défiance qu'on devra garder vis-à-vis du médicament. La toxicité pratique ne pourra malheureusement être établie que par la toxicologie et par l'observation ultérieure des accidents observés. Il en est d'irréductibles que rien ne peut faire prévoir jusqu'ici. Comment aurait-on pu se douter que l'emploi prolongé du sulfonal ou du trional était de nature à provoquer des accidents mortels, avant d'avoir assisté à ces accidents ? Quelle raison aurait-on pu avoir de se défier de l'action dépressive des antithermiques sur certains fébricitants, d'après l'action physiologique de ces médicaments ? Comment soupçonner que l'atoxyl serait de nature à provoquer l'amaurose ? Ces exemples d'hier deviennent cependant un enseignement d'une portée très générale : ils démontrent qu'il faut se défier de toute agression active et répétée sur l'homme, surtout lorsque celui-ci est rendu plus impressionnable par la maladie.

L'étude pharmacodynamique complète de tous les médicaments n'est pas indispensable au médecin praticien. La somme des connaissances que celui-ci devrait posséder est tellement considérable, qu'il y a avantage à faire une distinction entre les notions les plus indispensables et celles dont on peut à la rigueur se passer. Or, à ce point de vue, il est certain que les médicaments nosocratiques peuvent être utilisés avec les notions sommaires que nous venons d'indiquer. Les médicaments organiques et fonctionnels exigent une connaissance plus approfondie des modifications fonctionnelles qu'on peut leur demander et, dans la mesure du possible, du mécanisme de ces modifications, ce qui entraîne la connaissance de l'électivité médicamenteuse. Mais il n'est point indispensable de posséder tout ce qui a trait à l'action des doses toxiques sur les animaux. La thérapeutique symptomatique nécessitera plus particulièrement la connaissance des électivités et celle des effets d'accoutumance, de tolérance et d'intolérance immédiate et à distance. Enfin, la thérapeutique réparatrice devra ajouter aux notions générales indispensables, des expériences très précises, autant que possible sur l'homme, celui-ci étant soumis à un régime et à un travail strictement identiques pendant et après la prise du médicament.

Il est bien rare qu'un médicament ait subi la série d'études que nous venons de limiter autant que possible, lorsqu'il est proposé aux médecins. Il en est de fort importants, dont la dose mortelle et la toxicité sont à peines connues ; d'autres dont l'action physiologique n'a pas même été ébauchée ; d'autres sont offerts sous le couvert d'une hypothèse plus ou moins ingénieuse ou fantaisiste, et de déductions physico-chimiques (acide formique) ou d'ordre bactériologique ou opothérapique, impossibles à contrôler. Il en est même dont la conception est bornée à un simple *à priori*.

Nous praticiens, nous demandons, lorsqu'on nous convie à expérimenter un produit, qu'il soit avant tout rationnel, c'est-à-dire que nous ayons des raisons scientifiques de le prendre au sérieux. Sans rien dédaigner dans le fond, mais pour mettre fin à l'envahissement des remèdes et des spécialités sans valeur, les médecins devraient se refuser en principe à prescrire un médicament jusqu'à ce qu'il remplisse les conditions d'études préalables que nous énumérions plus haut. La tâche d'étudier sur le malade les effets d'une substance médicamenteuse est déjà assez difficile pour qu'on ne l'entreprenne pas sans de bonnes raisons, même lorsque cette substance est présentée comme inoffensive. Notre mission est de soigner les malades ; elle n'est nullement celle de faire la réputation ou la fortune d'industriels, si recommandables soient-ils. Au cliché : « Essayez toujours, c'est inoffensif », nous devons opposer la nécessité de n'essayer que ce qui peut paraître utile.

Ces notions préliminaires acquises, il s'agit de savoir (ou de déterminer pour les médicaments nouveaux) la valeur thérapeutique des remèdes.

Sans conteste, c'est l'observation clinique seule qui, malgré toutes les imperfections que nous lui reconnaissons, peut faire la preuve de cette valeur. Mais ces imperfections sont de nature à imposer des règles rigoureuses dans l'affirmation.

De l'observation clinique au point de vue thérapeutique. — Les observations cliniques relatives à la thérapeutique peuvent se diviser en trois groupes :

1° Les unes ne constituent que des impressions sans valeur. Il ne suffit pas, en effet, pour faire la preuve de la valeur thérapeutique d'un médicament, de dire que, prescrit dans tel ou tel cas, il a fait merveille et que le malade a guéri : le *post hoc, ergo propter hoc* n'a aucune valeur démonstrative. Et cependant que de prospectus, de brochures, et parfois de livres entiers, ne fait-on pas circuler, dans lesquels on se borne à rapporter des centaines, des milliers de prétendues observations où l'on chercherait en vain un autre genre de preuve ! Le nombre n'ajoute pas plus de présomption de l'utilité d'un médicament, que des zéros ajoutés les uns à la suite des autres ne constituent un nombre. Une seule observation bien prise serait plus probante qu'un millier de ces pseudo-observations ;

2° Dans une autre catégorie, les observations sont groupées sous forme de statistiques plus ou moins compréhensives, plus ou moins subdivisées méthodiquement. Elles valent ce que valent les faits qui les composent ; cette contingnce est une cause d'infériorité pour la méthode. La statistique n'est pourtant point à dédaigner; nous reviendrons sur les conditions capables de lui donner une valeur indéniable ;

3° Un troisième groupe comprend des observations plus ou moins détaillées. Leur valeur est subordonnée au genre de maladie, à la valeur et à la conscience de l'observateur, et au soin que ce dernier a pris de noter avec exactitude les résultats de ses observations. Ce dernier groupe mérite une attention spéciale.

Il semble que si les observations clinico-thérapeutiques étaient prises suivant une méthode rationnelle, elles pourraient aider puissamment à établir la valeur des procédés thérapeutiques. Malheureusement beaucoup sont insuffisantes. Les unes ne précisent pas le diagnostic d'une façon qui le rende indiscutable ; la plupart négligent de déterminer avec exactitude l'état des organes et des fonctions ; les symptômes eux-mêmes et les signes ne sont parfois que vaguement esquissés. Une simple épithète caractérise un phénomène important. Je pourrais citer un long travail où, dans les observations, l'expectoration n'est appréciée que par les épithètes : bonne et mauvaise. Presque jamais, le pronostic probable n'est formulé. Il est certain cependant, nous le redirons, qu'en lui est la clef d'une observation thérapeutique.

Si les observations cliniques n'étaient pas prises suivant certaines règles précises, il ne serait qu'en apparence paradoxal de soutenir que, les médicaments spécifiques, antiparasitaires et antidotiques mis à part, l'observation clinique serait incapable d'édifier la valeur thérapeutique d'un médicament. N'est-ce pas au nom de la clinique que périodiquement une substance devient pour un temps une panacée, qui s'impose souvent aux médecins de par la volonté des malades suggestionnés eux-mêmes par la publicité? Sans rappeler des produits plus ou moins fantaisistes et qui pourtant ont eu leur heure de célébrité, sans remonter jusqu'à l'orviétan qui n'eut pas moins de vogue que nos médicaments les plus vantés et parfois les mieux étudiés, n'avons-nous pas vu dans ces dernières années la faveur du public et des médecins se porter successivement sur le liquide de Brown-Séquard, sur l'antipyrine, sur les glycérophosphates, sur le ferment de raisin, sur les rayons X, les courants de haute fréquence, les formiates alcalins et tant d'autres?

La panacée du jour est le sérum marin : échappera-t-il à la Roche Tarpéienne? L'hypothèse qui a motivé sa conception, et d'après laquelle la vie animale aurait pris naissance dans l'eau de mer, aura-t-elle plus de succès que celle d'après laquelle le premier corps organisé, sorti du chaos des éléments, devait être l'acide formique? Peut-être. Non en raison de l'hypothèse fondamentale elle-même, qui est fort contestable au point de vue scientifique, mais parce que le procédé thérapeutique qui en est issu contient en lui un procédé antérieur très étudié, actif et rationnel, et qui consiste dans les injections d'eau physiologique. Qu'après tout, l'eau salée simple soit un peu primitive dans sa composition, et que les sérums artificiels à minéralisation complexe, se rapprochant davantage de celle du sang, troublent moins que celle-là la constitution humorale de l'organisme et constituent des milieux supérieurs (C. Fleig)[1], cela est bien possible, probable même. A ce titre, le sérum marin isotonique peut participer des mêmes avantages; mais qu'au point de vue thérapeutique on ne nous le présente pas comme un *régénérateur des milieux*, sous prétexte de *l'origine marine de la vie !* Car ce serait là une conception simplement imaginative qui ne saurait impressionner le thérapeute épris du besoin de certitude.

J'admire, sans la partager, la foi robuste de certains savants en ces déductions sur l'origine théorique de la vie. Tant qu'il ne s'agit que d'affirmations doctrinales, on peut se contenter d'un sourire sceptique; mais quand on en arrive à encombrer la thérapeutique d'une façon aussi bruyante et aussi envahissante, il faut exiger des faits bien observés. Le malheur est que, si l'on étudie les faits d'un peu près, on tombe sur une déception. J'ai sous les yeux, par exemple, une observation relative à l'emploi du sérum marin dans la syphilis. Il y est dit que l'organisme se relève comme par enchantement, les lésions guérissent avec une rapidité inattendue, etc., etc.; on a réservé pour les dernières lignes que concurremment le malade était traité spécifiquement !

La première nécessité d'une observation thérapeutique est d'avoir la valeur d'un fait scientifique. Elle doit donc comporter un diagnostic précis à la fois de la maladie et du malade. Il est indispensable que tous

1. C. Fleig, Acad. des Sciences, 1er juillet 1907.

les éléments de ce diagnostic (c'est-à-dire toutes les constatations sur lesquelles il repose) aient, soit par eux-mêmes, soit par leur groupement et leur chronologie respective, les caractères de certitude sur lesquels nous avons insisté. Mais il faut penser aussi que ce diagnostic va être soumis à la critique, et par conséquent il convient de fournir à celle-ci les éléments d'appréciation nécessaires. On ne se bornera donc pas à dire : tel malade est tuberculeux, comme on le fait trop souvent. On dira encore depuis combien de temps, sur quels signes précis repose le diagnostic, les caractères exacts de la toux et de l'expectoration, le résultat de leur analyse bactériologique, la marche des lésions, la température au repos et après exercice. Mais ceci serait peu, il faut encore, dans le cas particulier, faire connaître l'état de la circulation, la rapidité du pouls, la pression, le volume du cœur, les caractères des bruits du cœur, l'état des voies digestives, l'appétit, l'activité de l'estomac et la facilité plus ou moins grande de son évacuation, l'état du foie et de l'intestin, l'analyse des urines, non d'après les errements anciens, c'est-à-dire sans tenir compte de l'alimentation, mais avec les nouvelles données relatives à l'influence des aliments. Si c'est une femme : la périodicité menstruelle, l'importance des règles, les grossesses, la lactation. On ne peut apprécier l'évolution probable des lésions, sans ces éléments.

Il va sans dire que toutes les données contenues habituellement dans les observations sur les antécédents héréditaires et personnels (en particulier les adénopathies et la pleurésie antérieure) auront été notés.

L'observation clinique la mieux étudiée pourrait être insuffisante au point de vue thérapeutique. Elle s'arrête en effet au diagnostic et à l'évolution de la maladie. Une observation clinico-thérapeutique est forcément beaucoup plus compliquée, puisqu'elle comporte, outre les données de l'observation clinique, la connaissance des organes non lésés, de toutes les fonctions, l'appréciation du pronostic et les effets du traitement.

Nécessité de la notion du pronostic. — Ces détails, bien exposés, aussi simplement que possible, il est indispensable de formuler le *pronostic probable*. C'est là une des choses les plus difficiles de la médecine, à telle enseigne que, dans la multitude des livres qui existent sur toutes les questions de médecine, on n'en trouverait pas un seul (du moins à ma connaissance) consacré au pronostic. Et cependant, comment conclure à l'influence d'un remède, si l'on n'a pas une idée préalable sur la façon dont va se comporter la maladie en dehors de cette influence? C'est ici qu'on est dans l'obligation de faire intervenir les probabilités, mais elles acquièrent de l'importance par le nombre, parce qu'il est bien certain qu'en s'exerçant au pronostic, on ne se trompera pas habituellement. Les erreurs de pronostic entreront évidemment en ligne de compte dans le calcul des probabilités, mais le résultat général sera exact.

D'ailleurs qui dit *pronostic* ne dit point *divination*. Il n'est point nécessaire d'affirmer l'issue d'une maladie : la mort, ou la guérison à telle échéance. Il s'agit plus simplement de dire si l'évolution de la maladie se présente comme régulière, ce qui comporte le pronostic habituel de l'état morbide, en dehors de toute complication nouvelle impossible à prévoir, ou si inversement la régularité de l'évolution est menacée par la défaillance de tel ou tel organe ou par une complication existante ou pour des raisons d'état général strictement définies.

Quelle que soit la maladie, il sera toujours indispensable de procéder de même, d'appuyer le diagnostic sur des raisons précises, et d'indiquer le fonctionnement de tous les organes.

Intervention du traitement. — Finalement interviennent les remèdes dont on étudie l'action. L'influence qu'ils exercent sur l'ensemble du malade, sur chacune de ses fonctions en particulier, sur les symptômes pris isolément et sur la maladie en général, doit être décrite avec précision. On ne saurait se contenter, dans la généralité des cas, d'établir le pouvoir curateur d'un mode de traitement : la durée de la maladie et celle de la convalescence, l'intensité des symptômes, les complications et la disposition aux rechutes, peuvent subir des modifications importantes à enregistrer. *L'organisme a tant de ressources, qu'avec une détestable thérapeutique il peut guérir quand même ;* mais entre deux malades qui guériront, l'un bien soigné, et qui fera une évolution calme et sans incident, l'autre qui sera pendant plusieurs jours entre la vie et la mort, il y a pourtant une différence !

L'influence de l'agent thérapeutique sur l'évolution des phénomènes morbides devra être déduite des phénomènes observés et du pronostic probable.

Une des plus grandes difficultés dans l'appréciation

des effets d'un remède, et l'une des causes d'erreur les plus fréquemment commises consistent dans l'attribution des effets observés, à telle ou telle action thérapeutique isolée. A moins qu'il ne s'agisse d'un traitement spécifique, il n'arrive presque jamais qu'on se borne à prescrire une action thérapeutique unique. On fait toujours intervenir, concurremment, au moins l'hygiène et des médicaments. Que de fois on attribue à ceux-ci ce qui dérive de celle-là ! C'est surtout à l'hôpital que cette erreur est facilement commise. On recueille un pauvre patient, déprimé par la misère, par une alimentation insuffisante et par un travail excessif; on le soumet au repos, à une alimentation convenable, et en même temps à un médicament. Combien songent à tenir compte des changements dans les habitudes du malade ? C'est le médicament qui a tout fait. On s'en aperçoit bien, lorsqu'on le prescrit à un malade de la ville, qui ne change pas ses habitudes !

Si l'on voulait faire la preuve de l'action d'un médicament, il faudrait toujours en *isoler l'action*, c'est-à-dire ne le prescrire que dans le cours d'une stabilité organique aussi probable que possible, surtout lorsqu'il s'agit de tuberculose, d'albuminurie, de diabète, de cardiopathie, d'état neurasthénique.

Ceci fait, la conviction ne sera pas encore établie; car, malgré toutes les précisions, on peut se tromper. Il faudra qu'un certain nombre d'observations reproduisent la même succession d'effets, pour qu'on soit en droit de les attribuer au mode de traitement étudié.

Quand on procédera avec cette précision, l'observation thérapeutique prendra la valeur d'un fait scientifique. On verra moins de médicaments provoquer un enthousiasme éphémère, et l'on trouvera moins de scepticisme dans le public à l'égard des médecins.

Il peut être fait des modifications à cette ligne générale de conduite, lorsque, par exemple, il s'agit de déterminer la valeur curative d'un remède sur une maladie. C'est dans ce cas surtout qu'il faudra se défier du *post hoc, ergo propter hoc*. La guérison d'un malade serait bien peu probante. C'est pourquoi on fait souvent intervenir la statistique qui, comportant un grand nombre de cas, a parfois la prétention de remplacer, par le nombre, la valeur des observations.

De la statistique en thérapeutique. — Quelle est la valeur de la statistique en thérapeutique? Cette question a fait l'objet de nombreuses discussions. La statistique a eu ses défenseurs (Golfin, Louis, Chomel, Fonssagrives), et ses adversaires (Risueno d'Amador, Trousseau, Cl. Bernard), comme aussi ses théoriciens (Gavarret). Aujourd'hui la statistique est acceptée ; elle rend des services incontestables ; elle est même indispensable lorsqu'il s'agit d'établir la valeur relative des procédés thérapeutiques; mais elle n'est pas véritablement une méthode scientifique, car elle aurait, à elle seule, de la peine à fixer la certitude, même empirique. Elle a surtout une valeur de contrôle et de comparaison, et encore ne l'exerce-t-elle qu'à la condition d'obéir à certaines règles qui sont: 1° d'opérer sur des unités morbides semblables; 2° d'opérer sur des unités bien observées ; 3° de comporter des nombres élevés.

Il est évident qu'on ne peut additionner que des unités de même espèce, mais la difficulté est ici de déterminer l'identification des cas. Celle-ci devrait résulter de :

1° L'identité des sujets d'un même groupe, au point de vue de l'âge, du sexe, du tempérament, de la constitution, des déchéances, des diathèses et du milieu ;

2° L'identité des maladies ;

3° L'identité des formes morbides ;

4° L'identité de pronostic ;

5° L'identité des moyens thérapeutiques et l'identité de but (guérison, amélioration fonctionnelle ou symptomatique, ou réparation) ;

6° L'identité des moyens d'observation ;

Autrefois la statistique ne visait guère que le résultat de la thérapeutique sur la guérison ou la mort. Nous avons montré plus haut que, limitée à cette considération, la thérapeutique serait fort incomplète : la statistique doit s'appliquer en outre à fixer la valeur de tout but qu'on se propose, relativement à la durée de la maladie, à celle de la convalescence, à la gravité des symptômes, à la facilité des rechutes, et à l'amélioration des états chroniques dans l'ensemble ou par fonction.

Il ne faudrait pas donner à la statistique la valeur d'une méthode scientifique engendrant la certitude. En effet, même lorsqu'elle est irréprochable, elle est passible d'un reproche rédhibitoire à ce point de vue : *Jamais il ne peut y avoir identité des cas qui la composent.* Jamais non plus une statistique ne peut être comparée rigoureusement à une autre, parce qu'il est impossible de s'entendre sur des appréciations qui n'ont aucun critérium. Ainsi, pour identifier les cas, on les classe souvent en graves et bénins; mais qu'est-ce qu'un cas grave? autant d'observateurs, autant de réponses différentes. Tant qu'une fièvre typhoïde est régulière, quelle que soit son intensité, peut-on dire qu'elle soit grave? et cette autre, en apparence des plus bénignes jusqu'au jour où une perforation enlèvera le malade, comment sera-t-elle étiquetée? Il y a, dans l'appréciation de la gravité des cas, une contingence qui enlève aux statistiques les mieux faites les caractères de la rigueur scientifique.

A une certaine époque on refusait le nom de diphtérie à toute angine blanche qui n'était point grave; actuellement le diagnostic est déduit, dans un grand nombre de cas, de la constatation du bacille de Lœffler au niveau de l'exsudat, sans tenir compte naturellement de la gravité. Croit-on qu'on pourrait rigoureusement comparer la gravité de l'ancienne diphtérie à la maladie que nous désignons aujourd'hui sous ce nom?

Une statistique bien faite, c'est-à-dire composée d'unités comparables, serait donc un moyen très précieux de contrôle et d'appréciation, qu'il faut substituer définitivement, dans la mesure du possible, à l'impression vague, si facilement trompeuse; mais on ne peut la considérer, en général, comme d'une rigueur scientifique absolue.

En *résumé* : la thérapeutique, comme toute science, doit partir de faits. Les faits thérapeutiques sont extrêmement complexes et par suite d'une valeur difficile à établir. Cette circonstance exige qu'on les réduise, par l'analyse, en leurs éléments les plus simples, qui sont d'une appréciation moins trompeuse.

Dans ce but on emploie l'observation et l'expérimentation.

L'observation clinique ne peut faire preuve en thérapeutique que si elle est soumise à des règles inflexibles de précision, en dehors desquelles les faits courent le risque d'être incomplets ou inexacts, et par conséquent sans valeur.

L'appréciation de l'influence d'un moyen thérapeutique dérive toujours de l'idée qu'on se faisait du pronostic, élément qu'il convient par conséquent de perfectionner autant que possible, malgré les difficultés que son étude présente.

Dans l'observation clinique, il faut se défier de la tendance qu'on a quelquefois de confondre les *faits*, les *interprétations* et les *opinions*. Seuls les faits ont une valeur scientifique, à la condition d'être démontrés strictement certains. Ceux dont les éléments n'offrent pas ce caractère de certitude doivent être rejetés comme insuffisants. Le nombre ajoute moins à la valeur des conclusions, que la précision.

L'étude d'une action thérapeutique doit toujours être isolée d'autres actions concomitantes, si l'on veut éviter d'attribuer à l'une ce qui appartient à une autre.

Les hypothèses et les théories ne sont pas des moyens contraires à la science ; mais il faut en être très réservé en thérapeutique, parce qu'il serait incorrect d'appliquer à des êtres humains des conclusions sur lesquelles persisterait un doute.

La *statistique* intervient nécessairement en thérapeutique pour établir la valeur comparative des moyens utilisables ; elle n'est point à proprement parler une méthode scientifique, parce que ses éléments ne sont jamais rigoureusement identiques ; elle n'est qu'un moyen de contrôle et d'appréciation, plus rigoureux que l'impression vague. Une bonne statistique suppose plusieurs conditions, dont la principale est l'*identité* des éléments dont elle se compose. Elle est rendue infidèle par les difficultés d'établir cette identité, et par les différences dans l'appréciation individuelle.

CHAPITRE XII

Division des agents thérapeutiques.

La thérapeutique ne comporte pas de classification naturelle au sens propre du mot : la multiplicité et la diversité de ses moyens, aussi bien que l'incertitude trop fréquente de leur mode d'action, n'admettent que des classifications artificielles ou mieux des *divisions* ; encore celles-ci sont-elles très difficiles à établir. Il y a en effet, fort peu d'agents thérapeutiques dont l'action soit simple ; beaucoup jouissent de propriétés multiples, et l'on est souvent bien embarrassé pour les placer dans telle ou telle division, alors qu'ils pourraient figurer avec autant de raison dans une autre.

Il ne faut point s'arrêter à ces difficultés : la thérapeutique, je le répète, n'est pas une science simple ; c'est une science composée, qui prend ses éléments partout où elle les trouve : elle utilise aussi bien la morale, que les médicaments, l'eau la plus simple que la substance chimique la plus compliquée, l'hygiène la plus banale que le sérum le plus spécifique. Ce serait se donner une peine aussi ingrate que puérile, que de chercher à coordonner des éléments aussi dissemblables en des divisions étroites qui seraient sans cesse débordées. Il est nécessaire de voir plus largement les choses et de se contenter de coordonner les agents thérapeutiques, d'après le principe le plus pratique, sans se préoccuper outre mesure des chevauchements inévitables qui résulteront des actions multiples de ces agents, et des doutes qui persistent sur le mode d'action d'un certain nombre d'entre eux.

Il nous semble que ce principe le plus pratique est celui que nous avons établi des quatre formes de l'action thérapeutique : *spécifique*, *fonctionnelle*, *symptomatique*, *réparatrice*. On peut faire rentrer tous les agents de l'action thérapeutique dans l'une de ces quatre catégories. Il y aura nécessairement des médicaments d'une action encore incertaine, comme l'arsenic, qui ne trouveront qu'une place provisoire dans cette division ; mais toute autre présenterait le même inconvénient. Sous ces réserves, nous établirons la division suivante des agents thérapeutiques.

Nota. — *Afin d'éviter une énumération trop longue, nous ne citerons que les principaux médicaments ou agents thérapeutiques d'un même groupe.*

PREMIÈRE CLASSE

AGENTS DE LA THÉRAPEUTIQUE DE LA MALADIE OU AGENTS NOSOCRATIQUES

A. — MÉDICAMENTS

Premier groupe. — Médicaments **spécifiques.**

Quinine et ses succédanés contre le *paludisme.*

Salicylate de soude et ses dérivés, **antipyrine,** contre le *rhumatisme articulaire aigu.*

Colchique contre la goutte.

Mercure et ses sels, **iodiques** (iodure de potassium, lipiodol, iodipine), **atoxyl** et **arsacétine** contre les accidents *syphilitiques.*

Iodiques contre la sporotrichose.

Deuxième groupe. — Médicaments **anti-infectieux indifférents** (non spécifiques ou non *différenciés*).

Métaux colloïdaux.

Nucléinate de soude.

Eau physiologique dite sérum artificiel (sérum simple et sérums complexes).

Révulsifs.

Abcès de fixation.

TROISIÈME GROUPE. — **Antiseptiques.**

I. — **Antiseptiques minéraux.**

1° Métaux : *argent.*

2° Métalloïdes : *iode, eau oxygénée, chlore.*

3° Acides : *acide borique, acide sulfureux.*

4° Bases : *chaux, savons.*

5° Sels métalliques : *chlorure de zinc, permanganate de potasse, sels de mercure.*

II. — **Antiseptiques organiques.**

1° Dérivés du méthane : *acide formique, formaldéhyde, iodoforme.*

2° Dérivés du propane : *acide lactique.*

3° Antiseptiques de la série aromatique : *acide phénique* et ses dérivés, *résorcine, gaïacol, ichthyol* (?), *acide salicylique, acide benzoïque, naphtols, microcidine.*

QUATRIÈME GROUPE. — **Antiparasitaires.**

I. — **Parasiticides.**

1° Zoïcides : *sofre, pétrole.*

2° Mycicides : teinture d'*iode.*

II. — **Parasitifuges.**

1° Ténifuges : *racine de grenadier, pelletiérine, kousso, fougère mâle.*

2° Vermifuges : *semen contra* et *santonine, mousse de corse.*

CINQUIÈME GROUPE. — **Antidotes.**

I. — **Neutralisants chimiques** [1].

1° Anti-acides : alcalins.

2° Anti-alcalins : acides dilués.

3° Antidotes chimiques :

Empoisonnement par l'**arsenic** : *peroxyde de fer hydraté, protosulfure de fer hydraté, hydrate de magnésie.*

— le **cuivre.** — *Sucre, albumine.*

— le **plomb.** — *Soufre, acide sulfurique dilué, sulfates solubles.*

— les **cyaniques.** — *Hydrate ferrique.*

— les **mercuriaux.** — *Lait, albumine.*

— les **alcaloïdes toxiques.** — *Iodure de potassium ioduré, tannin* et boissons *tannifères.*

II. — **Éliminateurs de substances toxiques.**

Diurétiques, sudorifiques, laxatifs, etc.

B. — AGENTS BIOLOGIQUES

PREMIER GROUPE. — Remèdes empruntés à l'organisme d'**animaux immunisés.**

Sérums spécifiques.

DEUXIÈME GROUPE. — Remèdes empruntés à des produits **bactériens** : *tuberculine.*

TROISIÈME GROUPE. — Remèdes empruntés à l'organisme d'**animaux infectés** : *émulsion antirabique.*

1. Le groupe des antidotes est emprunté à la division de Fonssagrives; la disposition seule en est changée.

C. — AGENTS PHYSIQUES

Premier groupe. — **Photothérapie** contre le *lupus*.

Deuxième groupe. — **Radiumthérapie** contre les *épithéliomas* de la peau, les *angiomes* (*nævi vasculaires*), les *chéloïdes*, certaines *dermopathies chroniques*.

Troisième groupe. — **Radiothérapie** contre les *teignes*, le *sycosis*, les *épithéliomas* de la peau.

D. — AGENTS HYGIÉNIQUES

Éliminateurs.

1° **Eau** (diète hydrique), **eaux minérales** ou **aminéralisées** diurétiques (Evian, certaines Vals, Pougues, etc.). **Boissons** et **tisanes** diurétiques.

2° **Bain froid méthodique.**

DEUXIÈME CLASSE

AGENTS DE LA THÉRAPEUTIQUE ORGANIQUE ET FONCTIONNELLE

A. — MÉDICAMENTS

Premier groupe. — **Modificateurs des organes de la digestion et de leurs fonctions.**

I. — **Bouche** et arrière-bouche : **sialagogues.**

II. — **Estomac.**

1° **Vomitifs** : *ipécacuanha, émétique, apomorphine.*

2° **Excitants de l'estomac.**

a). — **Amers purs** : *gentiane, quassia amara, colombo.*

b). — **Amers aromatiques** : *houblon, camomille.*

c) — **Amers astringents** : *quinquina, condurango.*

d). — **Essences aromatiques.**

α). — **Ombellifères** : *anis.*

β). — **Labiées** : *menthe, mélisse, sauge.*

γ). — **Condiments aromatiques** : *cannelle, safran.*

3° **Dépresseurs de la sécrétion gastrique** : *sulfate de soude.*

4° Modificateurs de la **composition du suc gastrique** : *acide chlorhydrique, pepsine, gastérine, diastases.*

5° Substances **neutralisantes** : *bicarbonate de soude, craie préparée, magnésie calcinée.*

6° Substances **évacuantes** : *bicarbonate de soude.*

III. — **Intestin.**

1° **Purgatifs.**

a). — **Évacuants simples** :

α). — **Purgatifs salins** : *sulfate de magnésie, sulfate de soude,* etc.

β). — — **Cathartiques** : *séné.*

γ). — — **Huileux** : *huile de ricin.*

δ). — — **Sucrés** : *manne.*

ε). — — **Mécaniques** : *graines de moutarde blanche.*

b). — **Purgatifs drastiques** :

α). — **Cholagogues** : *aloès, podophyllin.*

β). — **Hydragogues** : *coloquinte, gomme-gutte.*

c). — *Calomel.*

2° **Anticathartiques** : *sous-nitrate de bismuth.*

Deuxième groupe. — Modificateurs du **cœur** et de la **circulation.**

1° **Toniques** du cœur : *digitale, strophantus.*

2° **Stimulants** du cœur : *spartéine, caféine.*

3° **Vaso-constricteurs** : *ergot de seigle, adrénaline.*

4° **Vaso-dilatateurs** : *iodures.*

5° **Hypotenseurs** : *nitrite d'amyle, trinitrine.*

Troisième groupe. — **Modificateurs du sang.**

1° Modificateurs de la **coagulabilité du sang** : *gélatine, chlorure de calcium.*

2° *Saignée déplétive.*

Quatrième groupe. — Modificateurs des sécrétions bronchiques.

I. — **Hypercriniques** : *antimoniaux, ipécacuanha.*

II. — **Hypocriniques** : *terpine, goménol, eucalyptol.*

Cinquième groupe. — Modificateurs des fonctions du **système nerveux.**

I. — **Excitants du cerveau** : *alcool, café, thé.*

II. — **Excitants du pouvoir réflexe** : *strychnine, brucine, ammoniacaux.*

III. — **Modérateurs du pouvoir réflexe** : *bromures, solanées vireuses* (belladone et atropine, jusquiame).

IV. — **Modificateurs du système nerveux périphérique** : *ciguë, aconit, ésérine.*

V. — **Modificateurs névro-musculaires** : *vératrine.*

SIXIÈME GROUPE. — Modificateurs de la **fonction sudorale.**

I. — **Sudorifiques** : *jaborandi* et *pilocarpine, gaïac, salsepareille, sassafras.*

II. — **Antisudorifiques** : *acide camphorique, tellurate de soude, sauge, acide agaricinique.*

SEPTIÈME GROUPE. — Modificateurs de la **sécrétion lactée.**

I. — **Galactagogues** : *galega, anis, fenouil, ortie, somatose.*

II. — **Agalactiques** : *antipyrine, iodures, belladone, camphre, purgatifs.*

HUITIÈME GROUPE. — Modificateurs de la **fonction urinaire.**

I. — **Diurétiques.**

1° Diurétiques **cardio-vasculaires** : *digitale, muguet, caféine.*

2° Diurétiques **rénaux** :

a) **épithéliaux fonctionnels** : *lactose, théobromine, azotate de potasse.*

b) **rénaux irritants** : *baies de genièvre, copahu* (?) *cantharide* (?).

II. — **Anuriques** : *purgatifs, valériane, morphine, antipyrine, tannin.*

HUITIÈME GROUPE. — Modificateurs de l'**appareil génital.**

I. — **Emménagogues** : *apiol, séneçon, armoise, sabine, rue.*

II. — **Aphrodisiaques** : *yohimbine.*

NEUVIÈME GROUPE. — Modificateurs de la **nutrition.**

I. — **Accélérateurs de la désassimilation** : *chlorure de sodium, alcalins, tempérants* (sels végétaux, acides organiques).

II. — **Désencrasseurs?** : *lithine* (?), *pipérazine, lycétol, urotropine, prasoïde, oxydants* (vanadate de soude, etc.).

Dixième groupe (provisoire). — **Suppléants** : tous les produits de l'**opothérapie.**

Onzième groupe (provisoire). — **Protecteurs** (?) : *cholestérine* (?), *paratoxine* (?)

B. — AGENTS HYGIÉNIQUES

Premier groupe. — **Climats.**

I. — Climats **stimulants** :
1° Stimulation par adaptation obligatoire : *altitudes, pays froids, pays chauds.*
2° Stimulation par les éléments du climat, *climats secs.*
II. — Climats **sédatifs** : climats à éléments rendus peu variables par l'existence d'abris naturels.

Deuxième groupe. — **Eaux minérales.**

Troisième groupe. — **Hydrothérapie.**

Quatrième groupe. — **Régimes antidyspeptiques.**

C. — AGENTS MÉCANIQUES

Modificateurs **circulatoires** et **nerveux.**

I. — *Massages* (massage général et massages locaux).
II. — *Position* du corps et des membres.

D. — AGENTS PHYSIQUES

Modificateurs du **système nerveux**, des **muscles** et de la **nutrition** : *électricité, lumière, couleurs.*

TROISIÈME CLASSE

AGENTS DE LA THÉRAPEUTIQUE SYMPTOMATIQUE

A. — MÉDICAMENTS

Premier groupe. — Modificateurs de la **douleur**.

I. — **Anesthésiques généraux** : *éther*, *chloroforme*, *chlorure d'éthyle*, *protoxyde d'azote*.

II. — **Anesthésiques locaux** : *cocaïne*, *stovaïne*.

III. — **Analgésiques** : *opium*, *morphine*, *solanées*, *ciguë*, *aconit*.

Deuxième groupe. — **Somnifères.**

I. — Somnifères directs ; *paraldéhyde*, *sulfonal*, *trional*, *véronal*, *chloral* et ses dérivés.

II. — Somnifères indirects : *opium* et ses dérivés, *bromures*.

Troisième groupe. — **Antithermiques** : *antipyrine*, *pyramidon*, *phénol*, *phénacétine*, *lactophénine*, *acide salicylique*.

Quatrième groupe. — **Antispasmodiques** : *valériane*, *asa fœtida*, *castoreum*, *camphre*, *eau de laurier-cerise*.

Cinquième groupe. — Calmants de la **toux** : *opiacés*, *solanées*, *drosera*, *grindelia robusta*.

Sixième groupe. — **Eupnéiques**: *héroïne*, *pyridine*, *gaz nitrés*, *ammoniaque* (?).

SEPTIÈME GROUPE. — **Apéritifs** : *persodine, vanadate de soude, orexine.*

B. — AGENTS PHYSIQUES

Modificateurs de la douleur : *électricité.*

C. — AGENTS MÉCANIQUES

Tamponnement de cavités (fosses nasales, vagin).
Massage.

QUATRIÈME CLASSE

AGENTS DE LA THERAPEUTIQUE REPARATRICE

A. — MÉDICAMENTS

PREMIER GROUPE. — **Réparateurs généraux.**

Phosphates organiques (phytine, lécithine), ferrugineux, phosphates minéraux (?), acide phosphorique, corps gras médicamenteux (Huile de foie de morue).

DEUXIÈME GROUPE. — **Modérateurs de la désassimilation** : *arsénicaux.*

TROISIÈME GROUPE. — **Modificateurs des tissus.**

I. — **Caustiques.**

1° **Acides** : *acide chromique.*
2° **Alcalins** : *chaux, potasse.*
3° **Salins** : *nitrate d'argent.*

II. — **Astringents.**

1° **Végétaux:** *tanin* et ses dérivés, *acide gallique* et ses dérivés.

2° **Minéraux** : *alun, acétate de plomb, chlorate de potasse.*

III. — **Émollients.**

1° **Mucilagineux** : *gomme, mucilages.*

2° Substances **amylacées et sucrées**, *amidon.*

3° *Gélatine.*

4° **Corps gras** et **matières grasses.**

a). — *Huiles.*

b). — Matières grasses d'origine animale: *axonge, beurre de cacao, cire, lanoline, blanc de baleine.*

c). — Matières grasses d'origine minérale: *vaseline.*

5° **Topiques antiseptiques.**

6° **Antiseptiques** des organes.

a). — Antiseptiques de l'**estomac** : *peroxyde de magnésium.*

b). — Antiseptiques de l'**intestin** : *benzonaphtol, salacétol.*

7° Modificateurs de l'**urine** : *copahu, santal, urotropine, helmitol, acide salicylique* et ses dérivés.

8° Substances **dilatatrices**: *laminaire.*

9° Substances **unissantes**: *diachylon, taffetas d'Angleterre, baudruche gommée.*

10° Préparations **adhésives** : *traumaticine, collodion, pellicules, stérésol.*

11° Substances **absorbantes** : *poudres absorbantes.*

B. — AGENTS HYGIÉNIQUES

Premier groupe. — **Aliments et boissons** : *lait, kéfir, koumys, poudre de viande, somatose, babeurre, bouillies maltosées.*

Deuxième groupe. — **Régimes** : *régime lacté*, *régimes* dans les diverses maladies.

Troisième groupe. — Conditions de **milieu** : *température*, *propreté*, *aération*.

Quatrième groupe. — Conditions d'activité : *repos*, *exercice*, *gymnastique*, *rééducation neuro-musculaire*.

C. — ACTIONS MÉCANIQUES

Premier groupe. — *Saignée dépurative ; saignées locales ; dérivatifs*.

Deuxième groupe. — *Orthopédie*.

Troisième groupe. — *Mécanothérapie*.

Quatrième groupe. — *Réductions* (luxations, hernies), *contentions*, *compressions*, *dilatations*, *méthode de Bier*.

Cinquième groupe. — *Lavage d'organes* (*vessie*, *estomac*).

Sixième groupe. — Ponction de la *plèvre* ; du *péricarde* ; de la *cavité péritonéale* ; de la *vessie* ; de *kystes*.

D. — ACTIONS PSYCHIQUES

Suggestion en état d'*hypnose*, *suggestion* à l'état de veille. **Éducation et rééducation psychiques**.

E. — AGENTS PHYSIQUES

Chaleur : Cautères (thermo-galvano-cautère).
Etincelles de haute fréquence (fulguration).

F. — ACTIONS CHIRURGICALES

Incisions, excisions, exclusions, amputations, grattages, curetages.

TABLE DES MATIÈRES

Mayenne. Imp. Ch. COLIN.

www.ingramcontent.com/pod-product-compliance
Ingram Content Group UK Ltd.
Pitfield, Milton Keynes, MK11 3LW, UK
UKHW020059200726
13856UKWH00002B/279